本书提供了药物的适应证、副作用和剂量疗程，可能根据实际情况进行调整。读者须阅读药品包括盒内的使用说明书，并遵照医嘱使用。本书的作者、编辑、出版者或发行者对因使用本书信息所造成的错误、疏忽或任何后果不承担责任，对出版物的内容不做明示的或隐含的保证。作者、编辑、出版者或发行者对由本书引起的任何人身伤害或财产损害不承担任何责任。

图书在版编目（CIP）数据

眼整形眼眶手术图谱 /（美）乔纳森·J. 达顿（Jonathan·J. Dutton）原著；李冬梅主译. —北京：人民卫生出版社，2020

ISBN 978-7-117-29984-8

Ⅰ. ①眼… Ⅱ. ①乔…②李… Ⅲ. ①眼外科手术－整形外科学－图谱 Ⅳ. ①R779.6-64

中国版本图书馆 CIP 数据核字（2020）第 074431 号

人卫智网	www.ipmph.com	医学教育、学术、考试、健康，购书智慧智能综合服务平台
人卫官网	www.pmph.com	人卫官方资讯发布平台

版权所有，侵权必究！

图字：01-2020-0846

眼整形眼眶手术图谱

主　　译：李冬梅
出版发行：人民卫生出版社（中继线 010-59780011）
地　　址：北京市朝阳区潘家园南里 19 号
邮　　编：100021
E － mail：pmph @ pmph.com
购书热线：010-59787592　010-59787584　010-65264830
印　　刷：人卫印务（北京）有限公司
经　　销：新华书店
开　　本：889×1194　1/16　　印张：23
字　　数：680 千字
版　　次：2020 年 6 月第 1 版　2022 年 4 月第 1 版第 2 次印刷
标准书号：ISBN 978-7-117-29984-8
定　　价：298.00 元

打击盗版举报电话：010-59787491　E-mail：WQ @ pmph.com
质量问题联系电话：010-59787234　E-mail：zhiliang @ pmph.com

主译简介

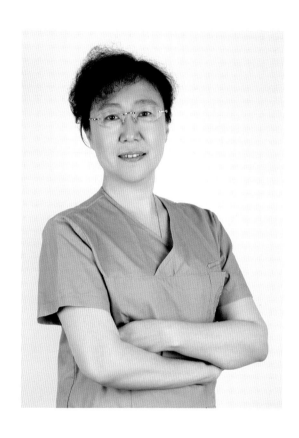

李冬梅

首都医科大学附属北京同仁医院眼科中心眼整形科主任，教授，主任医师，博士研究生导师。现任亚太眼整形和重建外科协会（APSOPRS）候任主席，中华医学会眼科学分会眼整形眼眶病学组副组长，中国医师协会眼整形专业委员会副主任委员，中国女医师协会委员，《中华眼科杂志》编委。

1987年毕业于中国医科大学医学系。曾赴美国研修，专修整形专业。1993年始专门从事眼整形及美容外科临床及科研工作，在临床工作中积累了数万例手术经验，对眼睑、眼窝和眼眶整形有较深入的研究。目前在国内外眼整形领域成就斐然，享有盛誉，是国内乃至世界一流的眼整形专家。获得多项亚太眼科学会（APAO）奖项。

主编、主译专著7部，2016年5月，代表著作《眼整形美容外科图谱》（第2版）发行。

原著者简介

插画师简介

Jonathan J. Dutton，M.D.，Ph.D

美国北卡罗来纳大学眼科学系名誉教授。1970年于哈佛大学获得动物学和脊椎动物古生物学硕士和博士学位。1970—1973年，于普林斯顿大学任脊椎动物古生物学和进化生物学教授。1965—1973年，Dutton教授曾10次带领野外探险队前往东非地区，多次发表关于脊椎动物形态学和哺乳动物进化的文章。1978年，在获得医学博士学位后，Dutton教授对青光眼进行了1年的研究，后在华盛顿大学医学院任眼科住院医师1年。之后，他在艾奥瓦大学完成了眼整形眼眶外科进修学习。Dutton教授于1983—1999年在杜克大学眼科中心任眼整形眼眶外科教授。1999—2002年，于北卡罗来纳任大西洋眼科和面部中心首席执行官，并于2002年任北卡罗来纳大学教授，目前为北卡罗来纳大学眼整形外科和眼肿瘤学名誉退休教授。Dutton教授是多部眼科杂志的编委，*Ophthalmic Plastic and Reconstructive Surgery* 杂志主编，国际甲状腺眼病协会主席，以及（北卡罗来纳州）甲状腺眼病组织银行的医学总监。他出版了8部关于眼科手术、解剖学、放射学、眼睑、眼眶病的著作，共撰写了70章节的书稿，在经同行评议的学术期刊上发表了200多篇文章，并在68个国家或地区发表了186场演讲。

Thomas G. Waldrop，M.S.M.I

于1978年获得美国佐治亚医学院医学绘图学硕士学位。曾在圣路易斯视网膜研究所眼部照相与超声科任职，于1980年在北卡罗来纳州希尔斯堡市创办了自己的医学绘图公司。之后他与Dutton教授多次合作，共同出版了5版关于眼科手术和解剖学的图谱。

译者序

在翻译本书前,我已于国际会议上多次翻阅过此书。本书首版在 1992 年出版,此后不断再版、更新,堪称眼整形经典之作。正因此,我方欣然接受了新版的翻译工作,希望让中国读者能更方便快捷地了解国际眼整形的经典理论和方法。

半个多世纪以来,眼整形作为眼科和整形外科的交叉学科,手术技术和方法不断改革创新,现代科学和技术不断引入,众多新技术和新方法出现了,但眼整形的基础理论和基本原则是一切眼整形手术不变的根本。本书正是选择了经久不衰且被眼整形外科医生广泛认可的手术,并根据疾病和解剖结构的特征进行了讲述。全书分为眼睑、泪道和眼眶三个部分,较为全面,对如何选择最佳手术方案和减少并发症都有所讲解。这部图谱最引人注目和特别之处在于,没有选择手术操作过程的照片,全部采用手绘示意图。这较之手术图片更加直观,解剖层次更清晰,因此,对于初学者而言更易于理解和模仿。

本书非常适合于眼科医生和所有眼整形专业的初学者,以及有一定经验的眼整形专业的工作者;对临床教学亦非常有帮助。

在本书翻译过程中,我作为主译和一位从业 30 年的眼整形临床工作者,同样学习很多。我非常敬佩作者认真的治学态度,也希望这本书能对中国读者有所帮助。

李冬梅

2020 年 5 月

前言（原著第2版）

本书的第1版由 Lippincott Williams & Wilkins 于 2013 年出版。第 1 版根据 1992 年 Mosby Year Book 出版的眼科手术四卷本之一的图谱进行了编写。多年来，很多文献和书籍报道了大量关于眼睑、泪道和眼眶方面的新的手术方法。这些方法通常需要一定的时间才能被眼整形医生和其他面部整形外科医生所接纳，同时，还需要进一步的研究以明确其治疗效果、长期疗效和并发症的情况。后续的作者们多对既有的手术方法进行改良，以简化步骤、扩大适用范围或减少可能的并发症。

本书从第 1 版开始，收录了很多被广泛接受的治疗方案。在 Lippincott 的第 2 版图谱中，我们增加了 12 种对眼睑、泪道和眼眶治疗效果显著的手术。这些新手术方法包括：下睑袋成形颧骨及颞侧皮肤褶皱祛除术、真皮脂肪移植矫正上睑沟凹陷、外侧眉固定术、硬腭黏膜移植治疗睑内翻、眼睑全层切开治疗上睑退缩、O-Z 成形术矫正小范围非边缘性皮肤肌肉缺损、全层睑缘切除后行翼瓣重建术、颊部旋转皮瓣矫正较大范围的下睑和颊部缺损、局限性眼轮匝肌切除术治疗顽固性眼睑痉挛、金片植入术矫正睑裂闭合不全、鼻内镜下经鼻泪囊鼻腔吻合术，以及四瓣法眼内容物摘除术。

需要强调的是，书中所涉及的几乎所有术式都基于前辈们的想法，他们为推动手术技术的发展提供了宝贵的技术研究。同时，还有很多其他作者们后续对手术方式进行了进一步的修改和完善，简化了手术步骤，提高了手术效果。我们在此感谢所有奉献了自己宝贵的知识和经验的前辈们，让我们能够进行参考和学习。在本书的阅读学习过程中，读者可能会发现，我们所描述的方法还有一些其他的替代方式。尽管许多其他方式的效果也被部分医生认可，但在本书中，我们选择了更为广泛接受、经久不衰的方式方法，对这些经典方法的学习在我们的住院医师、研究人员和同事中都取得了良好的效果。

Jonathan J. Dutton，M.D.，Ph.D
Thomas G. Waldrop，M.S.M.I.

前言（原著第 1 版）

本书是最早于 1992 年出版的一书的修订版本。最初版本是眼科手术四卷本之一，多年前已绝版。在目前这一版中，我们更新了许多内容，删除了一些不再适用的手术方式，并增加了 12 个近年来广受欢迎的手术。与最初版一样，本书为眼整形及重建手术提供了指导。我们用快速且易于理解的方式介绍了基本的眼睑成形术、泪腺手术和眼眶手术。本书没有对手术过程进行烦琐的细节描述，而是根据疾病和解剖结构的特征，选择了经久不衰且被眼整形外科医生广泛认可的手术。

本书的目标读者是眼整形手术经验较少的医生，而非经验丰富的眼整形专家，尤其建议住院医师和不经常进行此类手术的眼科、耳鼻喉科、皮肤科以及整形外科医生阅读学习。

本图谱主要分为三部分：眼睑手术、泪腺手术和眼眶手术。多数眼睑手术根据病程进行分类，如上睑下垂或睑外翻。泪液引流系统手术根据阻塞部位的不同分为不同类型，如泪点、泪管和鼻泪管手术。眼眶深部手术主要根据入眶路径的不同进行分类，而非病理特征。

每一篇的总论和各论都首先介绍了相关手术部位的解剖结构，并配有相应插图。如果对手术部位的局部解剖和毗邻关系没有清楚准确的了解，很难较好地进行手术。对这些解剖学内容进行学习是理解后面手术描述的基础。

对于任何手术方法而言，对病因病理学和术前术式选择的分析讨论都是必不可少的。我们对书中的每类手术都进行了讨论。能否对一种疾病选择合适的特定手术方式，是手术成功的关键因素。

因此，本书也介绍了如何选择最佳的手术方案以及减少并发症的判断因素。我们在每一部分的结尾处都提供了部分参考资料，供感兴趣的读者参考。

在对疾病进行一般性讨论之后，我们详细地分步骤介绍了手术方法，左侧为文字描述，右侧为相应的插图演示。在最初版中，我们引入了"翻转视野"的概念。在这本书中，我们同样没有采用让患者保持直立体位，面对患者的标准描述法，而是绘制了术者角度的手术视野，即多为站在患者头侧所见的"上下颠倒"的视角。对于某些手术，例如泪囊鼻腔吻合术或侧眶切开术，为了符合术者视野，绘制的是患者侧面角度。这种绘图方式有助于读者将纸书中的内容同真正的手术过程联系起来。

在某些情况下，一些以人名命名的词汇是不可替换删除的固有名词。但大多数时候，这些词是无意义的非描述性词汇，因此，我们用更具解剖学意义的描述性术语进行了替换。本书还列举了每种手术所对应的最佳适应证和部分禁忌证。除了手术方法外，我们还介绍了相应的术后护理方法、最常见的可能出现的并发症，以及如何避免并发症及其处理方法。

在眼整形和重建手术领域，有大量人才在不断改革、创新手术方法，文献中也经常出现新的观点和看法。本书收录的多为基于经验的传统手术方法。最后，我们感谢同事们对本书编写的帮助。

Jonathan J. Dutton，M.D.，Ph.D
Thomas G. Waldrop，M.S.M.I.

目录

第一篇

眼 睑 手 术

眼睑解剖结构复杂,具有保护眼球的重要功能,是抵御阳光和异物的机械屏障。眼睑也有助于维持角膜表面和泪膜的生理功能。眼睑功能的实现需要其结构的完整性、与眼球的同轴性以及神经肌肉的相互协调。

眼睑的许多先天和后天性异常和畸形会影响其结构和功能。一些眼睑异常为年龄相关性,如内、外眦韧带松弛、退化,提上睑肌腱膜断裂,眶脂肪脱垂或眼睑皮肤松弛。其他眼睑异常可由外伤引起或与全身性疾病的眼周表现有关,例如甲状腺相关眼病。当眼睑异常程度较轻,如轻度上睑下垂或皮肤松弛时,可能仅仅是美容问题。但当眼睑畸形严重时,它们可能会严重影响视力。在某些情况下,眼睑的错位或畸形可能导致角膜损伤和永久性视力丧失。一些眼睑异常是由眼眶深部疾病引起的,因此,轻微的突眼易与眼睑退缩相混淆,眼球内陷可能会与上睑下垂相混淆。

术前眼睑和眼眶的全面评估对眼整形手术非常重要。与所有眼科手术一样,要先记录最佳矫正视力,然后再进行其他检查。要完整地记录病历及患者目前使用的药物。文献中对于术前是否需停用抗凝药物尚有争议。目前,多达 60% 的人可能使用抗凝药,其中,大部分人是用于预防,而非用于特定疾病。大多患者服用低剂量阿司匹林(81mg),对于这些患者,术前 7~10 天停用阿司匹林是合理的。然而,若患者出于医疗原因进行抗凝治疗,例如近期动脉支架植入,肺栓塞,近期脑卒中或深静脉血栓形成,则应评估出血风险与血栓栓塞的风险。对于出血风险低且后果轻微但血栓栓塞风险高的手术,不应停用抗凝药。对于出血风险较高或出血后果较大的情况,如深部眼眶手术或血管肿瘤手术,如果血栓栓塞的风险为低至中度,则可以考虑暂停抗凝治疗。停用抗凝药与患者是否行过心脏搭桥手术无关,是否停药应咨询患者的心内科医生或家庭医生。对于出血和血栓栓塞均为高风险的情况,推迟手术至患者可安全停用抗凝药最佳。

检查第一眼位和其他眼位注视时的眼睑情况,注意睑缘的高度、轮廓、颜色和方向,仔细记录提上睑肌的功能。注意眼球、眼睑运动时是否有肌力不全,或眼球运动或面部运动时是否出现伴随运动。眼睑翻转及眼睑触诊可提示眶前部病变。裂隙灯检查可以发现可能导致继发性眼睑功能障碍的眼表或眼前节疾病,以及确定由眼睑位置异常导致的角膜损伤。Schirmer 试验用于检测基础泪液的产生,对于评估眼睑修复后潜在的影响(尤其是老年患者)非常重要。某些疾病需要开具专门的检查,例如泪道引流障碍需要行 Jones 检查,怀疑伤及眼眶的眼睑损伤者需要行眼眶影像检查及超声检查。

大多数需要眼部整形手术的病例,应对患者行术前照相以便留存记录。在眼睑下垂和眉下垂的情况下,视野检查是很重要的,眉处于休息位和抬高位的视野均需记录。

外伤性或肿瘤切除手术后眼睑缺损的病例,需记录眼睑缺损的大小和位置,以及累及的相关结构,例如提上睑肌腱膜,内、外眦韧带或泪液引流系统。注意对侧眼的视力和相邻组织的状况,包括松弛或其他病理状态,因为这些都可能影响手术方式的选择。

在眼睑重建的所有病例中,选择合适的手术方式对于治疗成功与否至关重要。许多病因都可能导致解剖异常,每种病因可能需要不同的治疗方法。在某些情况下,内科治疗可能比手术干预更合适。因此,在下面的部分,我们将讨论每种情况的具体原因,并尝试给出基本的阐述及最适当的手术方案,且将进一步讨论术前评估和特定的诊断性检查。

(何月晴,李冬梅)

麻　醉

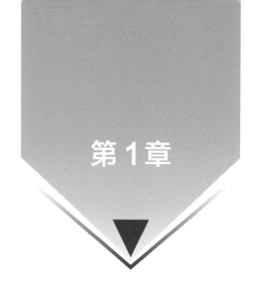

第一部分

第1章

眼整形外科麻醉

同其他手术一样，外科麻醉的一般原则也适用于眼整形手术。术前评估，如详细的病史和正在使用的药物清单，对于确定患者风险是非常必要的。有高血压、糖尿病和其他系统性疾病的患者应在择期手术前充分控制病情。患者的年龄、对手术的恐惧程度、合作能力以及手术性质和手术时间将影响麻醉类型的选择。对于所有监测性局部麻醉（简称局麻）和全身麻醉（简称全麻）的病例，麻醉医生应充分参与术前评估和术中护理。

成功的手术不仅取决于手术技巧，还取决于患者的舒适度、配合度以及最小量的术中和术后出血。这在眼整形手术中尤其重要，因为大多数眼整形手术是在监测性局麻下进行的。局麻和全麻的预先给药使得患者放松并减轻焦虑，这通常是由麻醉医生在医院或手术中心进行操作。对于门诊手术，如有需要，可使用温和的镇静剂，例如在手术前60分钟通过口服5mg或10mg的地西泮。

表面麻醉可以最大限度地减少局部注射麻醉引起的不适。在手术前30～60分钟表面涂抹利丙双卡因（EMLA）乳膏（外用2.5%利多卡因和2.5%丙胺卡因）或冰敷10分钟可减轻局部注射的疼痛。

全麻对于幼儿是必要的，对于手术时间长或眼眶深部手术的成人，亦优选全麻。多个部位进行手术时，如取口腔黏膜或大范围皮肤移植时，也采用全麻。一些特定的手术如眼球摘除术，尽管可以在局麻下完成，但考虑患者失去眼睛的情绪创伤，大部分病例仍选择全麻。麻药的选择通常由麻醉医生决定，这取决于患者的年龄、全身用药的情况和既往麻醉史。在手术期间应要求麻醉医生将全身血压维持在正常至低于正常范围内。对于更广泛的切开或眼眶手术，低血压对于手术可能更有益，特别是在有潜在的血管损伤时。传统上在全麻下进行的许多手术也可以在局部浸润麻醉或局部神经阻滞下进行，如泪囊鼻腔吻合术、前路开眶术、二期眶内植入手术和大多数眼睑重建手术。

在手术部位注射混合有肾上腺素的局麻药有助于止血，利于手术的进行。即使是全麻患者，也建议这样做。在手术前5～10分钟局部浸润注射或球后注射混合有肾上腺素的麻醉剂。在涉及眼眶的手术，如眼球摘除术中，将极大减少术中切开的出血量，并且将减少眼外肌牵引迷走反射诱发心动过缓的风险。但在其他眼眶手术中，我们要避免使用肾上腺素，以利于术中观察瞳孔的变化。

局麻药通过阻断钠传导和抑制外周神经中的细胞膜兴奋而发挥作用，除可卡因外，这些药物可引起血管舒张，因此通常与肾上腺素混合，浓度为1:100 000或更低，用于局部止血。外科医生必须意识到局麻药潜在的全身影响和毒性剂量，特别是在使用较大剂量的大型重建手术中。毒性通常表现为心功能障碍和大脑皮层抑制神经元阻滞与中枢神经系统兴奋。患者可能会出现晕厥、焦躁、不配合，随后可能出现自限性局灶性癫痫发作。在较高的毒性水平下，自主神经中枢的抑制可导致呼吸暂停和低血压，以至于需要完全的心肺支持。初始注射2%利多卡因的最大安全剂量约为15ml（4mg/kg）。在混合肾上腺素的情况下，可以增加到20ml。如果术中需追加麻醉剂，则每小时追加应不超过5～10ml。对于1%利多卡因，这些值可以加倍。对局麻药的过敏反应很少见，表现为皮疹、荨麻疹、水肿、呼吸困难、心动过速和低血压。大多数患者可用皮质类固醇和抗组胺药物治疗。

由于血管收缩的特性，肾上腺素通常被添加到局麻药中。这不仅可以止血，还有助于减缓浸润麻醉剂的吸收，从而延长其作用时间。大多数麻醉剂的一般稀释度为1:100 000～1:200 000。肾上腺素可能导致全身并发症，如恐惧、震颤、心动过速和心脏期前收缩等。血压升高可能导致出血过多。对于有明显的高血压或有心律失常病史的患者，应限制或不使用肾上腺素。将其稀释至 1∶400 000 将减少全身并发症，而不会显著降低其局部止血效果。

使用清醒镇静和麻醉监测护理，可以缓解患者的焦虑并消除眼周注射的疼痛。这通常由麻醉医生或麻醉护士操作，并在局部注射麻醉前 1～2 分钟静脉给药。有几种不同的药物可以使用，但最常见的组合是咪达唑仑和芬太尼。咪达唑仑是一种具有起效快、半衰期短、副作用小和遗忘特性的镇静剂，仅对苯二氮䓬类药物过敏或闭角型青光眼的患者禁用。芬太尼是一种可逆的、半衰期短的麻醉止痛剂。使用镇静剂时，需持续监测患者的生命体征。

局麻适用于大多数眼整形手术，6 岁以上表现配合的儿童也可局麻。药物通常是氨基酰胺类，起效快，作用可持续 1～4 小时。我们更倾向于使用 2% 的利多卡因和 1∶100 000 稀释的肾上腺素以 50∶50 的比例与 0.75% 的布比卡因混合使用。肾上腺素减少到 1∶200 000，副作用最小，同时麻醉有效时间可达 4～8 小时。布比卡因应使用浓度为 0.75% 而不是 0.5% 的，因为只有其浓度为 0.35% 或更高时才能延长其作用持续时间。在整个局麻手术中应使用适当的角膜表面麻醉剂，如丙美卡因或丁卡因。

眼整形术中局部麻醉的主要部位是睑板前皮下阻滞。它不仅对包括皮肤和轮匝肌在内的眼睑前层，而且对眶隔和睑板的前表面均可提供良好的麻醉，而睑板的后表面和结膜通常保持痛觉敏感。应尽可能少地使用麻醉剂以免组织变形。一般来说，0.5～1.0ml 足以用于大多数单侧眼睑手术，如上睑下垂矫正、睑内翻修复或眼睑成形术。注射后立即按摩该区域有助于分散药物并防止血肿。在局麻药中使用透明质酸酶将进一步分散推注并在做切口之前将眼睑恢复到接近正常的解剖结构。注射后，手指按压并轻轻按摩约 60 秒以分散麻药并预防血肿。

当睑结膜或睑板后表面手术需要麻醉时，需要进行睑板后阻滞。在该过程中，局麻药是沿睑板上缘或穹窿处结膜下注射。这不会麻醉眼睑皮肤或轮匝肌，因此对于全层眼睑手术，睑板后阻滞必须与皮下浸润麻醉相结合。注射到 Müller 肌时，出血更为常见，应保持手指按压注射部位几分钟以止血。

三叉神经阻滞，如眶上、滑车上或眶下阻滞，可提供良好的局部区域麻醉而不会使组织变形，但麻醉药中不可为了止血而添加肾上腺素。当局麻药注射到眼眶前部时，有眼眶出血和眼部肌肉麻痹的风险，如提上睑肌，在术中可能需要它的全部功能。如果需要眼眶神经阻滞，应在眼眶骨缘周围的神经孔出口给予阻滞，而不是在眼眶深处给予阻滞。

对于儿童和成人较短时间的手术，可以使用一氧化二氮或其他药物吸入麻醉，不需要局部浸润麻醉或全麻。也可在局部麻醉渗透之前使用，以避免老年人或心血管疾病患者使用麻醉剂和镇静剂。

（何月晴，李冬梅）

拓展阅读

Ahn ES, Mills DM, Meyer DR, Stasior GO. Sneezing reflex associated with intravenous sedation and periocular anesthetic injection. *Am J Ophthalmol*. 2008;146:31–35.

Bramhall J. Regional anesthesia for aesthetic surgery. *Semin Cutan Med Surg*. 2002;21:3–26.

Cinnella G, Meola S, Portincasa A, et al. Sedation analgesia during office-based plastic surgery procedures: comparison of two opioid regimens. *Plast Reconstr Surg*. 2007;119:2263–2270.

Cohen AJ. Oculoplastic and orbital surgery. *Ophthalmol Clin North Am*. 2006;19:257–267.

Connor MA, Menke AM, Vrcek I, Shore JW. Operating room fires in periorbital surgery. *Int Ophthalmol*. 2017. [Epub ahead of print].

Covino BG. Pharmacology of local anesthetic agents. *Ration Drug Ther*. 1987;21:1–9.

Deleuze A, Gentili ME, Bonnet F. Regional anesthesia for head and neck surgery. *Ann Fr Anesth Reanim*. 2009;28:818–823.

Ehlert TK, Arnold DE. Local anesthetic agents. *Br J Anaesth*. 1990;23:831–844.

Gupta A, Tomlins PJ, TW Ng A, Reuser TT. Alleviating pain in oculoplastic procedures by reducing the rate of injection of local anesthetic. *Open Ophthalmol J*. 2015;9:156–158.

Harmatz A. Local anesthetics: uses and toxicities. *Surg Clin North Am*. 2009;89:587–598.

Kaweski S. Topical anesthetic creams. *Plast Reconstr Surg*. 2008;121:2161–2165.

Kong KL, Khan J. Ophthalmic patients on antithrombotic drugs: a review and guide to perioperative management. *Br J Ophthalmol*. 2015;99:1025–1030.

Mustoe TA, Buck DW II, Lalonde DH. The safe management of anesthesia, sedation, and pain in plastic surgery. *Plast Reconstr Surg*. 2010;126:165e–176e.

Quaba O, Huntley JS, Bahia H, McKeown DW. A user's guide for reducing the pain of local anesthetic administration. *Emerg Med J*. 2005;22:188–189.

Ramos-Zabala A, Perez-Mencia MT, Fernandez-Garcia R, et al. Anesthesia techniques for outpatient laser resurfacing. *Lasers Surg Med*. 2004;34:269–272.

Sarfakioglu N, Sarfakioglu E. Evaluating the effects of ice application on the pain felt during botulinum toxin type-a injections: a prospective randomized, single-blind controlled trial. *Ann Plast Surg*. 2004;53:543–546.

Shapiro FE. Anesthesia for outpatient cosmetic surgery. *Curr Opin Anaesthesiol*. 2008;21:704–710.

Suresh S, Voronov P. Head and neck blocks in children: an anatomical and procedural review. *Paediatr Anaesth*. 2006;16:910–918.

Thorne AC. Local anesthetics. In: Aston SJ, Beasley RW, Thorne CHM, eds. *Grabb and Smith's Plastic Surgery*. Philadelphia, PA: Lippincott-Raven; 1997:99–103.

Vagefi MR, Lin CC, McCann JD, Anderson RL. Local anesthesia in oculoplastic surgery: precautions and pitfalls. *Arch Facial Plast Surg*. 2008;10:246–249.

William J, Abbott J, Kipioti A, Reuser T. Local anesthesia: a feasible option for pediatric frontalis sling surgery. *J Pediatr Ophthalmol Strabismus*. 2011;48. Online:e1–e2.

眼睑外科解剖

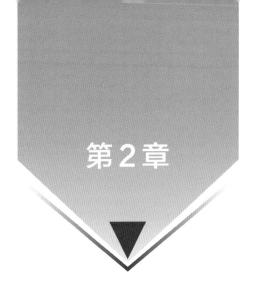

第二部分

第2章

眼 睑 解 剖

眼睑和眶周组织手术需要全面了解正常的解剖结构和功能关系。大量解剖结构紧密并列在非常小的空间内，即使在理想情况下，正常的解剖结构也可能难以被阐明。成功的手术需要纠正病理状态，同时尽可能保留或重建正常结构。

睑裂的垂直高度为 9～12mm，水平长度为 28～30mm。在第一眼位注视时，正常的上睑缘在儿童位于角膜上缘，在成人则位于角膜上缘下 1.5～2mm 处。上睑缘最高点对应于瞳孔中央鼻侧。下睑缘通常位于角膜下缘。眼睑修复或重建手术时必须牢记这些解剖关系。

上睑皱襞是由提上睑肌腱膜表层纤维附着于眼轮匝肌肌间隔牵引而形成的皮肤水平褶皱，通常位于上睑缘上方 8～10mm 处。在非亚裔的眼睑，在上睑下垂或眼睑成形术中应进行上睑皱襞的改良，以保持正常的美容外观并防止眼睑皮肤松垂。在亚裔的眼睑中，由于眶隔末端附着于提上睑肌腱膜，肌锥外脂肪向下方延伸，因此上睑皱襞常常较低或不存在。在下睑的内侧 2/3 处存在一条不太明显的下睑皱襞，在眼睑功能中很重要，其可保持睑板前、后的联合，防止皮肤松垂和机械性睑内翻或继发性眼睑赘皮。在涉及皮肤轮匝肌层从下睑皱襞远端提升的眼睑手术中，要注意避免这些并发症。

眼轮匝肌是位于眼睑皮下的横纹肌复合体，由面神经颞支和颧支支配，有时也受颊支的支配。在解剖学上将眼轮匝肌主观地分成覆盖眶缘的眶部和可活动的睑部，后者进一步细分为覆盖眶隔的眶隔前轮匝肌和覆盖睑板的睑板前轮匝肌。睑板前轮匝肌以片状止于内外眦，并向后与眶隔前纤维相附着。肌止端成为内外眦韧带后支的组成部分，并使眼睑紧贴眼球。上、下睑的睑板前轮匝肌内侧肌止端很发达，它们连接形成一片独特的扁平肌肉，

称为 Horner 肌，在内眦韧带后支向后延伸，附着于泪后嵴。眦角区域的重建必须考虑这些结构，以维持内眦和眼球之间的正常解剖关系。眼轮匝肌的正常张力不仅能够使眼睑自主闭合及角膜贴紧眼睑，还可使泪囊产生负压泵的功能，从而使泪液从泪小管引流入泪囊。轮匝肌的正常张力对下睑尤为重要，即使是轻微的眼睑松弛或轮匝肌减弱，也会受到重力作用而导致眼睑外翻。

轮匝肌后筋膜层面是位于眼轮匝肌和眶隔 - 提上睑肌腱膜复合体之间的一个相对无血管、疏松的结缔组织层。它在解剖学上将眼睑分成皮肤和轮匝肌构成的前层及睑板和结膜构成的后层。它是眼睑手术中重要的手术参考层面，分离时几乎不出血，可以很好地辨认下方眶隔。该层面延伸到睑缘，成为睑缘处的灰线。有时，眉下脂肪垫可延伸到上睑，在该平面内覆盖在眶隔上。在这种情况下，它可能被误认为是位于眶隔后方的腱膜前脂肪袋，眶隔可能被认为是提上睑肌腱膜，这可能会给手术造成灾难性的后果。

眶隔是一层菲薄的结缔组织膜，将眼睑与眼眶分开。它起源于眶缘周围的骨质，由一个致密的纤维粘连环即边缘弧发出。后者是由面部骨膜、眶骨膜、前额和头皮上的帽状腱膜以及眶隔汇合而成。眶隔进入上睑，附着提上睑肌腱膜，高加索人的附着位置在睑板上缘 3～5mm 处，在亚裔则在较靠下位于睑板处。在下睑，眶隔通常直接附着于睑板下缘，并与睑囊筋膜融合，有时也可直接附着到睑囊筋膜上。这些关系值得注意，因为在没有首先分离眶隔的情况下分离腱膜或睑囊筋膜会导致眼睑束缚到眶缘，从而导致睑裂闭合不全。在眦角，眶隔分为两层，前层附着于纤维性的内外眦韧带，后层与眼轮匝肌的深头一起向后走行，内侧附着于泪后嵴，外侧附着于眼眶结节。

上睑的腱膜前脂肪垫和下睑的囊膜前脂肪垫是肌锥外眶脂肪的前部延伸。它们是重要的解剖标志，有助于立即识别主要的眼睑缩肌前表面。上睑脂肪垫位于提上睑肌腱膜的正前方，在全麻眼睑手术中或在眼睑外伤解剖结构破坏的情况下必须记住这个解剖关系。随着眶隔的减弱和冗余，这些脂肪垫向前凸出，产生肿胀的眼袋，通常多见于老年人，在一些年轻人也可因为家族性特征而出现。

在上睑，提上睑肌起自蝶骨小翼，贴近上直肌向前走行。在上眶缘的后面，提上睑肌变宽，肌鞘内可见增厚的筋膜。在提上睑肌前、后水平走行，内侧附着于滑车周围的筋膜和周围的眶骨，外侧穿过泪腺筋膜附着于额骨骨膜。这层筋膜结构形成上横韧带（即 Whitnall 韧带），并为眼睑、提上睑肌腱膜以及前部广泛的眶上筋膜系统提供支撑。尽管一些陈旧的提上睑肌切除术式中描述了切除上横韧带，但我们目前认为任何情况下均不该切除它。

在 Whitnall 韧带处，提上睑肌通过其纤维性腱膜，继续向下延伸 14～20mm 至睑板。在睑板上缘附近，腱膜向前走行，一些纤维插入睑板前轮匝肌肌间隔。如前所述，在眼睑收缩时，这些肌纤维会拉动肌肉和皮肤，形成上睑皱襞。提上睑肌腱膜附着于睑板前表面的下 2/3，主要附着于下 1/3。腱膜远端扩张为内、外角，附着到眦韧带的后方。在提上睑肌切除或需行大量提上睑肌前徙的手术中，内外角通常需切断，不能将它们与 Whitnall 韧带上方的结构相混淆。

在下睑，睑囊筋膜是 Lockwood 悬韧带的纤维性片状延伸，这点与提上睑肌腱膜类似。Lockwood 韧带由包绕下直肌和下斜肌及其滑车系统的纤维鞘聚合而成，从内向外穿过下眶。睑囊筋膜沿下眶隔向上附着于睑板下缘。细小的纤维从睑囊筋膜延伸到眼轮匝肌肌间隔，从而形成下睑皱襞。Lockwood 韧带向内侧和外侧延伸，成为眦韧带的后支，上睑的眶隔纤维和提上睑肌腱膜内外角也是如此。

提上睑肌腱膜后方和下睑睑囊筋膜后方的肌肉是交感平滑肌（Müller 肌）。Müller 肌能够辅助开大睑裂，Horner 综合征患者由于 Müller 肌功能障碍，可出现轻微的上睑下垂和下睑抬高。在上睑，Müller 肌是一层菲薄的血管富集的片状结构，起自 Whitnall 韧带和提上睑肌的最远端纤维，延伸到睑板上缘。Müller 肌的肌腱由同一层纤细的膜从

Müller 肌延伸到睑板前。下睑的 Müller 肌发育不良，难以在术中识别。

睑板由致密的纤维组织构成，为眼睑提供了结构上的完整性。睑板的替代在眼睑重建手术中很重要，尤其是下睑。上睑板的垂直高度为 8～10mm，下睑的垂直高度为 3～4mm。在内侧和外侧，睑板形成纤维束，与眼轮匝肌的浅头和深头一起形成眦韧带。外眦韧带特别脆弱，随着年龄的增长常常变得冗长，从而导致下睑松弛。恢复外眦的支撑可抵抗重力的影响，对于下睑重建和矫正退化松弛至关重要。

结膜是覆盖眼睑后表面的黏膜，睑结膜位于睑板和 Müller 肌的后方，并继续走行，在穹窿处与球结膜结合。上穹窿是由筋膜束和平滑肌细胞组成的悬韧带，这些平滑肌细胞起自提上睑肌和上直肌的联合肌鞘。下穹窿悬韧带起自 Lockwood 韧带。在手术中须注意重建这些悬吊结构，以防止结膜脱垂。

眼睑的血供非常丰富。眼睑后层的血供主要来自眼动脉的泪腺支和鼻支，并且通过结膜与睫状前动脉相吻合。在上睑有两个动脉弓：沿着睑缘走行的睑缘动脉弓和沿睑板上缘走行的周围动脉弓。在下睑，通常只存在睑缘动脉弓，周围动脉弓有不同的变异。眼睑的动脉弓由睑内侧动脉和睑外侧动脉形成。尽管睑内侧、睑外侧动脉都损伤时也很少见到缺血性的损害，眼睑重建手术中仍应尽可能至少保留两者中的一支。眼睑前层还通过面横动脉、颞浅动脉和角动脉从浅层颈动脉系统接受血供，在眼睑血管弓的内、外侧起源附近与眶深部系统相吻合。来自眼睑的静脉系统较为弥散，并通过眼上静脉引流入面前静脉和眶深部系统。

眼睑的感觉神经通过三叉神经眼支和上颌支传递到半月神经节。来自上睑中央的感觉信息通过在眶上神经传递，上睑内侧的感觉信息通过滑车上、滑车下神经传递，这三条神经向后走行加入三叉神经眼支。上睑外侧的感觉信息传入泪腺神经的终末分支。两条额外的分支，颧颞神经和颧面神经，分别接收来自太阳穴和外眦区域的感觉信息。这些神经通过眶外壁的小孔进入眼眶并加入眶内的颧神经，颧神经向后走行，与眶下神经结合。下睑的感觉神经主要通过眶下神经传递至三叉神经上颌支，内侧有少部分感觉通过滑车下神经传递。

眼轮匝肌的运动支配来自面神经的颞支和颧支，常包含与颊支的吻合支。这些吻合支在外侧

形成树枝状图案，在外眦和眼睑重建手术中易被伤及。提上睑肌的运动受动眼神经上支支配，Müller肌主要由通过沿着各眼眶神经和动脉弥漫分布的交感神经分支支配。

淋巴管存在于眼睑和结膜中，向下外侧引流进入深部和浅表颈部淋巴结系统。上睑的外侧 2/3 和下睑的外侧 1/3 向外侧引流进入腮腺浅淋巴结和耳前淋巴结。上睑的内侧 1/3 和下睑的内侧 2/3 向下引流进入下颌下淋巴结。然而，最近的研究提出一种更加弥散的引流模式，眼周几乎所有区域都可能引流入耳前淋巴结。眼睑皮下组织的广泛切除或眼睑外下侧区域的深切口可能破坏这些淋巴管而导致持续的淋巴水肿。

泪液引流系统与内眦韧带具有复杂的关系，从而使该区域的手术复杂化。泪小点位于睑缘，距离内眦角 6～8mm。经泪小点进入泪小管，泪小管直接在眦韧带的前支前方走行，并被一束短的肌肉纤维包围，称为 Riolan 肌。解剖学上，后者是睑板前轮匝肌的一部分。泪囊位于骨性泪囊窝中，泪囊窝与鼻子之间由菲薄的泪骨隔开。眼轮匝肌的纤维与 Riolan 肌和 Horner 肌一起包绕泪囊，形成了泪液泵机制。

图 2.1   **眼睑和眶周结构的外部解剖**。1. 上睑皱襞；2. 上睑睫毛；3. 外眦角；4. 泪小点；5. 颧骨皱襞（颧沟）；6. 下睑皱襞；7. 半月皱襞；8. 内眦角；9. 泪阜；10. 鼻颧沟

图 2.2   **面浅部和眼轮匝肌**。1. 额肌；2. 降眉间肌；3. 皱眉肌；4～9：眼轮匝肌。4. 上眶部轮匝肌；5. 上眶隔前轮匝肌；6. 上睑板前轮匝肌；7. 下睑板前轮匝肌；8. 下眶隔前轮匝肌；9. 下眶部轮匝肌；10. 内眦韧带

图 2.3   **下睑眼轮匝肌的内眦部细节**。1. Riolan 肌；2. Horner 肌（睑板前轮匝肌的深头）；3. 泪囊；4. 睑板前轮匝肌的浅头；5. 眶隔前轮匝肌的浅头；6. 眶部轮匝肌的浅头

图 2.1

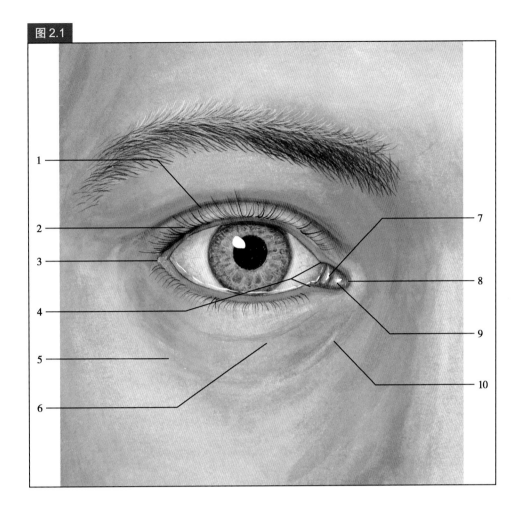

图 2.2

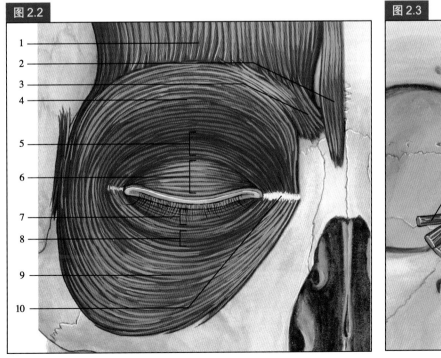

图 2.3

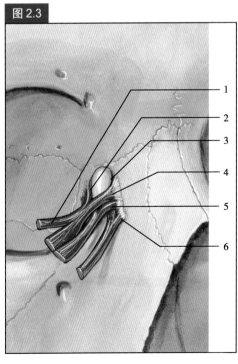

图 2.4　眶隔和腱膜前脂肪垫。眼轮匝肌已去除，打开眶隔以暴露腱膜前脂肪。1. 上眶隔的切缘；2. 泪腺；3. 上睑板；4. 下睑板；5. 下眶隔的切缘；6. 上睑中央脂肪垫；7. 上睑内侧脂肪垫；8. 提上睑肌腱膜；9. 睑囊筋膜；10. 下睑内侧脂肪垫；11. 下睑中央脂肪垫；12. 下睑外侧脂肪垫

图 2.5　上、下睑的主要开睑结构。1. 上睑板；2. 提上睑肌腱膜外角；3. 下睑板；4. Lockwood 悬韧带；5. Whitnall 悬韧带；6. 提上睑肌腱膜；7. 提上睑肌腱膜内角；8. 睑囊筋膜

图2.4

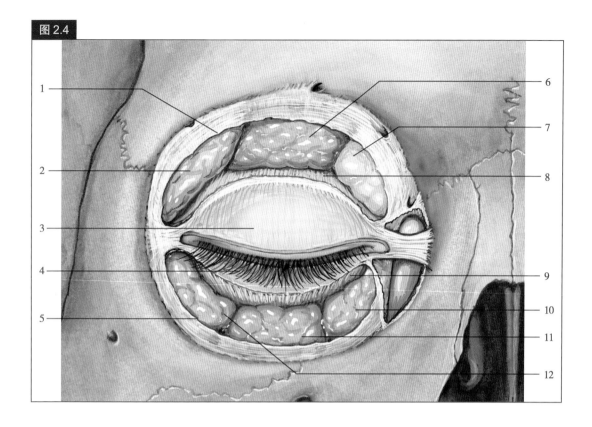

图2.5

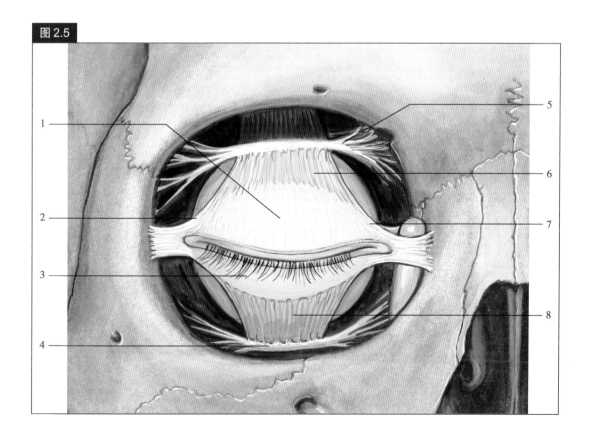

图 2.6 **眼睑的动脉血供**。1. 泪腺动脉；2. 上睑周围动脉弓；3. 上睑睑外侧动脉；4. 上睑睑缘动脉弓；5. 下睑睑外侧动脉；6. 下睑分支；7. 颧面动脉；8. 面横动脉；9. 眶上动脉；10. 滑车上动脉；11. 鼻背动脉；12. 上睑睑内侧动脉；13. 下睑睑内侧动脉；14. 下睑睑缘动脉弓；15. 角动脉；16. 面动脉；17. 眶下动脉

图 2.7 **眼睑的静脉回流**。1. 眶上静脉；2. 颞浅静脉；3. 面横静脉；4. 额静脉；5. 滑车上静脉；6. 鼻额静脉；7. 角静脉；8. 面前静脉

图 2.6

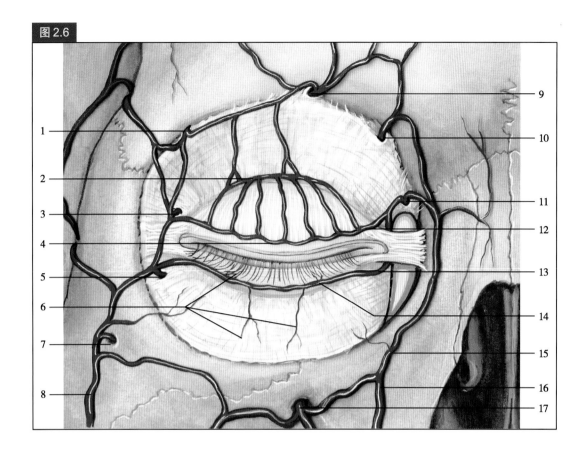

图 2.7

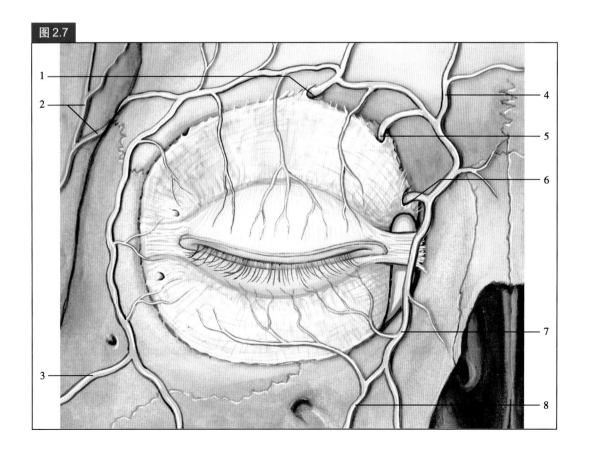

图2.8　**来自三叉神经分支的眼睑感觉神经**。1. 泪腺神经；2. 颧颞神经；3. 颧面神经；4. 眶上神经；5. 滑车上神经；6. 滑车下神经；7. 眶下神经

图2.9　**眼睑肌肉的运动神经支配**。1. 面神经颞支（第Ⅶ对脑神经）；2. 面神经颧支；3. 面神经颊支；4. 额肌；5. 眼轮匝肌

图 2.8

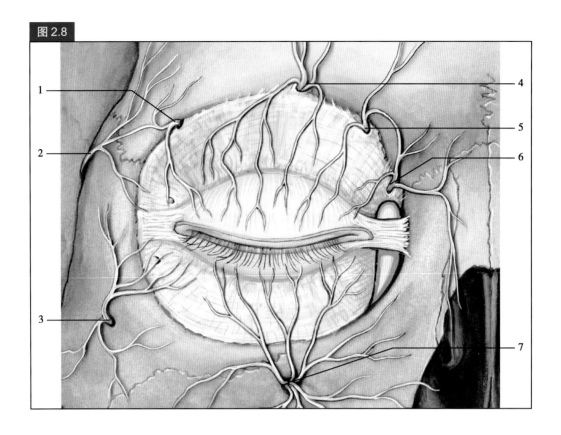

图 2.9

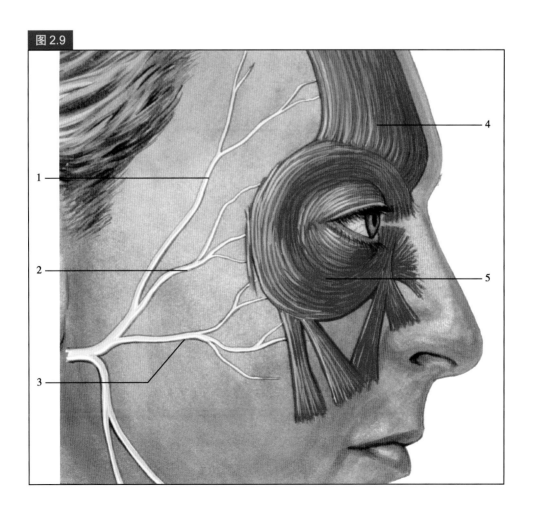

图 2.10　**眼睑的淋巴引流**。1. 腮腺（耳前）浅、深淋巴结；2. 颌下淋巴结；3. 颈部浅、深淋巴结

图 2.11　**眦韧带平面通过上睑和眼眶的水平截面图**。1. 眶隔前眼轮匝肌；2. 内眦韧带前支；3. 内眦韧带后支；4. 泪前嵴；5. 泪囊；6. 泪后嵴；7. Horner 肌；8. 内侧节制韧带；9. 上睑板；10. 上睑睑板前轮匝肌；11. 外侧水平缝；12. 外侧眶隔；13. 外眦韧带；14. 外侧节制韧带；15. 眶部眼轮匝肌；16. 泪腺（下极）；17. 颞肌

图 2.10

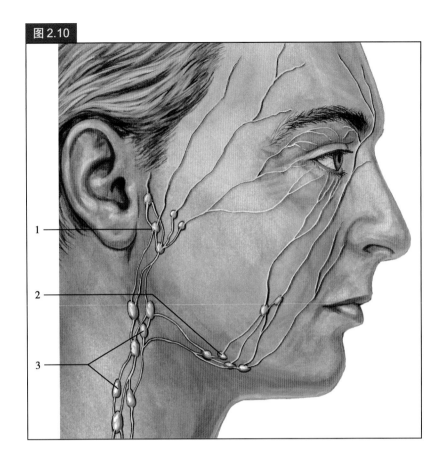

图 2.11

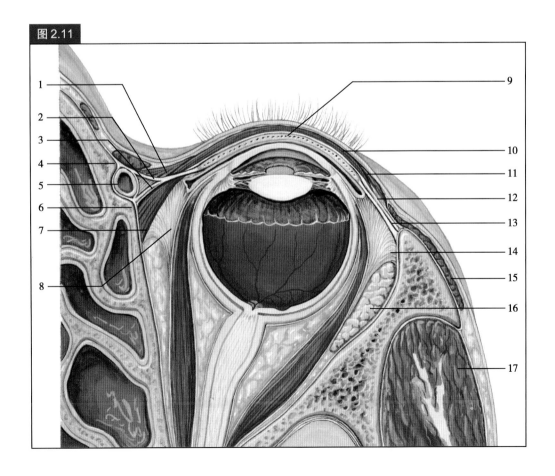

图 2.12　**晶状体层面通过眼睑中央和眼眶前部的矢状截面图。**
1．Whitnall 悬韧带；2．提上睑肌；3．上直肌；4．上穹窿悬韧带；5．上结膜穹窿；6．下结膜穹窿；7．下直肌；8．下斜肌；9．Lockwood 悬韧带；10．额肌；11．眶部眼轮匝肌；12．上眶隔；13．上睑眶隔前轮匝肌；14．上睑板；15．上睑睑板前轮匝肌；16．下睑板；17．下睑睑板前轮匝肌；18．下睑眶隔前轮匝肌；19．下眶隔；20．下睑眶部眼轮匝肌

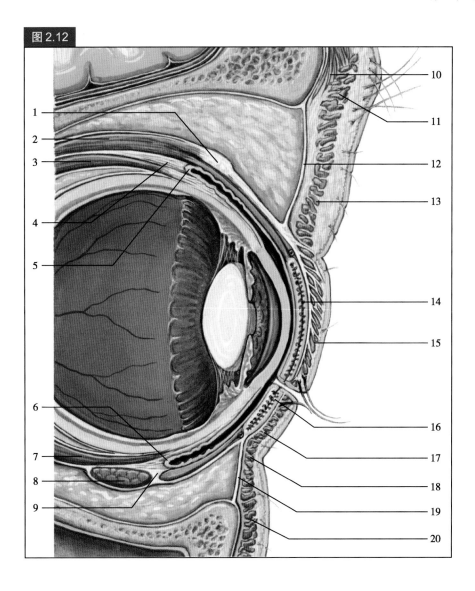

图 2.12

图 2.13　通过眼睑的分层矢状截面图，显示眶隔和提上睑肌腱膜的止端。1. 腱膜前脂肪垫；2. Müller 肌；3. 下睑 Müller 交感肌；4. 睑囊前眶脂肪垫；5. 弓状缘；6. 上眶隔；7. 提上睑肌腱膜；8. 上睑睑板前轮匝肌；9. 下睑睑板前轮匝肌；10. 下眶隔

图 2.14　通过眼睑的分层矢状截面图，显示睑板和 Müller 肌。1. Whitnall 韧带；2. 提上睑肌腱膜的切缘；3. Müller 交感肌；4. 上睑周围动脉弓；5. 上睑板；6. 下睑板；7. 下睑周围动脉弓；8. 下睑 Müller 交感肌；9. 睑囊筋膜切缘

图 2.15　通过眼睑的分层矢状截面图，显示球结膜和睑结膜。1. 上直肌；2. 上穹窿悬韧带；3. 球结膜；4. 睑结膜；5. 上睑板；6. 下睑板；7. 下穹窿悬韧带；8. 下直肌

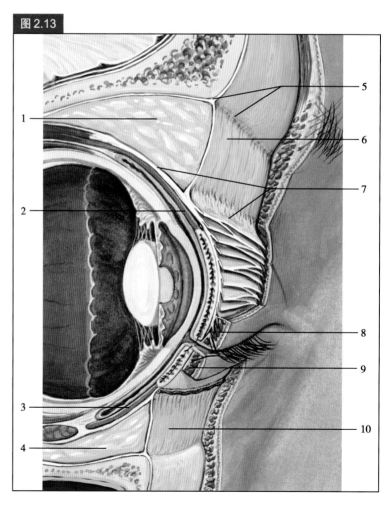

图 2.13

图 2.14

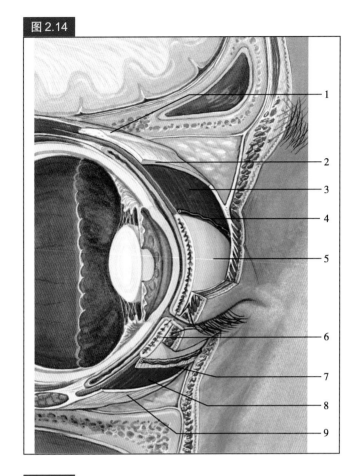

图 2.15

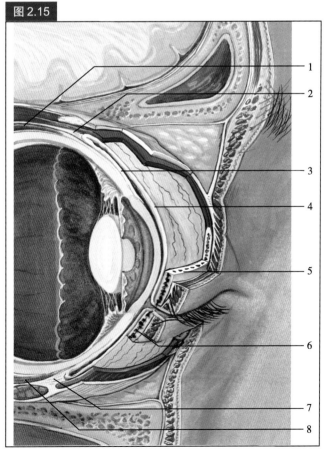

（何月晴，李冬梅）

拓展阅读

Bilyk JR. Periocular and orbital anatomy. *Curr Opin Ophthalmol.* 1995;6:53–58.

Bingham G, Holds JB. Brow/upper eyelid anatomy, aging and aesthetic analysis. *Facial Plast Surg Clin North Am.* 2015;23:117–127.

Burkat CN, Lemke BN. Anatomy of the orbit and its related structures. *Otolaryngol Clin North Am.* 2005;38:825–856.

Doxanas MT, Anderson RL. *Clinical Orbital Anatomy.* Baltimore, MD: Lippincott Williams & Wilkins; 1984:57–89.

Dutton JJ. *Atlas of Clinical and Surgical Orbital Anatomy.* 2nd ed. London, UK: Elsevier; 2011:129–164.

Kakizaki H, Malhotra R, Selva D. Upper eyelid anatomy: an update. *Ann Plast Surg.* 2009;63:336–343.

Kakizaki H, Malhotra R, Madge SN, Selva D. Lower eyelid anatomy: an update. *Ann Plast Surg.* 2009;63:344–351.

Kang H, Takahashi Y, Nakano T, et al. Medial canthal support structures: the medial retinaculum: a review. *Ann Plast Surg.* 2015;74:508–514.

Kashkouli MB, Abdolalizadeh P, Abolifathzadeh N, et al. Periorbital facial rejuvenation: applied anatomy and preoperative assessment. *J Curr Ophthalmol.* 2017;25:154–168.

Kleinjes WG. Forehead anatomy: arterial variations and venous link of the midline forehead flap. *J Plast Reconstr Aesthet Surg.* 2007;60:593–606.

Most SP, Mobley SR, Larrabee WF Jr. Anatomy of the eyelids. *Facial Plast Surg Clin North Am.* 2005;13:487–492.

Oh SR, Priel A, Korn BS, Kikkawa DO. Applied anatomy for the aesthetic surgeon. *Curr Opin Ophthalmol.* 2010;21:404–410.

Ridgway JM, Larrabee WF. Anatomy for blepharoplasty and brow lift. *Facial Plast Surg.* 2010;26:177–185.

Sand JP, Zhu BA, Desai SC. Surgical anatomy of the eyelids. *Facial Plast Surg Clin North Am.* 2016;24:89–95.

Saonanon P. Update on Asian eyelid anatomy and clinical relevance. *Curr Opin Ophthalmol.* 2014;25:436–442.

Seiff SR, Seiff BD. Anatomy of the Asian eyelid. *Facial Plast Surg Clin North Am.* 2007;15:309–314.

Stewart JM, Carter SR. Anatomy and examination of the eyelids. *Int Ophthalmol Clin.* 2002;42:1–13.

Takahashi Y, Watanabe A, Matsuda H, et al. Anatomy of secretory glands in the eyelid and conjunctiva: a photographic review. *Ophthal Plast Reconstr Surg.* 2013;29:215–219.

Tawfik HA, Abdulhafez MH, Fouad YA, Dutton JJ. Embryology and fetal development of the human eyelid. *Ophthal Plast Reconstr Surg.* 2016;32:407–414.

Zide BM, Jelks GW. *Surgical Anatomy of the Orbit.* New York, NY: Raven press; 1985:21–32.

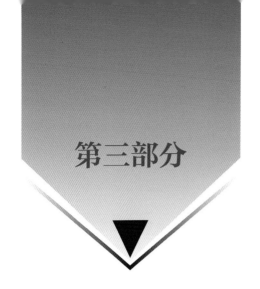

睑腺炎和睑板腺囊肿

睑腺炎是发生于睑板腺的急性化脓性炎症性病变，其主要表现为局部的红、肿和压痛。外睑腺炎俗称"针眼"，为眼睑前层 Zeis 腺或 Moll 腺的表浅感染。外睑腺炎通常在睑缘睫毛根部形成脓腔。治疗可采用热敷或局部抗生素应用，自愈的情况也比较常见，仅当保守治疗无效或脓腔向皮肤表面破溃时才考虑手术引流。

内睑腺炎是睑板内睑板腺的急性化脓性炎症，常由金黄色葡萄球菌引起。可以破溃于结膜面或皮肤面，化脓性物质亦可通过睑缘的睑板腺管排出，治疗包括热敷和局部抗生素，严重时可全身应用抗生素。

睑板腺囊肿常继发于睑板腺阻塞，是一种脂质的非感染性无菌性潴留，除了肉芽肿形成增厚之外，还可能引起睑板的严重炎症和压力性坏死。睑板腺囊肿很少自发消退，治疗时常常将 0.1ml 或 0.2ml 曲安奈德（40mg/ml）直接注射于病灶部位，几周后可重复注射。为清除病灶的厚干酪样内容物或迁延不愈的肉芽肿肿块，可行手术治疗。发生于同一部位的复发病灶需要进行组织学检查以排除睑板腺癌。

行外睑腺炎引流时，应当将局麻药物注射在病灶周边而不是病灶中央。对于内睑腺炎或睑板腺囊肿，应在近睑板边缘的皮下和结膜下行浸润麻醉，也可在三叉神经分支处阻滞麻醉。经皮肤入路切开时需行水平切口，平行于皮肤张力线以避免瘢痕挛缩。经结膜入路切开时需行纵行切口以减少对邻近睑板腺的破坏。

（齐畅，李冬梅）

拓展阅读

Ahmad S, Baig MA, Khan MA, et al. Intralesional corticosteroid injection vs surgical treatment of chalazia in pigmented patients. *J Coll Physicians Surg Pak.* 2006;16:42–44.

Ben Simon GJ, Rosen N, Rosner M, Spierer A. Intralesional triamcinolone acetonide injection versus incision and curettage for primary chalazia: a prospective, randomized study. *Am J Ophthalmol.* 2011;151:714–718.

Bluk D, Matić S, Barać J, et al. Chalazion management—surgical treatment versus triamcinolone application. *Coll Antropol.* 2013;37:247–250.

Carrim ZI, Shields L. A simplified technique for incision and curettage of chalazia. *Orbit.* 2008;27:401–402.

Chang M, Park J, Kyung SE. Extratarsal presentation of chalazion. *Int Ophthalmol.* 2017;37:1365–1367.

Dhaliwal U, Bhatia A. A rationale for therapeutic decision-making in chalazia. *Orbit.* 2005;24:227–230.

Dua HDD, Nilawar DV. Nonsurgical treatment of chalazia. *Am J Ophthalmol.* 1982;94:424 (letter).

Duarte AF, Moreira E, Nogueira A, et al. Chalazion surgery: advantages of a subconjunctival approach. *J Cosmet Laser Ther.* 2009;11:154–156.

Duss DN, Grigorian AP, Medow NB. Management of recurrent chalazia. *J Pediatr Ophthalmol Strabismus.* 2012;49:327–328.

Fukuoka S, Arita R, Shirakawa R, Morishige N. Changes in meibomian gland morphology and ocular higher-order aberrations in eyes with chalazion. *Clin Ophthalmol.* 2017;11:1031–1038.

Lederman C, Miller M. Hordeola and chalazia. *Pediatr Rev.* 1999;20:283–284.

Lindsley K, Nichols JJ, Dickersin K. Interventions for acute internal hordeolum. *Cochrane Database Syst Rev.* 2013;(4):CD007742.

Mansour AM. Injections for chalazia? *Ophthalmology.* 2006;113:353–354.

Nemet AY, Vinker S, Kaiserman I. Associated morbidity of chalazia. *Cornea.* 2011;30:1376–1381.

Nemet AY. Massive recurrent chalazion with anterior orbital exenteration. *Ophthal Plast Reconstr Surg.* 2016;32:e145–e146.

Ozdal PC, Codère F, Callejo S, et al. Accuracy of the clinical diagnosis of chalazion. *Eye.* 2004;18:135–138.

Park J, Chang M. Eyelid fat atrophy and depigmentation after an intralesional injection of triamcinolone acetonide to treat chalazion. *J Craniofac Surg.* 2017;28:e198–e199.

Pizzarello LD, Jakobiec FA, Hofeldt JD, et al. Intralesional corticosteroid therapy of chalazia. *Am J Ophthalmol.* 1978;85:818–821.

Sandramouli S, Gonglore BC. Triamcinolone for chalazion. *Ophthalmology.* 2006;113:889.

Starr MB. Infections and hypersensitivities of the eyelids. In: Smith BC, Della Rocca RC, Nesi FA, Lisman RD, eds. *Ophthalmic Surgery.* Vol. 1. St. Louis, MO: Mosby-Year Book; 1987.

Unal M. Chalazion treatment. *Orbit.* 2008;27:397–398.

第 3 章

经皮肤入路睑板腺囊肿切开和引流

适应证

睑板前部的睑板腺囊肿、慢性肉芽肿及药物治疗无效向皮肤面扩展的急性内睑腺炎。

图 3.1 将睑板腺囊肿夹子夹于睑缘，垫板面对结膜面。将睑板腺囊肿夹子打开，并将圆环中心对准皮肤面病灶处夹合并拧紧，距睑缘至少 3mm 处用手术刀水平切开皮肤，以免损伤睫毛毛囊。进一步加深切口直至探及囊腔内部

图 3.2 用刮匙完全刮出病灶内容物。刮除整个囊腔内表面以去除全部上皮组织，用剪子仔细探查囊腔内部是否有分隔，打开分隔并刮除囊腔至睑板层

图 3.3 如为慢性睑板腺囊肿，应用剪刀剪除全部肉芽组织。避免在睑缘内 2mm 处过多切除，以防止形成睑缘凹陷及损伤毛囊

图 3.4 用双极电凝轻柔烧灼囊腔底部以达到止血目的。轻轻松开睑板腺囊肿夹，若出血较多可稍拧紧夹子并烧灼出血点以止血。取下夹子，并用 6-0 快速吸收肠线缝合皮肤伤口，如病变较大或眼睑皮肤被牵拉松弛，在关闭切口前应切除少量多余皮肤

术后护理

缝线处涂抹抗生素软膏，每天 2 次，连续 1 周或直至缝线降解。

并发症

肥厚瘢痕形成——较少见，一般发生于瘢痕体质患者中。瘢痕处注射类固醇药物或局部涂抹类固醇软膏或 Mederma 祛瘢凝胶配合按摩可帮助减轻瘢痕，也可在瘢痕稳定后切除。

睫毛缺失——当切除部位距离睑缘太近时会发生这种情况。睫毛毛囊距离睑缘约 2mm 处，应注意避免损伤。

眼睑凹角——对于一些长期慢性肉芽肿性睑板腺囊肿，全层睑板都可能被病灶累及，如果切除灶过大或者在睑缘 2mm 以内，就有可能造成睑缘不平整或凹陷形成。若外观不满意，可行二期睑板楔形切除和一期修复。

睑腺炎和睑板腺囊肿复发——囊壁切除不完全或未能分离全部分隔时病灶可能复发，若复发，可注射类固醇药物或再次手术治疗。

图 3.1

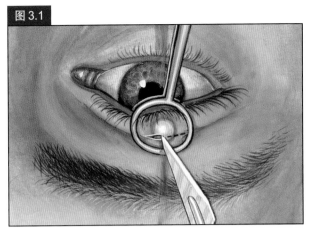

图 3.3

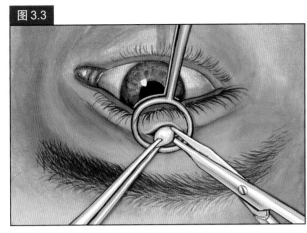

图 3.2

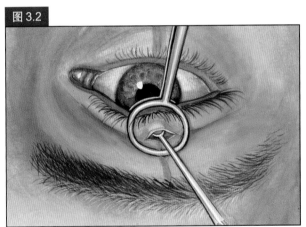

图 3.4

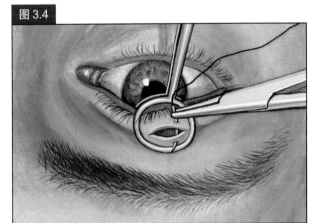

（齐畅，李冬梅）

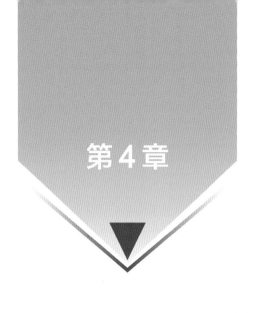

第4章

经结膜入路睑板腺囊肿切开和引流

适应证

结膜面的急性内睑腺炎与慢性睑板腺囊肿。

图 4.1 拧紧睑缘的睑板腺囊肿夹钳，使椭圆形环板位于结膜表面病变上方。翻转眼睑以暴露病变部位

图 4.2 经结膜和睑板后脓肿壁垂直切开。切口距离睑缘尽可能大于 2～3mm

图 4.3 提起病灶一侧边缘，从囊肿后壁的一侧切除一个小的三角形的结膜和睑板瓣，以便引流

图 4.4 用睑板腺刮匙完全清除囊肿内容物。向睑缘方向探查囊腔分隔，注意不要损伤睫毛毛囊。用剪刀切除残留的囊壁。如有必要，轻轻烧灼腔壁以止血。卸下夹子，保持伤口开放，以便继续引流

术后护理

如在取下固定夹后仍出现轻微出血，可在眼睑上放置敷料 6～12 个小时。去除敷料后，热敷和局部涂抹抗生素软膏 5～7 天。

并发症

睫毛缺失——当切除或烧灼位置太靠近睑缘时会出现这种并发症。注意不要伤及位于距离睑缘约 2mm 的睫毛毛囊。

睑缘凹角——切除过多的靠近睑缘处的睑板时可造成睑缘凹陷，应尽可能地至少保留 2～3mm 的全层睑缘，尤其是在病变周围存在全层睑板坏死变性时。

慢性睑板腺阻塞——可发生于经结膜入路较大范围水平切开较多腺管时。除了可在病灶处做小三角形瓣引流外，所有的结膜入路切口都应垂直，并平行于睑板腺。

图 4.1

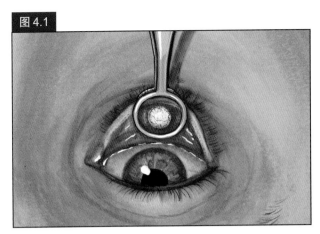

图 4.3

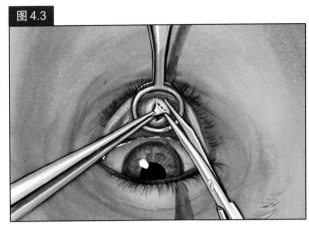

图 4.2

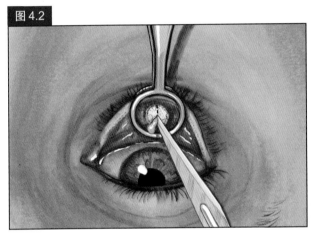

图 4.4

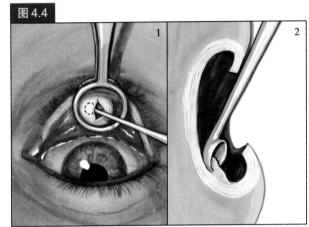

（齐畅，李冬梅）

倒睫和双行睫

倒睫是一种睫毛方向倒向眼球的疾病,可导致角膜和结膜擦伤及慢性眼表刺激和疼痛。倒睫分为原发性和继发性。在原发性倒睫中,睫毛毛囊位置扭曲或偏离正常睑缘位置,它可能是由慢性炎症引起的,例如严重的睑缘炎,复发性睑板腺囊肿或肿瘤。机械性或化学性眼睑外伤或眼睑手术也可能导致原发性倒睫。在继发性倒睫中,睫毛毛囊正常排列,但睑缘向内旋转使睫毛接触角膜。继发性倒睫可由任何导致严重睑内翻的因素造成,如下睑皮肤松弛,下睑缩肌无力以及眼睑后层挛缩。眼睑后层挛缩可见于结膜瘢痕性炎性疾病,如结膜天疱疮、Stevens-Johnson 综合征、沙眼或化学烧伤等。在先天性或获得性眼睑赘皮中,下睑的前层皮肤-肌肉层跨越过下睑板,睫毛机械性向内旋转朝向眼球,向下凝视时尤为显著。

双行睫为先天或后天形成的在睫毛根部后方相当于睑板腺开口处生长另一排或多排多余的睫毛,尽管这些睫毛通常排列规则,但因其位置异常,这些睫毛常会接触角膜。在原发性倒睫和双行睫中,为使患者舒适且避免伤害角膜,应去除异常睫毛。

倒睫的治疗包括润滑性眼药水点眼和规律的拔除异常睫毛,但是这种治疗的效果并不是非常理想,很多人最终还是会寻求手术方式进行治疗。但是手术方式的结果也并非很理想,主要是因为倒睫可以复发,也有少数是因为出现了功能性或美容性的并发症。

当出现睑内翻或者与眼睑畸形相关的继发性倒睫时,治疗的首要目的是重建睑缘,后面的章节中将具体描述。位于正常眼睑位置上的倒睫和双行睫则可通过一系列不同成功率的手术治疗。

仔细操作下的冷冻疗法可用于较大范围的倒睫,对正常眼睑组织的影响最小。这种方式的成功取决于找到正确睫毛毛囊部位和适当的冻结程度。使用温度探针来控制温度,快速冷冻使细胞内结晶,才能达到破坏细胞膜的作用。在局麻药中加入肾上腺素可减少通过邻近组织的热能传递并提高治疗效果。此外,重复冷冻会显著提高导热率,因此,两次冷冻-融化循环会产生更大的破坏效果。对皮肤偏黑的人进行冷冻治疗时应慎重,可能会导致明显的脱色素。

电解和射频消融更适合于去除一根或几根睫毛。然而,由于破坏范围非常小,而且针头在单个毛囊的定位不准确,与冷冻疗法相比,效果较差且更容易复发,对正常组织的损伤也更为常见,尤其是同时治疗大量倒睫时。

当整个睑缘均有倒睫时,应优先选择手术治疗,尤其是对于冷冻治疗后失败的患者。手术可以采用在小肌皮瓣下方将内部睫毛毛囊切除。眼睑劈开手术中,无论是否采用黏膜移植,都相对困难,有时需要切取口腔黏膜,并且在功能和美观上都难以达到良好效果。

（齐畅,李冬梅）

拓展阅读

Alemayehu W, Kello AB. Trichiasis surgery: a patient-based approach. *Community Eye Health*. 2010;23:58–59.

Bartley GB, Lowry JC. Argon laser treatment of trichiasis. *Am J Ophthalmol*. 1992;113:71–74.

Başar E, Ozdemir H, Ozkan S, et al. Treatment of trichiasis with argon laser. *Eur J Ophthalmol*. 2000;10:273–275.

Chi MJ, Park MS, Nam DH, et al. Eyelid splitting with follicular extirpation using a monopolar cautery for the treatment of trichiasis and distichiasis. *Graefes Arch Clin Exp Ophthalmol*. 2007;245:637–640.

Choo PN. Distichiasis, trichiasis, and entropion: advances in management. *Int Ophthalmol Clin*. 2002;42:75–87.

Dutton JJ, Tawfik HA, DeBacker CM, Lipham WJ. Direct internal eyelash bulb extirpation for trichiasis. *Ophthal Plast Reconstr Surg*. 2000;16:142–145.

Gower EW, Merbs SL, Munoz BE, et al. Rates and risk factors for unfavorable outcomes 6 weeks after trichiasis surgery. *Invest Ophthalmol Vis Sci*. 2011;52:2704–2711.

Habtamu E, Wondie T, Aweke S, et al. Impact of trichiasis surgery on quality of life: a longitudinal study in Ethiopia. *PLoS Negl Trop Dis.* 2016;10(4):e0004627.

Habtamu E, Rajak SN, Tadesse Z, et al. Epilation for minor trachomatous trichiasis: four-year results of a randomized controlled trial. *PLoS Negl Trop Dis.* 2015;13(3):e0003558.

Kersten RC, Leiner FP, Kulwin DR. Tarsotomy for the treatment of cicatricial entropion with trichiasis. *Arch Ophthalmol.* 1992;110:714–717.

Kezirian GM. Treatment of localized trichiasis with radiosurgery. *Ophthal Plast Reconstr Surg.* 1993;9:260–266.

Kirkwood BJ, Kirkwood RA. Trichiasis: characteristics and management options. *Insight.* 2011:35:5–9.

McCracken MS, Kikkawa DO, Vasani SN. Treatment of trichiasis and distichiasis by eyelash trephination. *Ophthal Plast Reconstr Surg.* 2006;22:349–351.

Moosavi AH, Mollan SP, Berry-Brincat A, et al. Simple surgery for severe trichiasis. *Ophthal Plast Reconstr Surg.* 2007;23:296–297.

Pham RT, Biesman BS, Silkiss RZ. Treatment of trichiasis using an 810-nm diode laser: an efficacy study. *Ophthal Plast Reconstr Surg.* 2006;22:445–447.

Rajak SN, Colin JR, Burton MJ. Trachomatous trichiasis and its management in endemic countries. *Surv Ophthalmol.* 2012;57:105–135.

Rajak SN, Habtamu E, Weiss HA, et al. Surgery versus epilation for the treatment of minor trichiasis in Ethiopia a randomized controlled noninferiority trial. *PLoS Med.* 2011;8:e1001136.

Rosner M, Bourla N, Rosen N. Eyelid splitting and extirpation of hair follicles using a radiosurgical technique for treatment of trichiasis. *Ophthalmic Surg Lasers Imaging.* 2004;35:116–122.

Sodhi PK, Verma L. Surgery for trichiasis. *Ophthalmology.* 2004;111: 2147–2148.

Vaughn GL, Dortzbach RK, Sires BS, Lemke BN. Eyelid splitting with excision or microhyfrecation for distichiasis. *Arch Ophthalmol.* 1997;115:282–284.

Wojno TH. Eyelid splitting with lash resection for cicatricial entropion and trichiasis. *Ophthal Plast Reconstr Surg.* 1992;8:287–289.

Wu AY, Thakker MM, Wladis EJ, Weinberg DA. Eyelash resection procedure for severe, recurrent, or segmental cicatricial entropion. *Ophthal Plast Reconstr Surg.* 2010;26:112–116.

Yeung YM, Hon CY, Ho CK. A simple surgical treatment for upper eyelid trichiasis. *Ophthalmic Surg Lasers.* 1997;28:74–76.

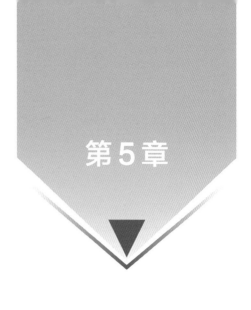

第 5 章

冷冻疗法矫正倒睫

适应证

睫毛方向异常（无论数量多少）。

禁忌证

因冷冻会导致脱色素，所以皮肤颜色偏深的人应谨慎，瘢痕性炎性活动性疾病患者应在术前数月行免疫抑制治疗，以降低手术刺激导致炎症加重的风险。

图 5.1　放置角膜保护器以保护角膜。在距离睑缘 3～4mm 处沿睑板边缘结膜下注射加入 1∶100 000 肾上腺素的局麻药进行局部麻醉，注意不要损伤周边血管，等待 10 分钟以使血管充分收缩

图 5.2　将 23g 微型热电偶探针插入距睑缘 3mm 并平行于睑缘的轮匝肌后筋膜内。将探针尖端放在睫毛毛囊附近，以确保温度记录准确

图 5.3　将冷冻探头放置于距离睑缘 2～3mm 的结膜表面，并靠近热电偶探针附近的睫毛根部。在 −20℃ 下冷冻循环，直至眼睑上可见白霜，待其融化后再次冷冻至 −20℃

图 5.4　治疗后 5～7 天，可使用镊子拔除异常睫毛。当轻拉睫毛时（箭头所示），睫毛应轻松脱落，不应有任何阻力，若感受到阻力，则证明这个部位的治疗失败。如果治疗未能去除全部异常睫毛，2～3 个月后可重复进行冷冻

术后护理

每天在睑缘局部使用类固醇和抗生素软膏 3～4 次，连续 5 天。前 1～2 天可能需要使用轻度镇痛药。

并发症

眼睑水肿——治疗后的 12～72 小时内较明显，并与治疗区域大小成正比，一般会完全消肿无后遗症。

眼睑坏死——当温度低于 −20℃ 时，发生坏死的风险会增加，尤其是当在皮肤面使用冷冻探头时，表皮坏死更常见。如果较早期发现组织破坏倾向，可考虑使用高压氧治疗。

脱色素——较易出现在皮肤颜色较深的人中，因此这类个体应考虑其他治疗方式。

治疗失败——冷冻温度不足或热电偶探针放置位置不佳会导致局部复发，对于顽固倒睫，2～3 个月后可考虑再次冷冻。当倒睫范围过大时，手术切除睫毛毛囊是更好的选择。

图 5.1

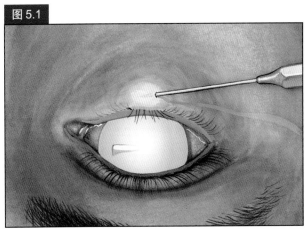

图 5.2

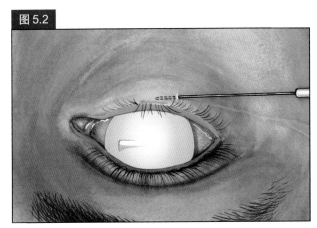

图 5.3

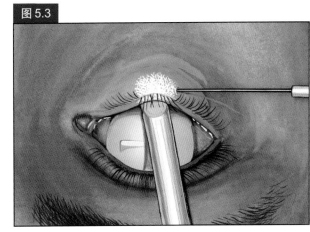

图 5.4

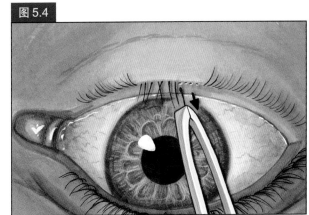

（齐畅，李冬梅）

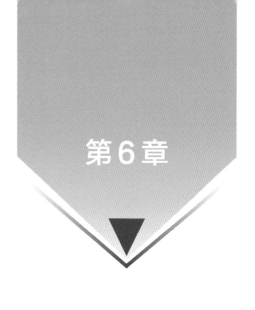

第6章

射频消融法矫正倒睫

适应证

一根或少数几根的倒睫和双行睫。

图 6.1　在待治疗区域相邻的睑缘皮下进行局部麻醉。注射时应将睑缘拉离眼球或放置角膜保护器。将含绝缘层的射频消融针插入与睫毛根部平行的睫毛毛囊中

图 6.2　施加射频脉冲 5 ~ 10 秒，直至睑缘出现小泡。若存在组织破坏及收缩时应降低能量。用镊子拔出睫毛，无阻力并且睫毛上毛囊完整说明已充分消融，若睫毛拔除时存在阻力，应重复操作

术后护理

每天在睑缘局部使用类固醇和抗生素软膏 3 ~ 4 次，连续 5 天。前 1 ~ 2 天可使用轻度镇痛药。

并发症

睑缘变形——组织过度破坏和热收缩所致，应使用产生轻微小泡的最低能量，并且避免大范围使用。

治疗失败——由于射频针放置位置不当导致未能直接作用于毛囊所致，双行睫中，毛囊可能是弯曲的，所以睫毛毛囊未必位于睫毛正下方。功率过低也会引起治疗失败。若治疗后仍有残留异常睫毛，可于 2 ~ 3 个月后再次行射频消融或冷冻治疗。

图 6.1

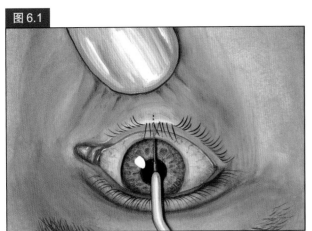

图 6.2

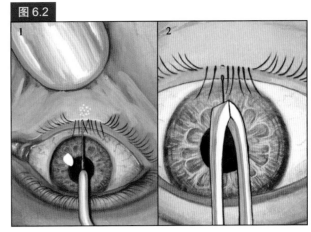

（齐畅，李冬梅）

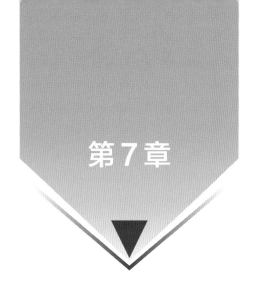

第 7 章

睫毛毛囊切除术

适应证

累及 1/4 以上睑缘的倒睫及其他治疗方法无效者。

图 7.1 在已有的眼睑皱襞上标记切口线。沿标记线将局麻药注射于轮匝肌后筋膜层面，手术刀切开皮肤，并用 Westcott 剪刀剪开轮匝肌

图 7.2 沿睑板前表面在轮匝肌后筋膜层面向睑缘方向分离。当倒睫位于上睑时应注意不要损伤提上睑肌腱膜或睑缘动脉弓。睫毛毛囊位于距离睑缘约 2mm 的位置，为小圆形深色，排列于睑板前轮匝肌和 Riolan 肌之间的水平小间隙中

图 7.3 使用显微 Westcott 剪，剪除全部倒睫区域的睫毛毛囊和一小条肌肉。同时也可使用低能量的双极电凝破坏毛囊，注意不要切穿皮肤。如果发现生长于睑板内的双行睫，可沿其生长方向做小纵行切口直至找到毛囊，做切除或电凝

图 7.4 用镊子从治疗部位拔除睫毛。不应有任何阻力且拔出的睫毛应没有毛囊。如果睫毛不能轻易脱落，则毛囊可能仍然是完好的，应重新检查切除的肌肉区域，并再次进行电凝，以确保破坏残余毛囊

图 7.5 用 7-0 铬制肠线将轮匝肌固定在睑板上 3 ~ 4 针以防止眼睑赘皮，重塑眼睑皱襞

图 7.6 用 6-0 快速吸收普通肠线缝合皮肤

术后护理

白天间歇冰敷 24 小时。伤口每天使用抗生素软膏 3~4 次，连续 5~7 天，或直到缝线降解。

并发症

治疗失败——由于手术区域睫毛毛囊未能全部切除所致，如果只残存个别睫毛，可在 4~6 周后行冷冻或射频治疗。对于双行睫，其毛囊常位于睑板内，因此更难通过手术根除。

睑缘瘢痕形成——由于过度切除肌肉和皮肤所致，切除范围应仅为睫毛毛囊与一小条肌肉组织。

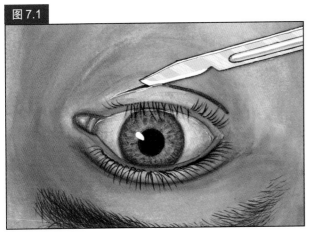

图 7.1

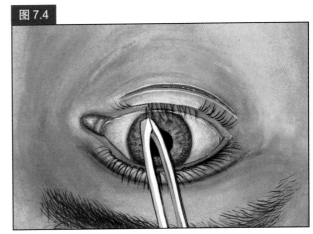

图 7.4

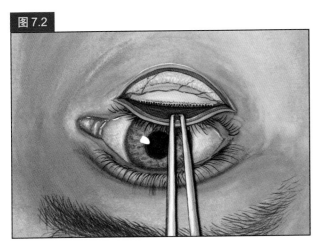

图 7.2

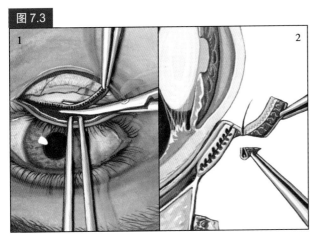

图 7.5

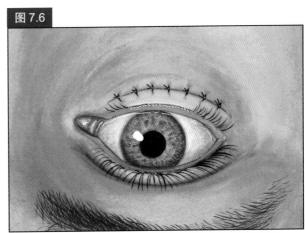

图 7.3

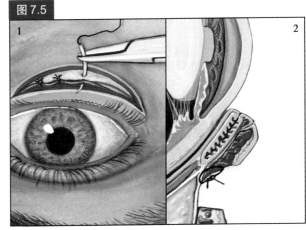

图 7.6

（齐畅，李冬梅）

美容性眼睑成形术

眼睑成形术是一种去除眼睑松弛皮肤和 / 或减少肌锥外眶脂肪脱出进入眼睑的手术。既可以改善视野，也可以达到美容要求。眼科医生可开展的美容手术通常局限于上、下睑和眉。然而，许多想要进行美学重建的患者也可进行其他面部手术，如前额、鼻子、太阳穴和面颊。术前检查应注意这些部位有无异常。当存在异常时，可以考虑进行更广泛的面部手术。

在进行美容手术术前评估时，必须与患者进行充分沟通以了解患者的期望，并告知手术实际可达到的效果和可能发生的并发症。患者需了解手术可去除多余皮肤和眶脂肪，但标准的眼睑成形术不能改善眼角皱纹，颧脂垫下垂以及黑眼圈等，术前应充分告知，以免患者未能达到心理预期。

术前评估中应详细记录眼睑异常情况，以便提前设计手术方案。应在患者处于直立位时测量多余的眼睑皮肤量，因为俯卧位时，多余的眼睑皮肤量会明显变窄，患者直立位时还应记录脂肪的位置和程度。睑板前轮匝肌肥厚表现为下睑缘下方的水平增厚，当患者微笑时更明显，这常与眶脂肪脱垂相混淆。上睑外侧皮肤下垂时需要对切口的范围和形状进行一些修改，上睑内侧亦然。对上睑下垂的量也应作测量，必要时在眼睑成形同时对上睑下垂进行修复。提上睑肌的缩短会影响皮肤的切除量，因此矫正上睑下垂应先于去皮。

泪腺脱垂也很常见，尤其是在老年患者中，不能将之与眶脂肪脱垂相混淆。上睑外侧没有脂肪袋，但有时泪腺前方会覆盖有一薄层脂肪。触诊时，泪腺较脂肪垫硬，并易推挤向眶缘下。在手术中，泪腺是粉红色的，而不是脂肪的颜色，通常可看到模糊的分叶状结构。当存在泪腺脱垂时，需要将其固定复位，避免外侧眼睑过于饱满（见泪腺脱垂复位固定，图 11.1～图 11.8）。

术中应注意下方巩膜的位置，不要因下睑切除过多而暴露下方巩膜。在一些情况下，需要提升眼睑位置以达到美容目的。记录因外眦韧带松弛而导致外眦角变钝的情况，若存在此情况，术中可用外侧睑板条固定（见外侧睑板条固定眼睑缩短术，图 32.1～图 32.8）。较重的眼睑松弛甚至是明显睑外翻者可能需要进一步的眼睑缩短。术前评估时，正确识别眉下垂尤为重要。若不能矫正明显的眉下垂，仅靠眼睑成形术几乎无法改善症状，可行直接或内镜下眉提升术或切除部分上睑皮肤以达到眉提升的作用（见眉下垂手术，第 20～23 章）。测量眼睑皱襞的位置和对称性，必要时可对皱襞进行重建。所有上述因素都会影响手术方式的选择，并在一定程度上影响手术效果。

眼睑成形术的手术步骤和顺序对于手术成功与否至关重要，在局部麻醉前应标记多余的眼睑皮肤，因为麻药会导致局部组织膨胀变性，使得注射后标记更加困难。如果要去除较多的上睑脂肪或行提上睑肌缩短时，在此之前不要去除多余皮肤，将皮肤牵拉覆盖于伤口下方边缘，估计多余皮肤量再进行切除。

在大多数为减少多余眼睑皮肤而设计的眼睑成形术中，切除含部分轮匝肌的皮瓣为首选，因为皮肤的冗余常与肌肉冗余伴行，但当淋巴水肿和皮下组织增厚产生眼袋时例外，这种情况应去除多余的皮肤和皮下组织，保留大部分肌肉层以减少术后水肿。不过其远期效果与皮肤联合肌肉切除效果相同。

固定上睑皱襞可以增强美容效果，但当患者希望保持亚裔眼睑皱襞形态时例外，通常情况下，将皱襞部位设置在睑缘上方 10～12mm 处，并固定于提上睑肌腱膜上。

（齐畅，李冬梅）

拓展阅读

重睑成形脂肪切除术

Briceño CA, Zhang-Nunes SX, Massry GG. Minimally invasive surgical adjuncts to upper blepharoplasty. *Facial Plast Surg Clin North Am.* 2015;23:137–151.

Damasceno RW, Cariello AJ, Cardoso EB, et al. Upper blepharoplasty with or without resection of the orbicularis oculi muscle: a randomized double-blind left-right study. *Ophthal Plast Reconstr Surg.* 2011;27:195–197.

Farhangi M, Abugo UE, Cockerham KP. Novel approach to skin closure following upper eyelid blepharoplasty. *Ophthal Plast Reconstr Surg.* 2017;33:314.

Ferneini EM, Halepas S, Aronin SI. Antibiotic prophylaxis in blepharoplasty: review of the current literature. *J Oral Maxillofac Surg.* 2017;75:1477–1481.

Gentile RD. Upper eyelid blepharoplasty. *Facial Plast Surg Clin North Am.* 2005;13:511–524.

Hahn S, Holds JB, Couch SM. Upper eyelid blepharoplasty. *Facial Plast Surg Clin North Am.* 2016;24:119–127.

Karimnejad K, Walen S. Complications in eyelid surgery. *Facial Plast Surg Clin North Am.* 2016;24:193–203.

Lelli GJ Jr, Lisman RD. Blepharoplasty complications. *Plast Reconstr Surg.* 2010;125:1007–1017.

Morax S, Touitou V. Complications of blepharoplasty. *Orbit.* 2006;25: 303–318.

Parikh S, Most SP. Rejuvenation of the upper eyelid. *Facial Plast Surg Clin North Am.* 2010;18:427–433.

Purewal BK, Bosniak S. Theories of upper eyelid blepharoplasty. *Ophthalmol Clin North Am.* 2005;18:271–278.

Sheen JH. Supratarsal fixation in upper blepharoplasty. *Plast Reconstr Surg.* 1974;54:424–431.

Whipple KM, Lim LH, Korn BS, Kikkawa DO. Blepharoplasty complications: prevention and management. *Clin Plast Surg.* 2013;40:213–224.

Yang P, Ko AC, Kikkawa DO, Korn BS. Upper eyelid blepharoplasty: evaluation, treatment, and complication minimization. *Semin Plast Surg.* 2017;31:51–57.

亚裔重睑成形术

Chee E, Choo CT. Asian blepharoplasty—an overview. *Orbit.* 2011;30: 58–61.

Chen WP, Park JD. Asian upper eyelid blepharoplasty: an update on indications and technique. *Facial Plast Surg.* 2013;29:26–31.

Kim DW, Bhatki AM. Upper blepharoplasty in the Asian eyelid. *Facial Plast Surg Clin North Am.* 2007;15:327–335.

Kruavit A. Asian blepharoplasty: an 18-year experience in 6215 patients. *Aesthet Surg J.* 2009;29:272–283.

Lam SM. Asian blepharoplasty. *Facial Plast Surg Clin North Am.* 2014;22:417–425.

Nguyen MQ, Hsu PW, Dinh TA. Asian blepharoplasty. *Semin Plast Surg.* 2009;23:185–197.

Scawn R, Joshi N, Kim YD. Upper eyelid blepharoplasty in Asian eyes. *Facial Plast Surg.* 2010;26:86–92.

Takayanagi S. Asian upper blepharoplasty double-fold procedure. *Aesthet Surg J.* 2007;27:656–663.

Takayanagi S. Case studies in Asian blepharoplasty. *Aesthet Surg J.* 2011;31:171–179.

泪腺脱垂复位术

Beer GM, Kompatscher P. A new technique for the treatment of lacrimal gland prolapse in blepharoplasty. *Aesthetic Plast Surg.* 1994;18:65–69.

Friedhofer H, Orel M, Saito Fl, et al. Lacrimal gland prolapse: management during aesthetic blepharoplasty: review of the literature and case reports. *Aesthet Plast Surg.* 2009;33:647–653.

Horton CE, Carraway JH, Potenza AD. Treatment of a lacrimal bulge in blepharoplasty by repositioning the gland. *Plast Reconstr Surg.* 1978;61:701–702.

Massry GG. Prevalence of lacrimal gland prolapse in the functional blepharoplasty population. *Ophthal Plast Reconstr Surg.* 2011;27:410–413.

Smith B, Petrelli R. Surgical repair of prolapsed lacrimal glands. *Arch Ophthalmol.* 1978;96:113–114.

重睑再成形术

Choi HS, Whipple KM, Oh SR, et al. Modifying the upper eyelid crease in Asian patients with hyaluronic acid fillers. *Plast Reconstr Surg.* 2011;127:844–849.

Couch SM. Correction of eyelid crease asymmetry and ptosis. *Facial Plast Surg Clin North Am.* 2016;24:153–163.

Sayoc BT. Plastic construction of the superior palpebral fold. *Am J Ophthalmol.* 1954;38:556–559.

Small RC. Supratarsal fixation in ophthalmic plastic surgery. *Ophthal Surg.* 1978;9:73–85.

Smith BC, Bosniak SI. Reconstructing the supratarsal crease. In: Bosniak SL, Smith BC, eds. *Advances in Ophthalmic Plastic and Reconstructive Surgery.* Vol. I. New York: Pergamon Press Ltd; 1982.

下睑成形脂肪切除术

Branham GH. Lower eyelid blepharoplasty. *Facial Plast Surg Clin North Am.* 2016;24:129–138.

Kikkawa DO, Kim JW. Lower-eyelid blepharoplasty. *Int Ophthalmol Clin.* 1997;37:163–178.

McCord CD Jr. Lower blepharoplasty and primary cheek lift. In: Chen PD, Khan JA, McCord CD Jr, eds. *Color Atlas of Cosmetic Oculofacial Surgery.* Philadelphia, PA: Butterworth Heinemann; 2004:109–140.

Morax S, Touitou V. Complications of blepharoplasty. *Orbit.* 2006;25: 303–318.

Murri M, Hamill EB, Hauck MJ, Marx DP. An update in lower lid blepharoplasty. *Semin Plast Surg.* 2017;31:46–50.

Putterman AM. Treatment of lower eyelid dermatochalasis, herniated orbital fat, and hypertrophied orbicularis: a skin flap approach. In: Putterman AM, ed. *Cosmetic Oculoplastic Surgery.* Philadelphia, PA: WB Saunders; 1999.

Schwarcz RM, Kotlus B. Complications of lower blepharoplasty and midface lifting. *Clin Plast Surg.* 2015;42:63–71.

Small RG. Extended lower eyelid blepharoplasty. *Ophthal Surg.* 1981;99:1402–1405.

Wilkins RB, Hunter GJ. Blepharoplasty: cosmetic and functional. In: McCord CD, ed. *Oculoplastic Surgery.* New York: Raven Press; 1981.

下睑成形脂肪重置术

Couch SM, Buchanan AG, Holds JB. Orbicularis muscle position during lower blepharoplasty with fat repositioning. *Arch Facial Plast Surg.* 2011;13:387–391.

Goldberg RA. Transconjunctival orbital fat repositioning: transposition of orbital fat pedicles into a subperiosteal pocket. *Plast Reconstr Surg.* 2000;105:743–748.

Goldberg RA, Edelstein C, Shorr N. Fat repositioning in lower blepharoplasty to maintain infraorbital rim contour. *Facial Plast Surg.* 1999;15:225–229.

Momosawa A, Kurita M, Ozaki M, et al. A transconjunctival orbital fat repositioning for tear trough deformity in young Asians. *Aesthet Surg J.* 2008;28:265–271.

Nassif PS. Lower blepharoplasty: transconjunctival fat repositioning. *Otolaryngol Clin North Am.* 2007;40:381–390.

Schwarcz RM, Kotlus B. Complications of lower blepharoplasty and midface lifting. *Clin Plast Surg.* 2015;42:63–71.

Stark GB, Iblher N, Penna V. Arcus marginalis release in blepharoplasty I: technical facilitation. *Aesthet Plast Surg.* 2008;32:785–789.

下睑成形联合外眦固定术

Beard C. Lower eyelid blepharoplasty. *Ophthalmology.* 1978;85:712–715.

De Silva DJ, Pradad A. Aesthetic canthal suspension. *Clin Plast Surg.* 2015;42:79–86.

Edgarton MT. Causes and prevention of lower eyelid ectropion following blepharoplasty. *Plast Reconstr Surg.* 1972;49:367–373.

Pacella SJ, Nahai FR, Nahai F. Transconjunctival blepharoplasty for upper and lower eyelids. *Plast Reconstr Surg.* 2010;125:384–392.

Putterman AM. Tarsal strip procedure combined with lower blepharoplasty. In: Putterman AM, ed. *Cosmetic Oculoplastic Surgery.* Philadelphia, PA: WB Saunders; 1999.

Stasior OG. Cosmetic blepharoplasty: a search for perfection. *Ophthalmology.* 1978;85:705–708.

Tenzel RR. Cosmetic blepharoplasty. *Int Ophthalmol Clin.* 1978;18:87–99.

Whipple KM, Korn BS, Kikkawa DO. Recognizing and managing complications in blepharoplasty. *Facial Plast Surg Clin North Am.* 2013;21: 625–637.

结膜入路矫正眶脂肪膨隆

Hidalgo DA. An integrated approach to lower blepharoplasty. *Plast Reconstr Surg.* 2011;127:386–395.

Mahe E. Lower eyelid blepharoplasty—the transconjunctival approach: extended indications. *Aesthetic Plast Surg.* 1998;22:1–8.

Patel BC, Anderson RL. Transconjunctival blepharoplasty. *Plast Reconstr Surg.* 1996;97:1514–1515.

Pechter EA. Transconjunctival lower blepharoplasty through interrupted incisions. *Plast Reconstr Surg.* 2009;124:166e–167e.

Putterman AM. Baggy eyelids have a single anatomic basis. *Plast Reconstr Surg.* 2006;117:2504.

Putterman AM. Transconjunctival approach to resection of lower eyelid herniated orbital fat. In: Putterman AM, ed. *Cosmetic Oculoplastic Surgery.* Philadelphia, PA: WB Saunders; 1999:203–210.

下睑袋与颧骨皮肤褶皱

Furnas DW. Festoons or orbicularis muscle as a cause of baggy eyelids. *Plast Reconstr Surg.* 1978;61:540–546.

Furnas DW. Festoons, mounds, and bags of the eyelids and cheek. *Clin Plast Surg.* 1993;20:367–385.

Kpodzo DS, Nahai F, McCord CD. Malar mounds and festoons: review of current management. *Aesthet Surg J.* 2014;34:235–248.

真皮脂肪移植

Czyz CN, Foster JA, Wulc AE. Superior sulcus volumization rejuvenation utilizing dermis-fat grafting. *Aesthet Surg J.* 2015;35:892–898.

Maniglia JJ, Maniglia RF, Jorge dos Santos ME, et al. Surgical treatment of the sunken upper eyelid. *Arch Facial Plast Surg.* 2006;8: 269–272.

Proffer PL, Czyz CN, Kavanagh MC, et al. Use of dermis-fat graft with frontalis suspension in patients with deep superior sulcus deformity. *Ophthal Plast Reconstr Surg.* 2009;25:94–98.

第 8 章

眼睑畸形与病因

图 8.1　无脂肪脱垂的上睑皮肤松弛，导致明显皮肤下垂并常遮盖睑缘，有时引起假性上睑下垂。在下睑，皮肤松弛表现为水平的皱褶，多余皮肤堆积在颧弓上方

图 8.2　当与肌锥外眶脂肪脱垂相关时，皮松松弛会导致眼睑过于丰满，患者直立时和压迫眼球时尤为明显

图 8.3　当真性上睑下垂合并眼睑皮肤松弛时，上睑缘至瞳孔反光点距离（Margin to the Pupillary Reflex Distance，MRD1）小于 2mm，且不随多余皮肤的抬高而改善

图 8.4　眉下垂可明显加重上睑皮肤松弛的程度，导致上睑皮肤广泛皱褶。通常颞侧更明显

图 8.5　眼睑颞侧皮肤遮挡可位于眼睑外侧与外眦角。这种情况需要更大范围的眼睑外侧皮肤切除

图 8.6　内侧遮挡的形成是由于内侧脂肪的膨出，伴或不伴皮肤过多。当切除范围较大时，内侧切除区域需修改为 M 成形术

图 8.7　泪腺脱垂导致上睑外侧饱满，表面类似膨胀的脂肪。触诊时，腺体坚实，外形圆润，容易移位至眶缘以下

图 8.8　下睑松弛常与外眦韧带或睑板松弛所致下睑皮肤松弛有关。可能导致下方巩膜暴露，睑外翻和溢泪

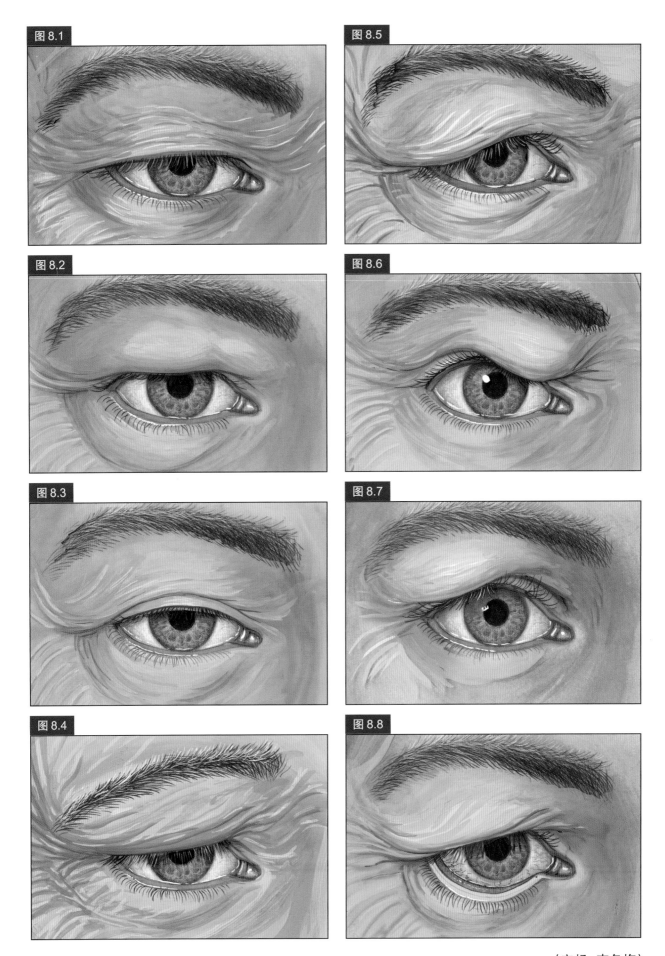

图 8.1

图 8.2

图 8.3

图 8.4

图 8.5

图 8.6

图 8.7

图 8.8

（齐畅，李冬梅）

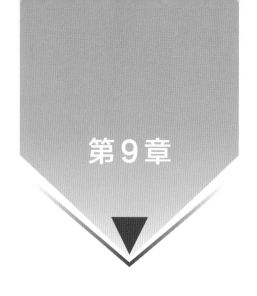

第9章

重睑成形脂肪切除术

适应证

　　伴有眶脂肪袋疝出的上睑皮肤松弛。

图 9.1　若存在上睑皱襞，在此处画一条切口线，或在睑缘中央上方 10～12mm 处画线形成一条新的皱襞。将画线向内向下延伸至睑缘以上 5mm，向外侧至外眦距离睑缘上方 6mm，从此点起，根据皮肤遮盖程度，在睑裂外侧上方将画线向上外侧眉方向延伸 3～8mm

图 9.2　轻轻闭眼，用平镊提起多余皮肤，在切口线上做标记。调整夹持的皮肤量，至全部多余皮肤被镊子夹持，标记这个点，并沿眼睑鼻侧到颞侧重复这一过程，标记 3～4 个点

图 9.3　从内眦到外眦用一条平滑、连续的线连接这些点。如果要进行较大范围的纵向切除，尤其是当内侧上下两线夹角大于 60°时，需修改为 V 或 M 形切口，以平衡上下张力。外侧很少需要这样的操作

图 9.4　皮下注射 0.5～1.0ml 含肾上腺素的局麻药至标记区域。按摩注射区域，防止血肿，等待 5～10 分钟以止血

图 9.5　抻平眼睑，用圆刀沿上下标记线切开皮肤

图 9.6　剪子从外侧剪开眼轮匝肌，进入轮匝肌与眶隔之间的间隙。向下牵拉眼睑使眶隔变平。仔细分离筋膜和其他组织，在肌肉与眶隔间向内分离。用双极电凝烧灼肌肉边缘出血点。若行单纯性眼睑皮肤成形术，请见图 9.13。某些情况下，眶隔较松弛但没有明显的脂肪疝出，可以用小能量的双极电凝烧灼使其表面收缩

图 9.7　通过闭和的眼睑对眼球施加轻微的压力。多余的内侧和中央的脂肪垫从剪开的眶隔后方向前突出。用镊子轻轻提起眶隔，拉出下面的脂肪，然后用剪刀打开全长的眶隔。切开薄层脂肪间隔和下方的提上睑肌腱膜附着的薄的筋膜组织。在内侧，脂肪间隔较厚，眶隔小叶较宽

图 9.8　用镊子夹住疝出的内侧脂肪，在眶上缘附近脂肪小叶的基底部夹一个小弯止血钳。避免过度牵拉脂肪

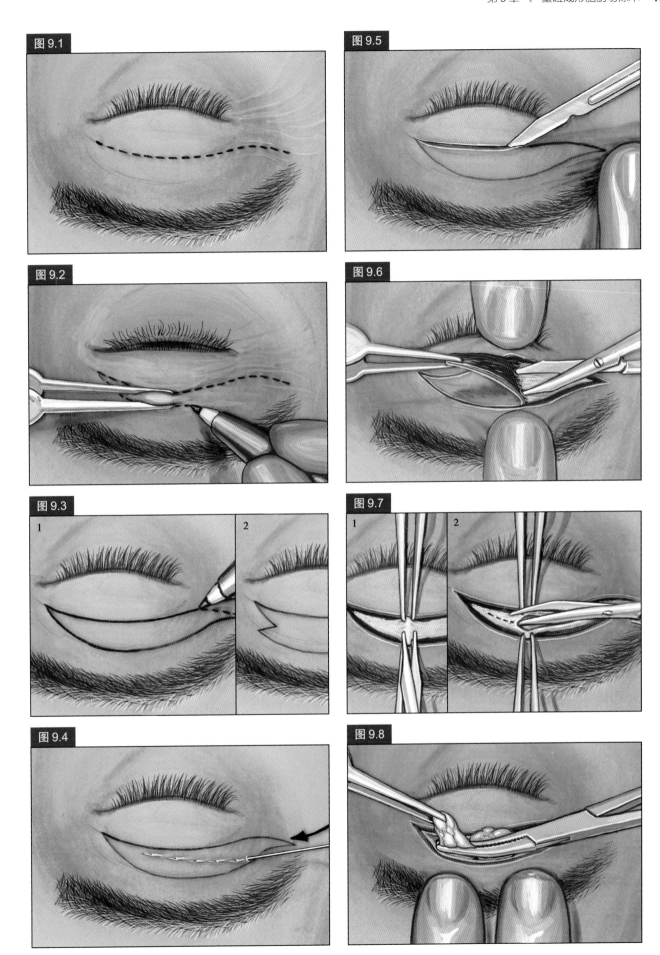

图 9.1

图 9.2

图 9.3

图 9.4

图 9.5

图 9.6

图 9.7

图 9.8

图9.9　用剪刀或手术刀沿止血钳上缘切开脂肪蒂

图9.10　用双极电凝将脂肪残端完全烧灼

图9.11　用镊子夹住止血钳下方的脂肪蒂，防止其缩回并松开止血钳。观察残端是否已充分止血，并在松开镊子前烧灼全部残留的出血点。或者松开止血钳并烧灼脂肪蒂

图9.12　在中央脂肪垫上重复烧灼、切除和检查脂肪蒂的步骤

图9.13　用6-0快速吸收线缝合皮肤伤口。用缝线将皮肤边缘固定于睑板和提上睑肌2～3针，以形成明显的眼睑皱襞，缝合时轻轻向上拉下方皮瓣，但注意不要造成睑外翻。另一种方式是在关闭皮肤切口前，先用7-0铬制肠线缝合皮肤皱襞

图9.14　当内侧脂肪袋较大时，需要进行M形切口缝合，通过稍向外牵拉闭合中心的V形缺损。缝线穿过上下切口皮肤，并穿过皮瓣尖端皮下组织。其余的M形切口缝合采用间断缝合

图9.15　当行较大范围皮肤切除时，切口上缘长度明显长于下缘，此时可从上缘鼻侧切除一个三角形，行V形切口缝合，以平衡上、下创面长度，防止皮肤凹陷。在离切口内角4～6mm处做皮肤切口。皮下分离，向外侧牵拉三角形，切除多余部分

图9.16　用6-0快速吸收肠线间断缝合皮肤

术后护理

24小时内间歇冰敷。在缝线处使用抗生素软膏，每天3～4次，连续7天，或直到缝线降解。

并发症

血肿——由于切除轮匝肌或脂肪蒂时止血不彻底造成，情况严重时需要打开伤口清除血块，烧灼出血点。

视力丧失——这种情况较罕见，一般是由于切除时过度牵拉脂肪蒂导致眼眶深部出血，这种出血会导致视网膜中央动脉阻塞，一旦发生需立刻打开伤口减压。必要时行外眦切开，药物治疗动脉阻塞。

睑裂闭合不全——过度去皮可导致轻微的眼睑闭合不全，一般随着时间的推移可完全缓解。也可采用局部按摩加速改善症状。在好转前需给予润滑药物保护角膜。如果情况比较严重，也可能需要皮肤移植以改善现状。

多余皮肤残存——最常见的原因是去皮不足及未能发现和矫正术前存在的眉下垂，可以通过二次手术提眉或再次进行眼睑手术来改善。

双眼上睑皱襞欠规则或不对称——这是由于缝合伤口时皮肤皱襞处的固定缝线位置不当造成的。可二次手术改善皮肤皱襞位置，包括提上睑肌腱膜的固定。

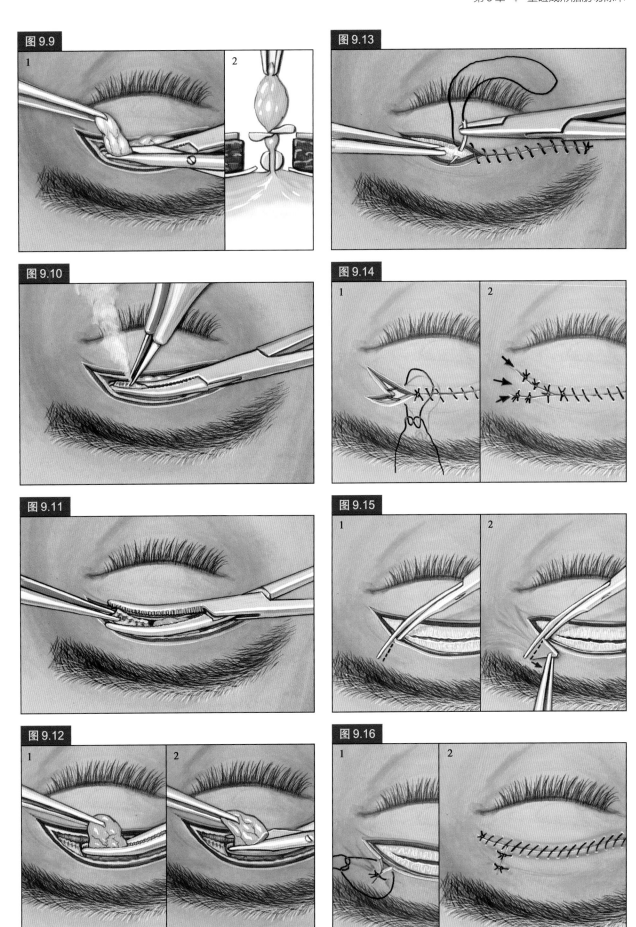

图 9.9

图 9.10

图 9.11

图 9.12

图 9.13

图 9.14

图 9.15

图 9.16

（齐畅，李冬梅）

第10章

亚裔重睑成形术

适应证

适用于上睑皮肤过多遮挡上方视野、具有亚裔眼睑解剖特点（单眼皮）的重睑成形。

图 10.1 在上睑缘上方 4~5mm 处画一条切口线。在这条切口线的上方数毫米处画第二条切口线以标记要去除的皮肤量

图 10.2 在标记线的皮下注射 0.5ml 局麻药

图 10.3 用手术刀沿着皮肤和轮匝肌的走行方向切开。同时用双极电凝烧灼止血

图 10.4 去除两条切口线之间的皮肤

图 10.5 如果要去除脂肪，切开眼轮匝肌，沿眼轮匝肌和眶隔之间向上分离。用剪刀打开眶隔。如需保留脂肪则继续图 10.7 的步骤

图 10.6 如需去除脂肪，可轻轻地提起少量脂肪，烧灼其底部并用剪刀去除

图 10.7 沿切口下缘去除一长条 1~2mm 宽的眼轮匝肌

图 10.8 用 6-0 快速吸收肠线连续缝合肌肉和皮肤

术后护理

间歇冰敷眼睑 24 小时；将抗生素软膏每日 3~4 次涂抹于缝合切口处，连续 7 天或用药至缝线降解。

并发症

睑裂闭合不全（兔眼）——因去除皮肤过多造成，但通常会随着时间的推移而缓解。积极地按摩可以加速病情的好转，好转前应使用润滑药物。如果病情严重且持续，则可能需要植皮矫正。

残余多余皮肤——最常见的原因是皮肤切除不充分或未能辨认和矫正相关的眉下垂。术后可通过二期眉提升术或再次行眼睑成形术进行修复。

重睑线不对称或不规则——是由闭合切口时，重睑线处缝线位置不当造成的，需进行重睑再成形手术修复。

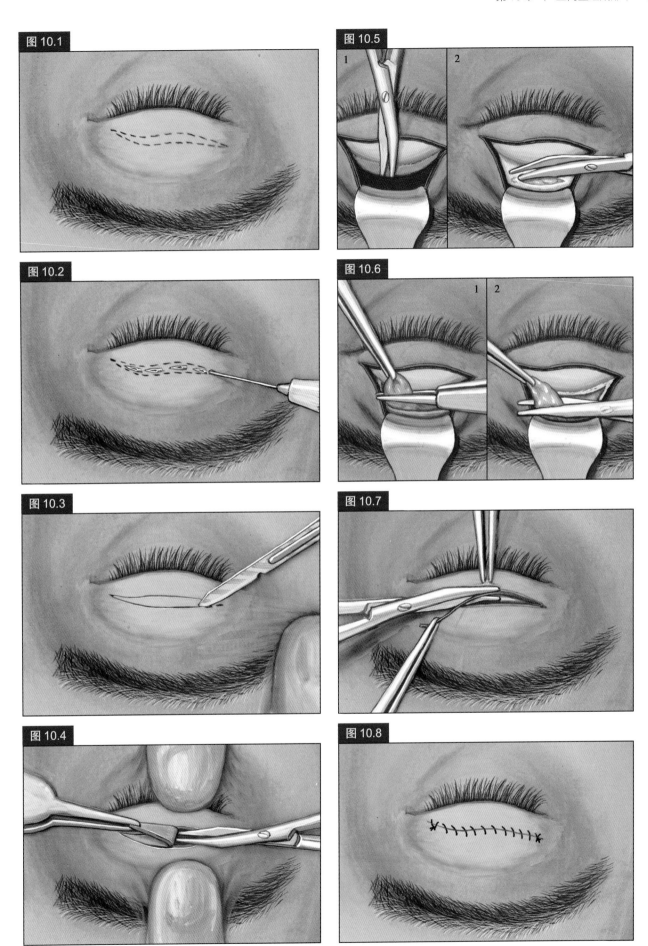

图 10.1

图 10.2

图 10.3

图 10.4

图 10.5

图 10.6

图 10.7

图 10.8

（刘兆川，李冬梅）

第11章

泪腺脱垂复位固定术

适应证

适用于泪腺下移、上睑颞侧过于饱满的情况。

图 11.1 沿上睑皱襞从眼睑中央至外眦处画一条切口线。如果在泪腺复位的同时进行眼睑成形术，则按照第 9 章中图 9.1 所示的标记切口。将 0.5～1.0ml 局麻药注入标记线皮下

图 11.2 水平拉紧皮肤以展平，并用圆刀沿标记线切开

图 11.3 用镊子提起皮肤边缘，将轮匝肌与提上睑肌腱膜分离，用剪刀将眼轮匝肌打开。找到其下的眶隔

图 11.4 用镊子提起眶隔中央，将其拉到一旁以暴露下方脂肪。剪开眶隔并沿着切口的方向打开。将眼睑拉钩置于切口上缘以暴露眶脂肪垫

图 11.5 辨认柔软、黄色的位于内侧和中央的腱膜前脂肪垫。找到位于上睑颞侧 1/3 处的圆形、淡粉色、粗糙、分叶状的脱垂泪腺。有时可见薄层脂肪覆盖在腺体上。这种情况需仔细分离并暴露腺体

图 11.6 将一或两条 6-0 聚丙烯线穿过泪腺筋膜的下极，将泪腺重新固定到眶上缘下方的泪腺窝中

图 11.7 缝线穿过眶上缘内侧的骨膜。打结以将泪腺固定到位

图 11.8 必要时行眼睑成形术。若不需要，即用 6-0 快速吸收肠线连续缝合皮肤

术后护理

间歇冰敷眼睑 24 小时；将抗生素软膏每天 3～4 次涂抹于缝合切口处，连续 5～7 天或用药至缝线降解。

并发症

眼睑持续饱满——如果脱垂的泪腺体积较大，缝合 1 针通常难以将其固定到位，而腺体的旋转也会导致其边缘向眼睑皮肤方向隆起。这种情况在患者术后起身站立后会更为明显。在缝合后可轻柔地前后移动腺体以避免这种情况的发生。必要时可增加缝合针数以固定泪腺。

图 11.1

图 11.2

图 11.3

图 11.4

图 11.5

图 11.6

图 11.7

图 11.8

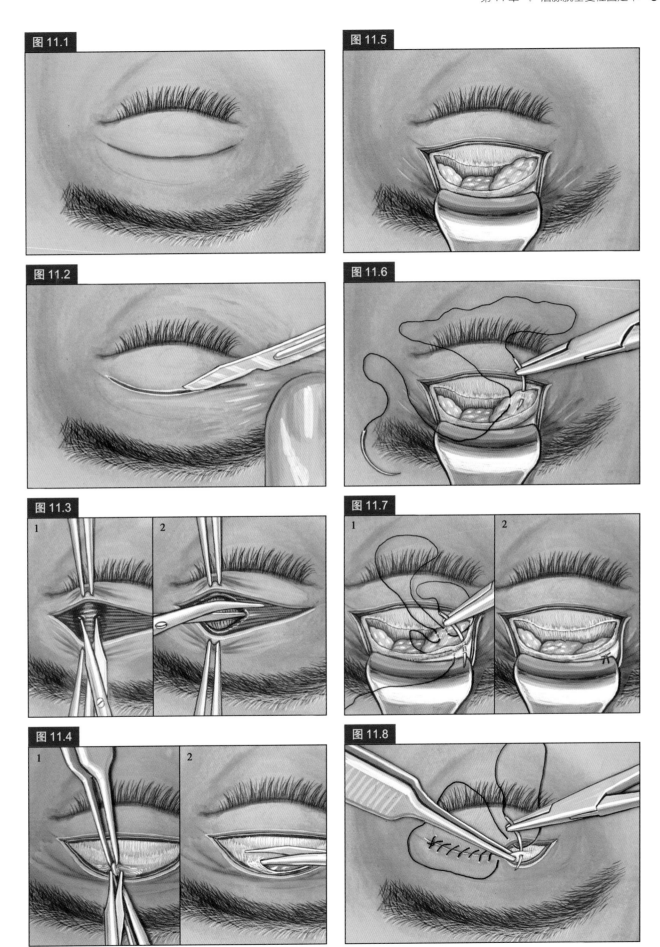

（刘兆川，李冬梅）

第12章

重睑再成形术

适应证

适用于原发性、外伤性或医源性导致的两侧重睑不对称或无重睑。

图 12.1 在睑缘中央上方 10～12mm 处标记切口线。鼻侧至上泪小点上方 5mm，颞侧至外眦角上方 6mm。在标记线皮下注射 0.5～1.0ml 局麻药

图 12.2 将眼睑水平拉紧以展平，并用圆刀沿标记线切开皮肤

图 12.3 用镊子将皮肤边缘提起，并将眼轮匝肌自提上睑肌腱膜分离。用剪刀从肌肉中部进入轮匝肌后筋膜层面。用剪刀打开眼睑的轮匝肌，同时注意勿损伤眶隔

图 12.4 用镊子抓住皮肤切口下缘处的轮匝肌。将剪刀倾斜于皮肤切缘，再沿着切口边缘切除一条 3mm 宽的轮匝肌

图 12.5 用 6-0 快速吸收肠线连续缝合皮肤边缘。如有必要，关闭切口前切除多余的皮肤。每间隔 2～3 针，将缝线穿过上睑板或提上睑肌腱膜以固定新的眼睑皱襞。也可使用 7-0 铬线沿皮肤切口下缘间断缝合轮匝肌和提上睑肌腱膜 3～4 针，再闭合剩余切口

图 12.6 闭合切口时使皮肤边缘轻度外翻，以防止凹陷性瘢痕形成

术后护理

间歇冰敷眼睑 24 小时；将抗生素软膏每天 3～4 次涂抹于缝合切口处，连续 5～7 天或用药至缝线降解。

并发症

重睑不规则——注意切口需保持均匀一致，并保证切口下的肌肉均匀展平，以确保上睑皱襞平滑。如果上睑皱襞在手术结束时不规则，则需拆除缝线重新缝合固定。

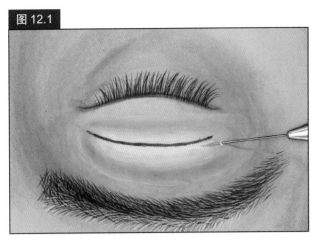

图 12.1

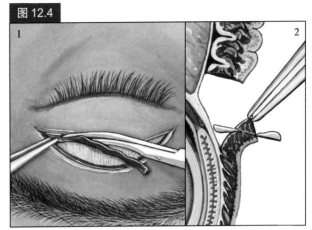

图 12.4

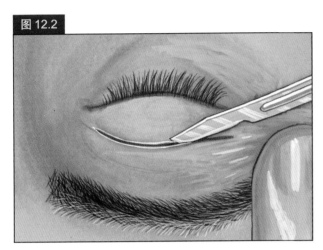

图 12.2

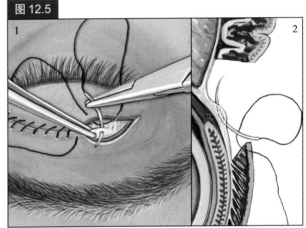

图 12.5

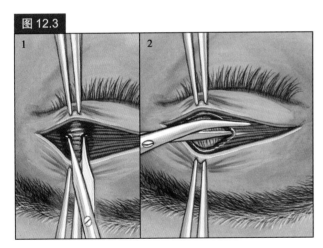

图 12.3

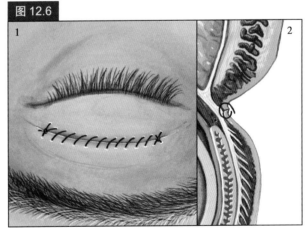

图 12.6

（刘兆川，李冬梅）

第13章

下睑成形脂肪切除术

适应证

适用于下睑皮肤松弛伴眶脂肪疝者。

图 13.1 在睑缘下方 2~3mm 处画切口线，从下泪小点颞侧 1mm 至外眦角颞侧 2mm。根据拟切除皮肤的量，沿微笑皱纹走行将标记线向颞下方延长 10~15mm。沿标记线皮下注射 0.5～1.0ml 局麻药

图 13.2 拉紧眼睑以展平皮肤，并用圆刀沿标记线切开皮肤

图 13.3 用镊子将切口外侧端皮肤提起，切开轮匝肌，进入肌肉与眶缘骨膜之间的筋膜层面。切开轮匝肌，在筋膜层面继续向内侧分离。用双极电凝烧灼止血

图 13.4 将睑缘向上方轻推，再用镊子将肌皮瓣拉向下方，暴露出轮匝肌与下睑板和眶隔之间连接的筋膜。用剪刀将肌皮瓣与深部组织分离

图 13.5 用镊子提起眶隔，并与下方的脂肪垫分开。用剪刀在眶隔中间剪一小口，并向两侧扩大切口至全长

图 13.6 辨认外侧、中央和内侧脂肪垫。切开包裹在脂肪垫上的纤维囊袋，轻轻按压眼球使脂肪小叶向外脱出

图 13.7 用镊子轻轻提起突出的脂肪垫，并用弯止血钳夹住脂肪蒂的底部

图 13.8 沿止血钳上方切除脂肪蒂，用双极电凝烧灼止血

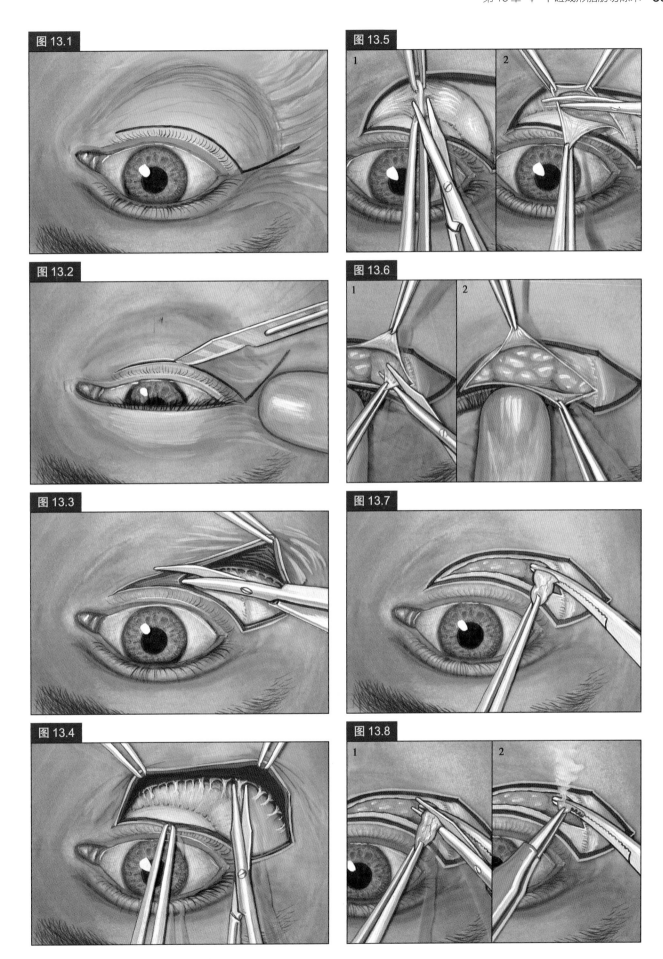

图 13.9　用镊子在止血钳下方夹住脂肪蒂。松开止血钳，并在松开镊子之前烧灼出血点。切除和烧灼脂肪组织时也可不用止血钳

图 13.10　重复此步骤，切除中央、内侧脂肪垫及按压眼球时脱出的外侧多余脂肪。避免损伤位于眶下缘内侧和中央脂肪垫之间的下斜肌

图 13.11　将肌皮瓣覆盖在下睑切口处，嘱患者向上注视以估计需切除皮肤的量。不要去除过多的皮肤，一般切除皮肤宽度在 4～5mm 以内。最后剪去多余的肌皮瓣

图 13.12　先将皮瓣拉向颞侧，在保持轻微张力的情况下向上轻轻拉动皮瓣，使其盖住外侧皮肤切口。标记并切除多余的外侧三角形皮肤，并烧灼止血

图 13.13　6-0 薇乔可吸收线在深部固定 1～2 针，确保缝线穿过颞侧皮瓣边缘处的轮匝肌、眶外侧缘和上方皮瓣的深层皮下筋膜

图 13.14　皮肤无张力处可用 6-0 快速吸收肠线行连续缝合，切口张力较大处，则行间断缝合

图 13.15　如果出现淋巴组织水肿，且不能减轻并伴随水平肌皮瓣缩紧，可在 2 周后进行二次切除。标记水肿区域基底部，用刀片切开皮肤及皮下组织。将皮瓣与其下的轮匝肌分离

图 13.16　6-0 薇乔可吸收线间断缝合眼轮匝肌，6-0 快速吸收肠线缝合皮肤

术后护理

间歇冰敷眼睑 24 小时；使用抗生素软膏每天 3～4 次涂抹于缝合切口处，连续 7 天用药或至缝线降解。

并发症

下睑退缩——下睑退缩多由下睑皮肤切除过多、缝合皮肤时无意中缩短眶隔，或眼睑内瘢痕收缩所致。向上按摩下睑可缓解病情，但通常需要松解眶隔、切除瘢痕或行眼睑缩紧手术进行矫正。

睑外翻——与下睑退缩类似，睑外翻是由于皮肤切除过多而引起。程度较轻者，可积极按摩眼睑。程度较重者，则需要植皮或颊部提升以矫正外翻。

外眦角圆钝——主要原因是外侧切口线过低，导致眼睑外侧向下牵引。术中可采用将缝线深埋并固定在骨膜上，从而为外侧眼睑提供垂直方向支撑的方法来预防。术后出现此类情况，可用外眦成形术进行矫正。

眶内出血和失明——这是一种罕见且严重的并发症，多由过度牵引眼眶脂肪和眼眶血管破裂引起。如有眼眶出血，需行外眦切开，打开伤口探查，明确出血点后烧灼止血。

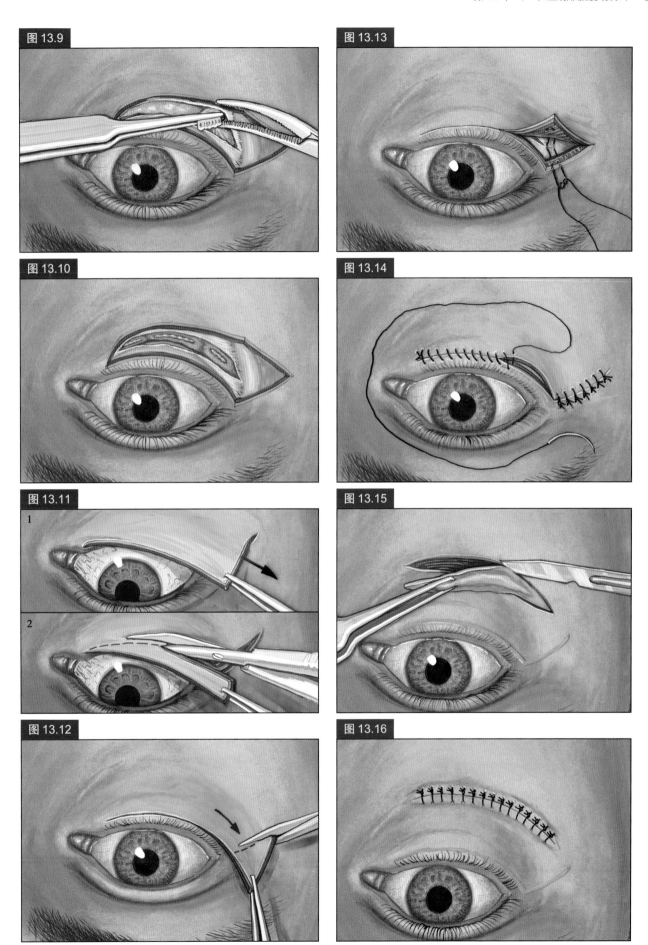

图 13.9

图 13.10

图 13.11

图 13.12

图 13.13

图 13.14

图 13.15

图 13.16

（刘兆川，李冬梅）

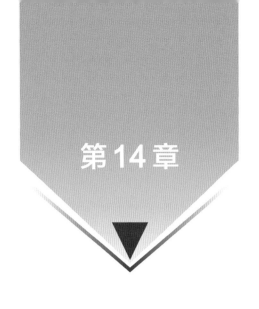

第14章

下睑成形脂肪重置术

适应证

适用于下睑皮肤过多（伴或不伴眶脂肪膨出）、泪沟过深和颧部脂肪膨出。

图 14.1　在睑缘下方 2~3mm 处画切口线，从下泪小点颞侧 1mm 延伸至外眦角外侧 2mm。根据要切除皮肤的量，沿着微笑皱纹走行向颞下延长切口 10~15mm。皮下注射局麻药 0.5~1.0ml

图 14.2　拉紧展平眼睑皮肤以防皱起，并用圆刀沿标记线切开皮肤

图 14.3　用镊子将切口外侧端皮肤提起，切开轮匝肌，进入肌肉与眶缘骨膜之间的筋膜层面。在该层面继续向内侧沿切口切开轮匝肌。用双极电凝烧灼止血

图 14.4　用镊子轻提睑缘，同时将肌皮瓣向下牵拉，暴露皮瓣与眶隔之间的筋膜。用剪刀将肌皮瓣同其下方的睑板和眶隔分离。继续分离至下眶缘，沿眶缘前方由内向外切断残余的附着在眼轮匝肌上的韧带，进入浅表肌腱膜系统（superficial musculoaponeurotic system，SMAS）间隙。该间隙位于上颊部泪沟下，距离眶缘 1cm 处

图 14.5　用镊子提起眶隔，并与下方的脂肪垫分开。用剪刀在眶隔中间剪一个小口，并向两侧扩大切口至全长

图 14.6　小心地分离脂肪小叶之间和其与眶隔之间的纤维连接，使下睑脂肪脱出。用 5-0 聚丙烯线沿下脂肪垫穿过脂肪囊 2~3 针

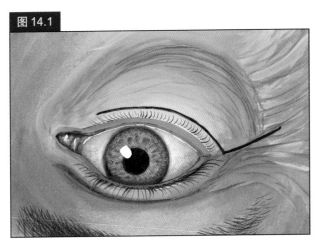

图 14.1

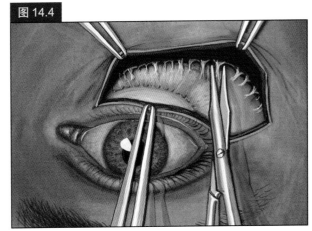

图 14.4

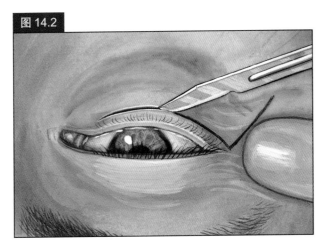

图 14.2

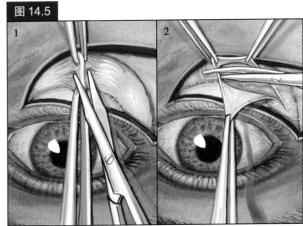

图 14.5

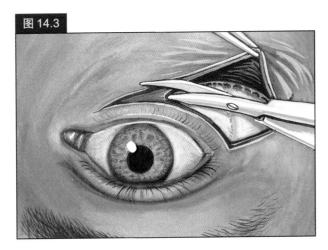

图 14.3

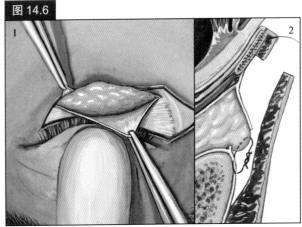

图 14.6

图 14.7　将脂肪垫平铺在眶缘上,用微乔缝线在眶下缘下方 5～6mm 处穿过上颌骨的骨膜。或将缝线穿过皮肤并在表面打结

图 14.8　将肌皮瓣向上覆盖在下睑切口处,嘱患者向上注视并估算需切除的皮肤量。不要去除过多的皮肤,一般切除皮肤宽度在 4～5mm 以内。最后剪去多余的肌皮瓣

图 14.9　将皮瓣拉向颞侧,在保持轻微张力的情况下向上轻轻拉动皮瓣,使其盖住外侧皮肤切口。标记并切除多余的外侧三角形皮肤

图 14.10　用 6-0 薇乔可吸收线深部固定 1～2 针,确保缝线穿过颞侧皮瓣边缘处的轮匝肌、眶外侧缘的皮下筋膜组织

图 14.11　用 6-0 快速吸收肠线连续缝合皮肤切口,颞侧皮肤切口行间断缝合

术后护理

间歇冰敷眼睑 24 小时;抗生素软膏每天 3～4 次涂在缝合切口处,连续用药 7 天;5～7 天后拆除缝线。

并发症

术后并发症与第 13 章下睑成形脂肪切除术相同,预防和处理方法同前所述。

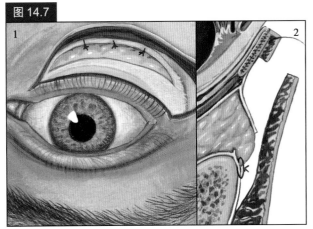

图 14.7

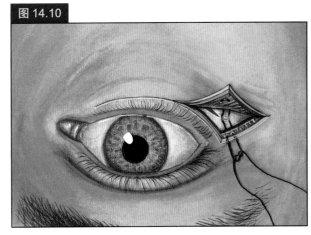

图 14.10

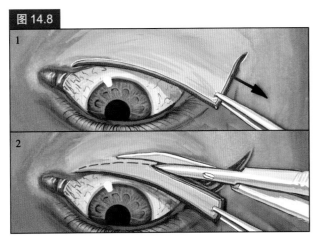

图 14.8

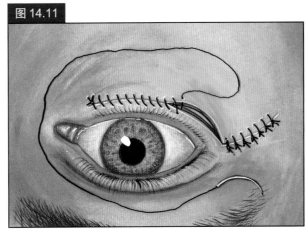

图 14.11

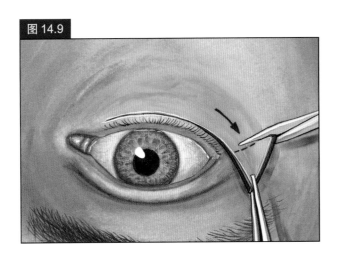

图 14.9

（刘兆川，李冬梅）

第15章

下睑成形联合下睑楔形切除缩短术

适应证

适用于下睑皮肤过多（伴或不伴眶脂肪膨出）、眼睑水平方向皮肤松弛。

图 15.1　标记并切开下睑皮肤切口，参照图 13.1 ~ 图 13.4 游离肌皮瓣

图 15.2　打开眶隔，参照图 13.5 ~ 图 13.10 切除内侧、中央和外侧的脂肪

图 15.3　用两把有齿镊提起眼睑，用尖刀片从眼睑外 1/3 处的结膜面刺穿眼睑，再垂直于睑缘的方向做切口

图 15.4　用剪刀从垂直切口的下缘开始，沿对角线向内下方剪开睑囊筋膜和结膜。要切除的眼睑水平方向越宽，切口向内侧倾斜的角度就越大

图 15.5　用齿镊向垂直切口的两侧提起睑缘。将切口两侧边缘向相对的方向牵拉，使切口的内侧缘重叠在外侧缘上。当刚出现轻度张力时，标记出需切除的切口内侧缘皮肤量

图 15.6　用圆刀沿标记线切除对应位置的睑板和结膜

图 15.7　用剪刀从垂直切口的底部斜向穿过下睑缩肌，直到先前外侧切口的最下角，完成五边形切除，并烧灼止血

图 15.8　用 6-0 丝线穿过睑板在睑缘处行褥式缝合，先不要打结。注意调整缝线以对齐睑缘切口，避免出现错位

图 15.1

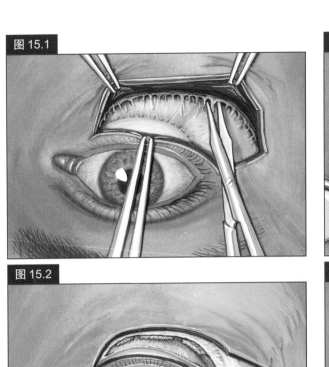

图 15.5

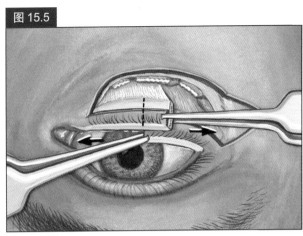

图 15.2

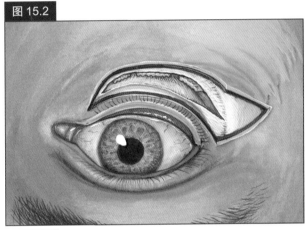

图 15.6

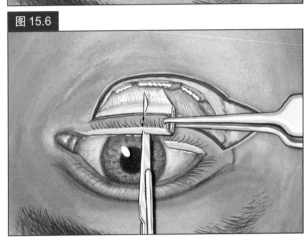

图 15.3

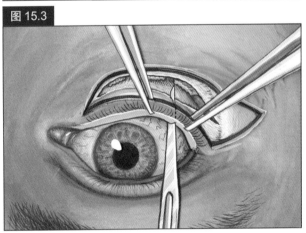

图 15.7

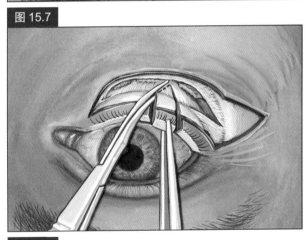

图 15.4

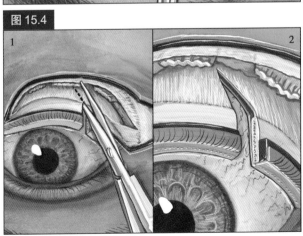

图 15.8

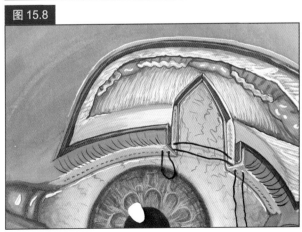

图 15.9 另取一根 6-0 丝线穿过睫毛根部的睑缘外侧,先暂不打结

图 15.10 将睑缘缝线向上轻轻牵拉,调整并对齐切口。用三条 6-0 薇乔缝线水平、间断、板层缝合睑板。缝线不可缝到睑结膜面。打结并对齐睑板

图 15.11 睑缘缝线打结,调整张力使切口轻度外翻,线尾留 2cm 长。如有需要,用薇乔线缝合睑板下的下睑缩肌数针

图 15.12 将肌皮瓣覆盖在眼睑上,嘱患者向上注视,并标记睑缘的重叠量。确保皮瓣没有垂直方向的张力。沿皮瓣上缘切除多余的皮肤和肌肉

图 15.13 横向拉动皮瓣并标记颞侧切口边缘的重叠量。剪除多余的皮肤和肌肉

图 15.14 将一或两条 6-0 薇乔缝线从外侧穿过眼轮匝肌和眶外侧缘深部的筋膜组织以提供垂直方向的支撑

图 15.15 6-0 快速吸收肠线连续缝合眼睑皮肤切口,颞侧皮肤切口行间断缝合

图 15.16 在下睑用缝线将靠近角膜的线尾捆在下睑皮肤上,防止角膜擦伤

术后护理

间歇冰敷眼睑 24 小时;抗生素软膏每天 3~4 次涂抹于缝合切口处,连续用药 7 天;10~14 天后拆除睑缘缝线。

并发症

术后并发症与第 13 章相同,此外还应注意:

睑缘畸形——多由睑缘对合不齐、切口哆裂或错位引起。严格校准十分重要,睑缘缝线应足够紧,使睑缘呈轻度外翻。

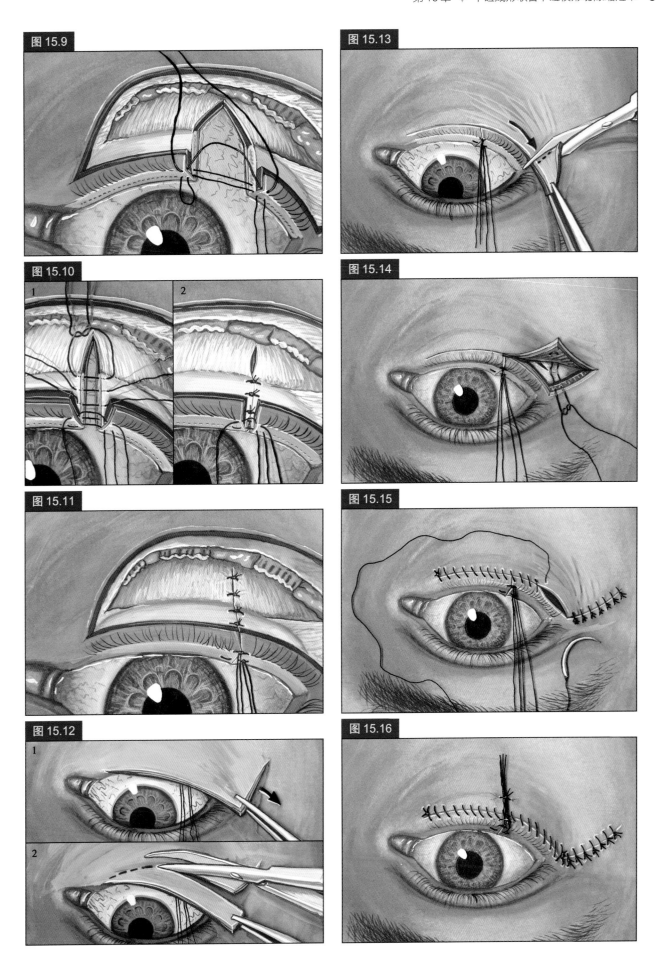

图 15.9

图 15.10

图 15.11

图 15.12

图 15.13

图 15.14

图 15.15

图 15.16

（刘兆川，李冬梅）

第16章

下睑成形联合外眦固定术

适应证

   适用于下睑皮肤过多,伴或不伴有眶脂肪膨出,但合并由于外眦韧带松弛或断裂造成的眼睑松弛者。

图 16.1　标记眼睑切口,切开皮肤并提起肌皮瓣（见第 13 章,图 13.1～图 13.4）

图 16.2　打开眶隔,切除或展平脂肪垫（见第 13、14 章）

图 16.3　将眼睑向内侧牵拉以伸直外眦韧带,水平切开外眦角至外侧眶缘。切断外眦韧带下支,轻提下睑缘,检查是否全部游离

图 16.4　根据所需的眼睑缩短量,沿着灰线向颞侧剪开眼睑,将前部肌肉 - 皮肤组织同后方的睑板 - 结膜组织分开 5 ~ 10mm。继续向下分离到睑板下缘

图 16.5　用剪刀在睑缘劈开处从睑板下缘切断下睑缩肌

图 16.6　用剪刀在睑缘劈开处切除一条薄层皮肤

图 16.1

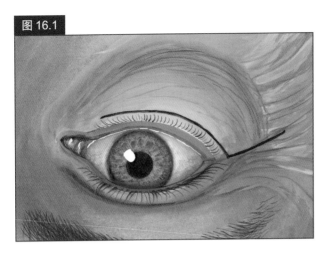

图 16.4

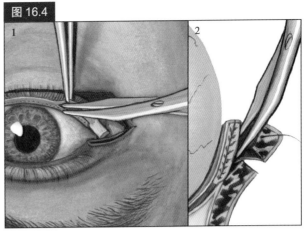

图 16.2

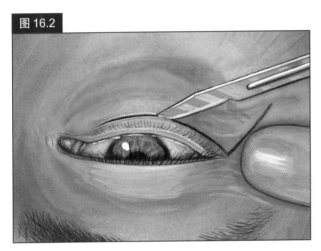

图 16.5

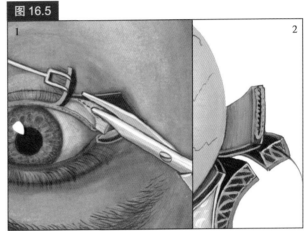

图 16.3

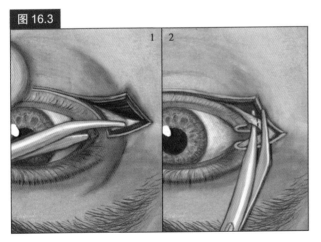

图 16.6

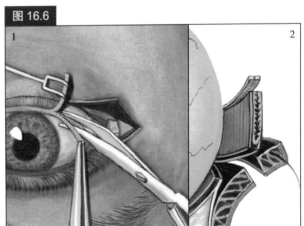

图 16.7 将睑板条的正面放在镊子柄上保持稳定，然后用手术刀片轻轻地从后表面刮掉结膜上皮。切除外眦韧带多余的部分，留下一条约 3～4mm 宽、4mm 长的睑板条

图 16.8 将 4-0 薇乔缝线或聚酯纤维线由外向内穿过睑板条，再固定在外眶缘内侧骨膜上。为了加强这一针的稳定性，向上提起缝线，观察缝线移动情况，并将线结系紧

图 16.9 向颞侧拉动肌皮瓣，标记切口皮肤的重叠量，剪除重叠的楔形皮瓣

图 16.10 用 6-0 快速吸收肠线间断缝合上、下睑缘，重新形成眦角。用 6-0 普通肠线分层间断缝合轮匝肌和皮肤

术后护理

间歇冰敷眼睑 24 小时；抗生素软膏每天 3～4 次涂抹于缝合切口处，连续用药 7 天或至缝线降解。

并发症

术后并发症同第 13 章，此外还应注意：

外眦角圆钝——是由于在外眦角处上、下睑缝合时未能形成眦角而造成。

外眦角畸形——若未能将骨膜固定线缝合于外眶缘内，则外下睑缘会远离眼球。可通过重新固定缝线或再次行外侧睑板条手术来矫正。

图 16.7

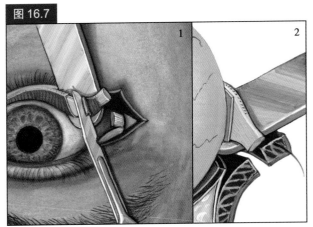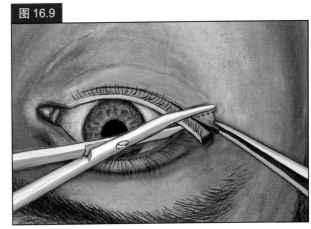

图 16.9

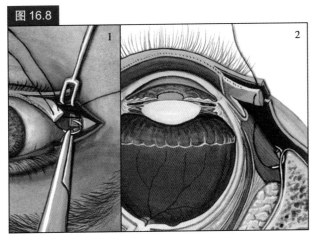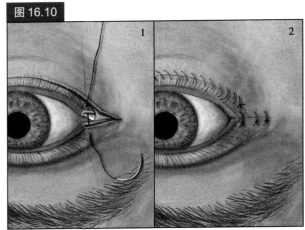

图 16.8

图 16.10

（刘兆川，李冬梅）

第 17 章

结膜入路矫正眶脂肪膨出

适应证

适用于下睑眶脂肪膨出不伴皮肤松弛、甲状腺相关眼病脂肪膨出和瘢痕体质者。

图 17.1 皮下注射 0.5 ~ 1.0ml 局麻药。翻开下睑，在睑结膜面行局部浸润麻醉

图 17.2 将 4-0 牵引线水平穿过近睑缘侧的睑板。注意不要损伤到睫毛

图 17.3 用 Desmarres 拉钩翻转上睑，暴露出睑结膜面。用齿镊将结膜、Müller 肌和睑板下缘下 3~4mm 处的睑囊筋膜提起，并剪开一个小口

图 17.4 沿水平方向打开结膜、Müller 肌和睑囊筋膜，但不要向内延伸到下泪点

图 17.5 用镊子将睑囊筋膜向上拉离外翻的眼睑，从眶隔至睑缘切开睑囊筋膜，从而暴露下方脂肪垫。如果切口离睑板太近，眶隔可能与睑囊筋膜一起拉向眼球。在这种情况下，应使用剪刀打开眶隔

并暴露眶脂肪

图 17.6 用 Desmarres 拉钩暴露出脂肪垫，切开小叶间筋膜，轻轻按压眼球使脂肪进一步膨出。用镊子提起外侧脂肪垫，并用弯止血钳夹住其基底部

图 17.7 用剪刀沿着止血钳上缘切下脂肪，用双极电凝烧灼止血。用镊子夹住脂肪蒂部。松开止血钳，并在松开镊子之前烧灼出血点。切除和烧灼脂肪组织时也可不用止血钳。以相同的方法切除中央和内侧的脂肪垫。或者，一些脂肪可以重置于泪沟处，如图 14.6 和图 14.7 所示

图 17.8 用 Desmarres 拉钩翻转睑缘，暴露切口。用 6-0 普通肠线将结膜、睑囊筋膜和 Müller 肌连续缝合。在睑板下方用胶条粘住眼睑，并延伸到颞侧和鼻梁

术后护理

间歇冰敷眼睑 24 小时；抗生素软膏每日 3~4 次涂抹于下睑结膜，连续用药 7 天。

并发症

眶区凹陷——通常是由于切除眶脂肪过多所致，表现为眶缘上方的凹陷。切除脂肪过程中，不要过于用力挤压眼球，也不要过度牵拉脂肪。行泪沟处脂肪重置，会使眼睑和面颊的轮廓更加美观。

双眼不对称——多由于两侧脂肪切除不均所致。不要切除过多的脂肪，并在关闭切口前仔细对比两侧切除脂肪的量是否一致。但两侧脂肪膨出本身即不对称，应在术前记录。

下睑退缩和巩膜暴露——较为罕见，多是由于缝合皮肤时无意中缩短眶隔所致。应注意只切开和缝合睑囊筋膜。如果眶隔被切开并看到脂肪垫，则关闭切口时不缝合眶隔。

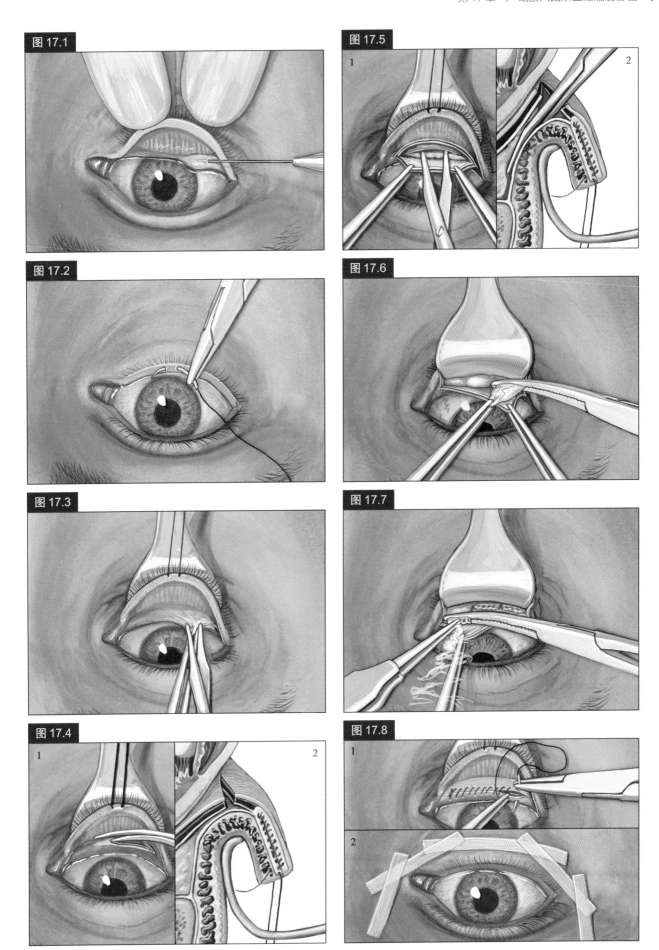

（刘兆川，李冬梅）

下睑袋成形颧颞侧皮肤褶皱去除术

适应证

适用于去除下睑松弛下垂的皮肤和膨隆的眼轮匝肌，以达到美容效果。

图 18.1 在下睑缘下方 2mm 处画线，并在外眦角沿微笑皱纹走行方向延伸 8~10mm。沿画线注射含肾上腺素的局麻药

图 18.2 用圆刀沿切口线切开皮肤和轮匝肌

图 18.3 用 Westcott 剪刀沿切口线剪开轮匝肌

图 18.4 提起皮瓣，暴露轮匝肌及眶颧支持韧带。用 Westcott 剪刀去除韧带上的附着物，以松解面颊部皮肤 - 肌肉皮瓣。继续分离至褶皱边界下方

图 18.5 如果褶皱下的组织有明显的淋巴水肿，可用镊子提起并用剪刀切除

图 18.6 用皮钩或镊子向外并稍向上拉动皮瓣以拉平褶皱。松开皮瓣使其自然帖伏在眼睑上。小心地沿着皮瓣的上边缘画线并剪除一条薄薄的皮肤和肌肉条，以确保没有垂直张力

图 18.1

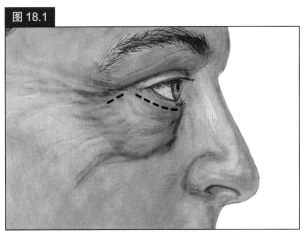

图 18.4

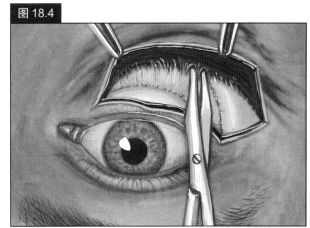

图 18.2

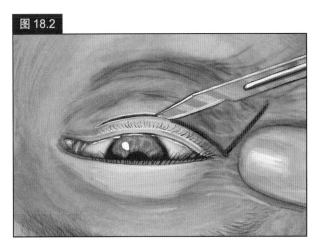

图 18.5

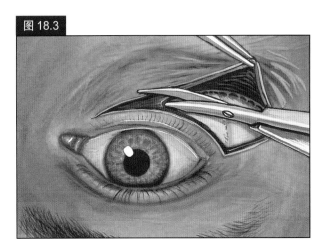

图 18.3

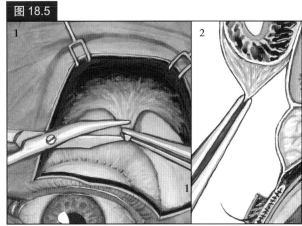

图 18.6

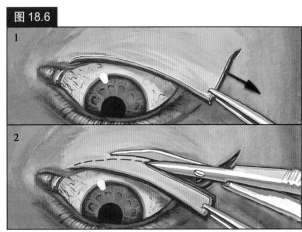

图 18.7　在外侧多余的皮肤处做三角形画线，并用手术刀将其切除或用剪刀剪除

图 18.8　用 6-0 薇乔缝线以褥式缝合法将轮匝肌切缘向外缝合至外侧眶缘的骨膜和切口上缘的肌肉，以悬吊眼睑

图 18.9　用 6-0 快速吸收肠线间断缝合眼轮匝肌和皮肤

术后护理

持续冰敷 1 小时后，间歇冰敷 48 小时，每小时冰敷 15～20 分钟。将抗生素软膏涂抹至切口处，每天 4 次，连续用药 7～10 天。

并发症

血肿——由于眼轮匝肌富含血管，术后可能发生皮瓣下出血。冰敷可以最大程度降低出血风险。如果进行单侧手术，可以选择加压包扎。

睑外翻——睑外翻是由于去除过多皮肤后垂直拉力过大引起。在切除垂直皮肤时最好保守一些。伤口愈合后，外翻程度较轻者可通过按摩眼睑或水平收紧眼睑改善，极少数程度较重者则需要植皮。

增生性瘢痕——瘢痕形成过多是由于手术造成网状真皮损伤，以及比眼睑更厚的面颊皮肤炎症反应增生引起。瘢痕体质患者应避免上述操作。增生性瘢痕可通过加压疗法、病灶内注射类固醇皮质激素和放射疗法进行治疗。

图 18.7

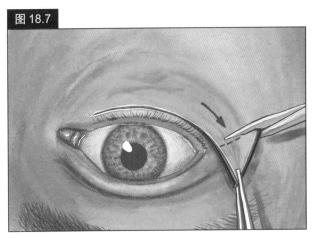

图 18.9

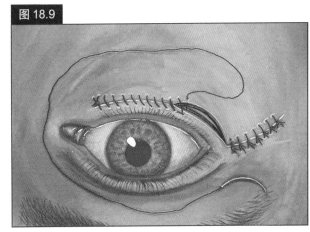

图 18.8

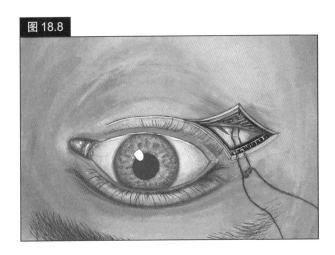

（李洋，李冬梅）

第 19 章

真皮脂肪移植矫正上睑沟凹陷

适应证

用于改善因衰老引起的脂肪萎缩或既往手术（例如眼球摘除）后组织缺如而导致的凹陷。

图 19.1 沿上睑皱襞画切口线。如果没有上睑皱襞或过高，则在上睑缘上方 8~10mm 处画线。沿画线皮下注射 0.5～1.0ml 含肾上腺素的局麻药。用圆刀沿切口线切开皮肤

图 19.2 用镊子拉紧轮匝肌，然后用 Westcott 剪刀剪断。用双极电凝烧灼止血

图 19.3 从眶隔上方分离轮匝肌。用镊子夹住眶隔并剪开一个孔。用 Westcott 剪刀向鼻侧和颞侧打开眶隔，暴露提上睑肌腱膜

图 19.4 在腹部或臀部画出大约长 25mm，宽 8~10mm 的真皮脂肪移植区域。用手术刀沿标记线切开，然后用剪刀继续向下剪切至 8～10mm 深度，到达下方的脂肪组织。去除表皮层，烧灼止血

图 19.5 用小弯剪剪切脂肪底部，分离出移植物。烧灼止血。用 5-0 薇乔缝线分别间断缝合深部及浅部伤口

图 19.6 将真皮脂肪块置入上睑沟内，使脂肪与眶脂肪接触，并使真皮朝外。6-0 薇乔缝线间断缝合移植物脂肪上端和脂肪囊。移植物下端应保持游离，以免限制提上睑肌腱膜的运动

图 19.7 修剪调整移植物大小，但应比需要的尺寸稍大。将皮肌瓣覆盖在移植物上，由于术后脂肪萎缩使体积减少 20%，因此需评估移植物是否符合实际需要。根据需要修剪多余脂肪。用 6-0 快速吸收肠线连续缝合或 6-0 薇乔缝线间断缝合皮肤和肌肉层。每针都需带缝提上睑肌腱膜或眶隔，以形成重睑

术后护理

持续冰敷 1 小时，此后间歇冰敷 48 小时，每小时冰敷 15～20 分钟。将抗生素软膏涂抹于切口，每天 4 次，连续 7～10 天。

并发症

血肿——术后皮瓣下出血通常来自眼轮匝肌。冰敷可最大程度地降低出血风险。

上睑下垂——提上睑肌腱膜紧贴眶脂肪，在手术过程中尽量避免损伤该结构。如果已经发生上睑下垂，则应在植入真皮脂肪块前进行修复，详见第 26 章。

移植失败——完全的移植失败很少见，但放疗或多次手术可能导致移植物血供不足，导致移植失败，需要去除并更换坏死的移植物。

体积萎缩——移植物萎缩量通常为 20%～30%。术中操作损伤和植床的血供不足可能导致萎缩量增加。

泪腺损伤——睑部泪腺位于提上睑肌腱膜前外侧的间隙中，有时被薄层脂肪覆盖，难以辨认。手术损伤可导致导管破裂或囊肿形成。

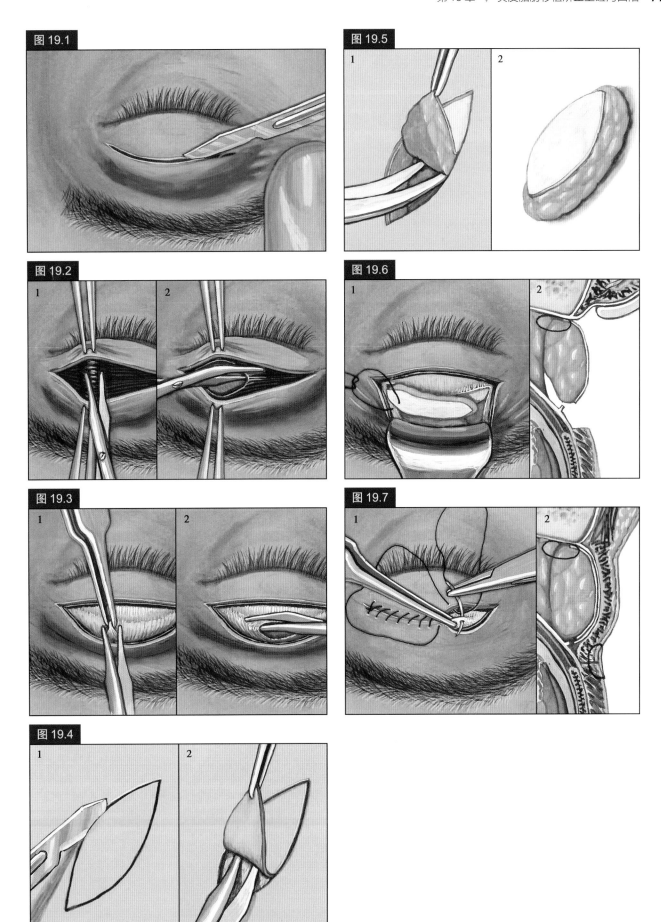

图 19.1

图 19.2

图 19.3

图 19.4

图 19.5

图 19.6

图 19.7

（李洋，李冬梅）

眉 下 垂

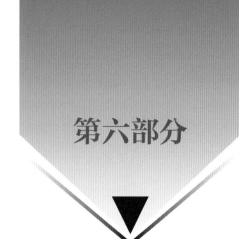

第六部分

眉下垂是由额部皮肤下垂和眉及额部失去深层筋膜支撑所致。在面部衰老中常见，并经常伴随周围其他眼眶结构的松弛，例如眼睑皮肤、眼眶周围和面部的支持韧带以及内外眦韧带的松弛。识别明显的眉下垂对与其有关的其他上睑美容手术的成功至关重要。眉下垂会导致或加重上睑皮肤松弛。单纯眼睑整形术去除多余的皮肤会拉低眉部并缩短眉睑间距，从而产生不佳的美容效果。眉下垂可能会导致假性上睑下垂，此时用标准的提上睑肌腱膜前徙无法充分修复。

矫正眉下垂有多种方法，术式的选择取决于多种因素：①患者性别及其所需眉形；②眉下垂的相对位置：内侧、外侧或整体；③眉毛的密度；④伴随异常，如外侧皱纹和明显眉间横行皱纹，前额皱纹；⑤发际线高度或男性脱发。每种术式都有其优点和缺点，必须针对每个患者进行个性化选择。通常我们选用直接眉提升术、内镜下前额提升术和眉固定术。

直接眉提升术可以改变最终的眉形。特别是在提升外侧或内侧眉时，可以通过控制切除皮瓣的形状达到改变眉形的效果。直接眉提升术更适合于矫正眉位置的不对称畸形，特别是由第七神经麻痹所致的单侧眉下垂。但术后眉形弯曲，偏向女性化，这对于一些男性患者无法接受。该术式并发症很少，而且愈合较快。

直接眉提升术的主要缺点是在眉上边界处有瘢痕。通过慎重的个性化选择，确定切口方向，细致的分层缝合并垂直褥式缝合外翻伤口边缘，形成的瘢痕大部分患者均可接受。但眉毛稀疏者瘢痕更明显。该术式无法消除前额深部皱纹、眉间皱纹和眉外侧皱纹。如果从眉上外侧或内侧鼻梁处做切口，术后瘢痕更加明显。外侧切口还有损伤面神经颞支的风险。

颞侧前额提升术适用于外侧眉下垂和明显的外眦部皱纹患者，但无法纠正内侧眉下垂。另外还会出现颞侧发际线升高，所以许多患者无法接受。

前额提升术适用于前额深部皱纹和眉间皱纹患者。中部前额提升术中将切口设计于明显的水平皱纹处，尽管瘢痕不能完全隐藏，但位于深部皱纹处相对不明显。该术式的优点是可在提高眉的同时改善眉部皱纹，但无法精确雕刻眉形。

内镜下前额提升术可提升额头、眉和颞部，并在发际线上方隐藏瘢痕。其优点是可以消除降眉间肌和皱眉肌的作用，改善水平眉间的皱纹。缺点是会使发际线抬高且无法精确雕刻眉形。另外，该术式不适用于秃顶男性患者。

较新的眉部固定方法包括额骨植入可吸收材料或骨膜固定术。眉固定术是通过额骨上缘的小切口，将深层额肌与骨膜缝合固定，对内、外侧眉提升效果显著，可以很好地固定眉部防止其因重力下降，但提升高度最多约 1cm，并且如果操作不当，可能会限制眉活动，从而限制上面部的表情活动。

眉提升的时机对于各种术式都是至关重要的。该手术必须在眼睑整形术之前进行，以便准确估计需要切除的多余的眼睑皮肤。两种术式可在同一次手术中进行。

直接眉提升术和经眼睑眉固定术通常只需局部浸润麻醉，而内镜下前额提升术可行全身麻醉，或沿切口线局部浸润麻醉联合眶上神经和滑车上神经阻滞。

（李洋，李冬梅）

拓展阅读

眉部解剖

Branham G, Holds JB. Brow/upper lid anatomy, aging and aesthetic analysis. *Facial Plast Surg Clin North Am.* 2015;23:117–127.

Czyz CN, Hill RH, Foster JA. Preoperative evaluation of the brow-lid continuum. *Clin Plast Surg.* 2013;40:43–53.

Park J, Yun S, Son D. Changes in eyebrow position and movement with aging. *Arch Plast Surg.* 2017;44:65–71.

Rajabi MT, Makateb A, Hassanpoor N, et al. Determinative factors in surgical planning of eyebrow cosmetic and reconstructive surgery. *Clin Ophthalmol.* 2017;24:1333–1336.

Yalçinkaya E, Cingi C, Sőken H, et al. Aesthetic analysis of the ideal eyebrow shape and position. *Eur Arch Otorhinolaryngol.* 2016;273: 305–310.

眉固定术

Broadbent T, Mohktarzadeh A, Harrison A. Minimally invasive brow lifting techniques. *Curr Opin Ophthalmol.* 2017;28:539–553.

Cohen BD, Reifel AJ, Spinelli HM. Browpexy through the upper eyelid: a new technique of lifting the brow with a standard blepharoplasty incision. *Aesthet Surg J.* 2011;31:163–169.

Eftekhari K, Peng GL, Lansberger H, et al. The brow fat pad suspension suture: safety profile and clinical observations. *Ophthal Plast Reconstr Surg.* 2018;34:7–12.

Massry GG. The external borwpexy. *Ophthal Plast Reconstr Surg.* 2012;28:90–95.

Briceno CA, Zhang-Nunes SX, Massry GG. Minimally invasive surgical adjuncts to upper blepharoplasty. *Facial Plast Surg Clin North Am.* 2015;23:137–151.

直接眉提升术

Bamer HO. Frown disfigurement and ptosis of eyebrows. *Plast Reconstr Surg.* 1957;19:337–340.

Booth AJ, Murray A, Tyres AG. The direct brow lift: efficacy, complications, and patient satisfaction. *Br J Ophthalmol.* 2004;88:688–691.

Brennan HG. Correction of the ptotic brow. *Otolaryngol Clin North Am.* 1980;13:265–273.

Connell B. Brow ptosis—local resections. In: Aston SJ, ed. *Third International Symposium of Plastic and Reconstructive Surgery of the Eye and Adnexa.* Baltimore, MD: Lippincott Williams & Wilkins; 1982.

Johnson CM Jr, Anderson JR, Katz RB. The brow-lift. *Arch Otolaryngol.* 1978;105:124–126.

Pascali M, Bocchini I, Avantaggiato A, et al. Direct brow lifting: specific indications for a simplified approach to eyebrow ptosis. *Indian J Plast Surg.* 2016;49:66–71.

Tyers AG. Brow lift via the direct and trans-blepharoplasty approaches. *Orbit.* 2006;25:261–265.

Webster RC, Fanous N, Smith RC. Blepharoplasty: when to combine it with brow, temple, or coronal lift. *J Otolaryngol.* 1979;8:339–343.

Zandl A, Ranibar-Omidi B, Pourazizi M. Temporal brow lift vs. internal browpexy in females undergoing upper blepharoplasty: effects on lateral brow lifting. *J Cosmet Dermatol.* 2017. doi:10-1111/jocd.12433. Epub ahead of print.

经重睑切口眉固定术

Berkowitz RL, Apfelberg DB. Preliminary evaluation of a fast-absorbing multipoint fixation device. *Aesthet Surg J.* 2008;28:584–589.

Chowdhury S, Malhotra R, Smith R, Arnstein P. Patient and surgeon experience with the endotine forehead device for brow and forehead lift. *Ophthal Plast Reconstr Surg.* 2007;23:358–362.

Hönig JF, Frank MH, Knutti D, de La Fuente A. Video endoscopic-assisted brow lift: comparison of the eyebrow position after Endotine tissue fixation versus suture fixation. *J Craniofac Surg.* 2008;19: 1140–1147.

Langsdon PR, Williams GB, Rajan R, Metzinger SE. Transblepharoplasty brow suspension with a biodegradable fixation device. *Aesthet Surg J.* 2010;30:802–809.

Patrocinio LG, Patrocinio TG, Patrocinio JA. Transpalpebral eyebrow lift. *Facial Plast Surg.* 2016;32:631–635.

Stevens WG, Apfelberg DB, Stoker DA, Schantz, SA. The endotine: a new biodegradable fixation device for endoscopic forehead lifts. *Aesthet Surg J.* 2003;23:103–107.

内镜下前额及眉部提升术

Angelos PC, Stallworth CL, Wang TD. Forehead lifting: state of the art. *Facial Plast Surg.* 2011;27:50–57.

Codner MA, Kikkawa DO, Korn BS, Pacella SJ. Blepharoplasty and brow lift. *Plast Reconstr Surg.* 2010;126:1e–17e.

Dailey RA, Saunly SM. Current treatments for brow ptosis. *Curr Opin Ophthalmol.* 2003;14:260–266.

Georgescu D, Anderson RL, McCann JD. Brow ptosis correction: a comparison of five techniques. *Facial Plast Surg.* 2010;26:186–192.

Jones BM, Lo SJ. The impact of endoscopic brow lift on eyebrow morphology, aesthetics, and longevity: objective and subjective measurements over a 5-year period. Plast Reconstr Surg. 2013;132:226e–238e.

Patel BC. Endoscopic brow lifts uber alles. *Orbit.* 2006;25:267–301.

Plowes Hernandez O, Montes-Bracchini JJ, Ulloa FL, LaFerriere K. Endoscopic brow elevation and reshaping. *Facial Plast Surg.* 2016;32: 607–614.

Romo T III, Yalamanchili H. Endoscopic forehead lifting. *Dermatol Clin.* 2005;23:457–467.

Watson SW, Niamtu J III, Cunningham LL Jr. The endoscopic brow and midface lift. *Atlas Oral Maxillofac Surg Clin North Am.* 2003;11:145–155.

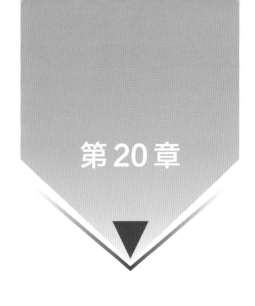

第20章

直接眉提升术

适应证

老年性或麻痹性眉下垂。

图 20.1 患者取直立体位，将眉抬至所需位置，然后放松眉头。测量眉中央上缘下垂位置和抬高位置之间的距离（x）。相同方法再测量眉内侧和外侧的变化距离。得出眉上方需要去除的皮肤宽度

图 20.2 沿眉最上方标记梭形切口线，使梭形宽度与图 20.1 测量的宽度相同。切口的内、外侧范围不应超出眉。要切除区域的精确形状及其位置（例如仅眉外侧下垂）取决于下垂的类型。通过触诊眶上切迹确定眶上神经血管束，标记一条短线作为参考。沿切口线皮下注射局部麻醉剂

图 20.3 用圆刀沿眉上缘切口线斜行切开皮肤。调整刀片方向使切口平行于毛囊的方向，毛囊的方向可能会随眉毛而变化，但通常它们离开皮肤时方向是向下的。当切至眶上神经血管束时，切口应更浅，仅切开皮肤即可

术后护理

加压包扎 24 小时。此后用抗生素软膏涂抹切口，每天 3～4 次，连续 7～10 天。10 天后拆除缝线。

并发症

瘢痕明显——切口方向与毛囊方向未保持平行可能会切断毛囊，使切口附近眉毛脱落，此后形成的新眉上缘与瘢痕形成几毫米的距离，使瘢痕更加无法隐藏。较宽的瘢痕是由于皮肤缝合不当导致皮肤过度紧张所致，而未将皮肤边缘外翻可能会导致凹陷性瘢痕。

不对称——眉下垂通常是不对称的，应在设计切口时进行矫正。患者取直立体位放松眉部，仔细进行术前测量，可以最大程度地减少这种并发症。

图 20.4 沿上方切口线斜行切开皮肤，切口方向与上方切口平行

图 20.5 分离皮下筋膜，游离皮瓣。外侧可稍向深层分离，但注意保留眉内侧 1/3 区域额肌表面的眶上神经束，尤其是眶上神经标记处。小心烧灼止血并注意不要损伤神经纤维。将含肾上腺素的棉块敷在伤口上

图 20.6 用 5-0 薇乔缝线间断缝合真皮层。除有面神经麻痹者，不可将其与骨膜缝合固定，否则将限制眉运动。如果伤口闭合不全，则用 6-0 薇乔缝线沿伤口边缘皮下间断缝合

图 20.7 用 5-0 聚丙烯缝线垂直褥式缝合皮肤，并将伤口边缘外翻约 1mm，以防止伤口愈合后瘢痕凹陷

图 20.8 用抗生素软膏涂抹切口，再用 5cm 绷带加压包扎眉部与前额

眉形不良——由于无法将眉的内、外侧提升至相同高度，该术式不可避免地使眉呈现一种弓背向上的形态。一些男性患者无法接受这一并发症。提升程度较高时，可以将眉切口两端跨过中线连接，以防止这种畸形，但会导致更明显的眉间瘢痕。

眉肌无力——这是由于肌肉与骨膜缝合所致。需重新缝合皮下组织、真皮和表皮。然而对于额肌力弱的眉部麻痹和轻度睑缘痉挛者，骨膜固定可以起到改善的作用。

眶上部麻木——这是由于眶上神经分支受损所致，当神经从眶上切迹或眶上孔延伸至眶缘上方时，与表浅额肌纤维相互交叉，所以分离该区域时注意切口要变浅，并避免在神经纤维走行处过度烧灼。

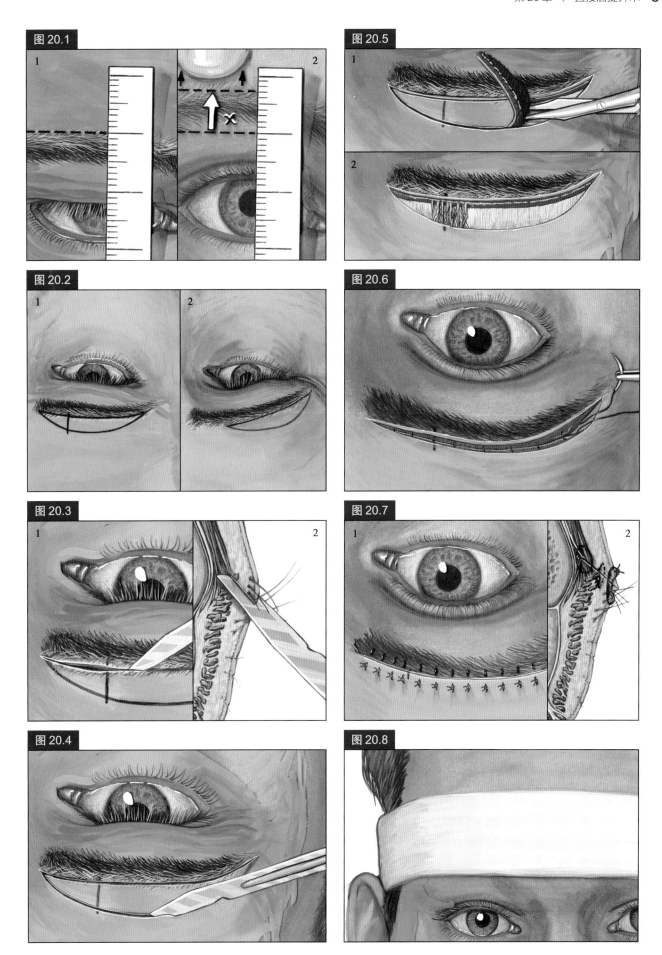

图 20.1

图 20.2

图 20.3

图 20.4

图 20.5

图 20.6

图 20.7

图 20.8

（李洋，李冬梅）

第21章

经皮肤入路眉固定术

适应证

该术式可增加上睑成形术的美容效果,也适用于改善老年性眉下垂和额部皮肤下垂造成的上方视野遮挡。

图 21.1 对于外侧眉下垂,在眉上缘外侧 1/3 处画 8 ~ 10mm 的切口线。内侧眉下垂则在内侧对应画线。用含有肾上腺素的局麻药沿画线浸润麻醉至骨膜。用圆刀沿画线切开皮肤。注意使切口与眉平行,以免切掉眉毛。尽可能使用按压控制出血渗出,而不使用电凝以免损伤毛囊

图 21.2 将眉抬高至所需水平,切开眼轮匝肌或用剪刀将纤维分离至骨膜水平。暴露骨膜可用棉签,同时起到止血的效果

图 21.3 双针 4-0 聚丙烯缝线水平固定至骨膜,轻轻拉动缝线以确保牢固固定。组织较厚时可使用更大的针,并相应扩大切口以适应针的大小。若不扩大切口,可用剪刀分离切口两侧 1cm 范围内的肌肉与其下骨膜,弯针头穿过骨膜后超出切口范围,向上穿过切口以外的皮肤,再用有齿镊在骨膜和肌肉之间的间隙中夹住缝线,将针头从皮肤拉回伤口

图 21.4 以水平褥式缝合法将缝线两头穿过切口下缘的眼轮匝肌。将缝线置于皮下,以便埋藏。如果使用单针缝线,则将骨膜与眼轮匝肌间断缝合 1 针

图 21.5 将眉抬高至所需位置后结扎缝线。充分拉紧线结使肌肉与骨膜相贴,但不要过紧,以免产生皮肤凹陷

图 21.6 用 6-0 快速吸收肠线间断缝合皮肤

术后护理

持续冰敷 1 小时,此后间歇冰敷 48 小时,每小时冰敷 15~20 分钟。用抗生素软膏涂抹切口,每天 4 次,连续 7~10 天。

并发症

血肿——眼轮匝肌部位可能出现术后出血。冰敷可降低出血风险。如果出现小血肿,可加压包扎几天。

皮肤凹陷——原因可能是固定肌肉与骨膜的缝线过紧。如果在手术中发现此情况,应放松缝线或重新缝合。轻度的术后皮肤凹陷通常会在几周内消失。凹陷明显而无法改善时则需要剪断固定缝线。

压痛和肿胀——肿胀不适很常见,通常持续 2~4 周。固定缝线累及眶上神经外侧支时可能会引起疼痛。如果疼痛一直不改善,则必须剪断缝线。

图 21.1

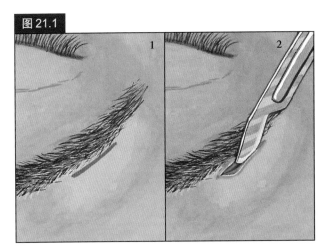

图 21.4

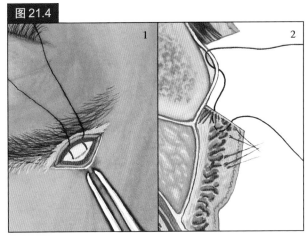

图 21.2

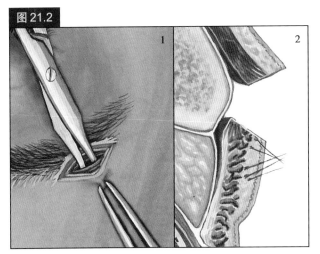

图 21.5

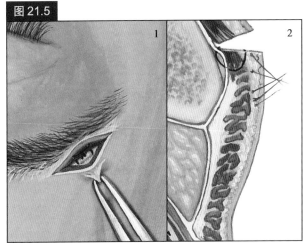

图 21.3

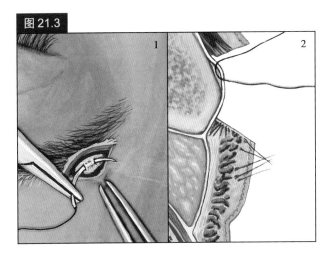

图 21.6

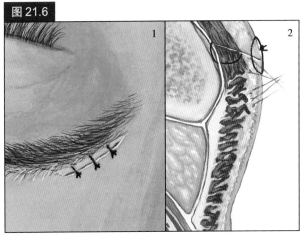

（李洋，李冬梅）

第 22 章

经重睑切口眉固定术

适应证

轻度至中度眉下垂，尤其是因重力作用加重的外侧眉下垂。

图 22.1　沿重睑线自上泪点上方至外眦画线。拉紧皮肤以展平，并用刀沿标记线切开

图 22.2　用镊子拉紧轮匝肌，使其与提上睑肌腱膜和眶隔分离，然后用剪刀剪开。暴露其下眶隔

图 22.3　将轮匝肌沿眶隔向上钝性分离至眶上缘

图 22.4　沿轮匝肌上方切开肌肉暴露眶缘，不损伤韧带。且避免损伤眶上神经

图 22.5　沿眶缘水平从外侧到眶上切迹再到外眦角切开骨膜。用 Freer 剥离子将骨膜及其下额骨剥离，向上剥离大约 4cm，并在骨膜的内、外侧边缘分别做 1cm 垂直切口，以利于抬眉

图 22.6　使用与 TransBleph 五爪钉配套的钻头，在距眶缘约 1cm，额骨中外 1/3 交界处钻一个孔。将五爪钉推入钻孔中，使其平坦的翼部置于额骨上，并且尖齿朝上

图 22.7　将骨膜的切口边缘覆盖在尖齿上方以辅助固定，然后将轮匝肌固定到尖齿上。必要时可用固定缝线将骨膜缝至固定器上

图 22.8　此时如果上睑存在多余皮肤，可行眼睑成形术整复皮肤或皮肤与肌肉（见第 9 章）。否则，用 6-0 快速吸收肠线连续缝合眼睑皮肤切口。注意避免改变眉部固定位置。

术后护理

用 5cm 纱布覆盖眉部包扎 48 小时以保持固定器上的压力。间歇冰敷眼睑 24 小时。打开敷料后用抗生素软膏涂抹切口，每天 3~4 次，连续 7 天。

并发症

血肿——骨膜瓣下方有时会出血，尤其当分离骨膜过于向外侧，达颞浅筋膜或超过颞肌时。通常，将含肾上腺素的棉球放置于骨膜下间隙中留置几分钟，可使其消退。

头皮和前额麻木——沿眶上缘分离时，神经血管束受损会使患者产生麻木感，这种感觉通常于 6~8 个月内恢复。因此分离时应注意避开眶上切迹。

固定器部位疼痛——如果眶上神经的外侧深支发炎或受压，可能在固定器周围产生疼痛或压痛。疼痛通常会慢慢消失，但严重时需要去除固定器。

触及固定器——对于皮肤较薄的患者，即使用短于 3.0mm 的尖齿，有时仍可在额头外侧触及固定器。应向患者告知这种可能性。尖齿在术后 6~8 个月降解后，这种症状也会随之消失。

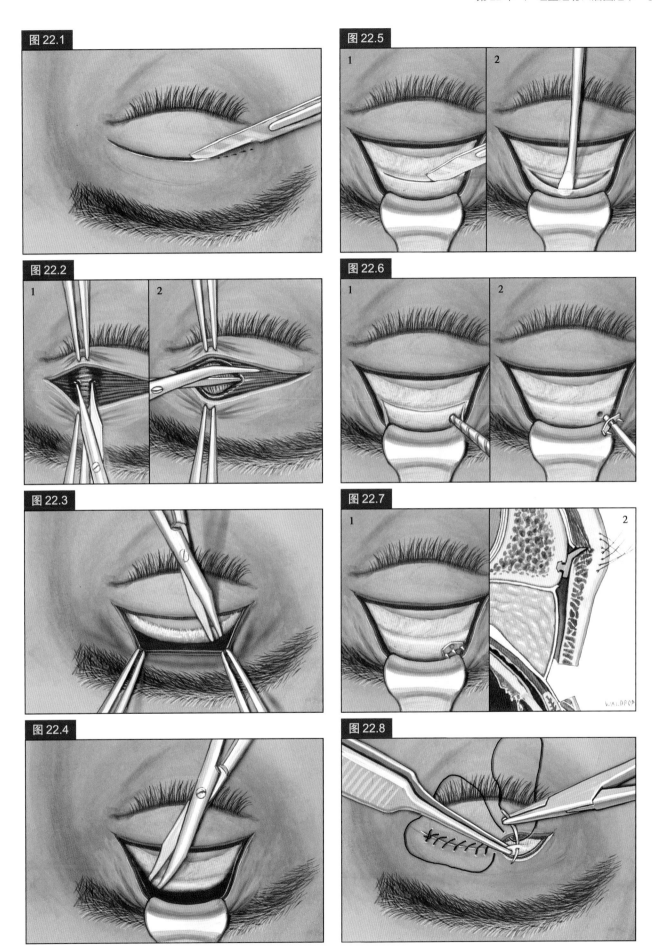

图 22.1

图 22.2

图 22.3

图 22.4

图 22.5

图 22.6

图 22.7

图 22.8

（李洋，李冬梅）

第23章

内镜下前额提升术

适应证

眉和额部下垂，尤其是合并水平眉间皱纹和额部皱纹的内侧眉下垂。

禁忌证

秃顶男性或发际线后退患者。

图 23.1 在发际线正中央上方 1cm 处标记长约 1cm 的中央切口线。在平行于中央标记线的两侧大约 4.5cm 处标记两个类似的中央旁切口线。在外侧颞骨融合线下方并且垂直于外侧眉的方向上横向标记长 3cm 的切口线。用刀切开 3 个中央切口线至帽状腱膜和骨膜。切开外侧线分离至颞浅筋膜水平。颞浅筋膜为疏松的组织，容易在颞肌前的深筋膜表面移动

图 23.2 通过中央切口切开骨膜。用骨膜剥离器将 3 个中央切口周围的骨膜与其下方额骨分离

图 23.3 继续从后上方颞侧融合线向后分离骨膜约 8~10cm，并向前延伸至眶上缘上方约 1cm。通过颞侧小切口，分离颞浅筋膜至深筋膜。突破颞侧融合线，将额骨上的骨膜下空间连接在一起

图 23.4 内镜和骨膜剥离器穿过中央头皮切口进入骨膜下间隙。在眶缘上方约 1cm 处用剥离器的锐利边缘水平切开骨膜，并在直视下继续向前向上分离骨膜上层面。仔细观察眶上神经血管束

图 23.5 分离上方的轮匝肌，保留眶上缘旁的韧带。暴露中线附近的皱眉肌和降眉肌，并用镊子夹紧，切开或分离这些肌肉以游离出眉间的固定位置

图 23.6 用内镜眉固定钻头在每个中央切口的前缘钻一个孔。将尖齿朝后对齐，将固定器推入孔中。也可选择其他固定设备

图 23.7 用一个大的双叉皮肤拉钩提起头皮和额头，然后向后拉。将头皮拉至尖齿上进行固定

图 23.8 用手术吻合钉封闭 3 个中央切口

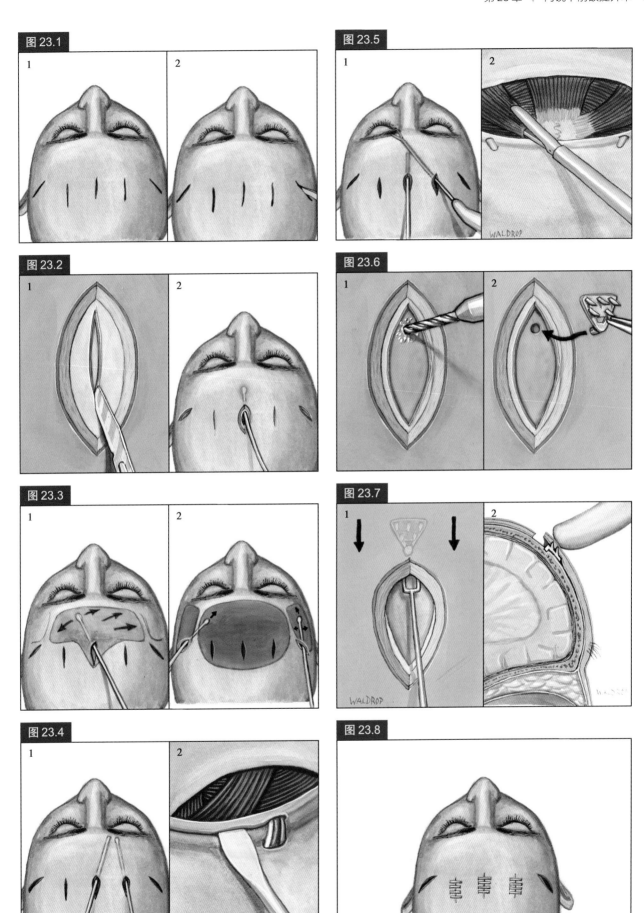

图 23.9 通过外侧切口用剪刀或手术刀进一步打开颞浅筋膜（superficial temporal fascia，STF）。注意不要损伤颞浅动脉

图 23.10 用小型 Metzenbaum 剪刀或剥离子将浅筋膜和颞侧深筋膜轻轻分离

图 23.11 继续分离颞窝和外侧眉

图 23.12 将 4-0 双针 Mersilene 缝线穿过颞浅筋膜的下表面，并缝数针固定。向上拉外侧颞叶皮瓣以抬高眉外侧，并用缝线的两根针穿过颞侧深筋膜，将两线头结扎

图 23.13 重叠外侧颞叶皮瓣并标记多余部分。用手术刀切除多余的皮肤

图 23.14 必要时可烧灼皮肤边缘

图 23.15 用手术吻合钉闭合外侧切口

术后护理

抗生素软膏涂抹切口，牢固包扎头部 48 小时。抗生素药膏涂抹切口，每天 3～4 次，连续 7～10 天。10 天后拆除吻合钉。

并发症

血肿——主要来自切开的肌肉。关闭切口前必须进行严格止血。小血肿无需治疗，较大血肿液化后可自行吸收，很少需要切开引流。

头皮麻木——在沿眶上缘分离时，眶上神经受损会产生麻木感。感觉通常在 6～8 个月内恢复。

脱发——切口线处因过度烧灼可出现脱发。通过拉伸使皮肤松弛后，可将脱发区域二次切除。

触及固定器——对于皮肤较薄的患者，即使用短于 3.0mm 的尖齿，有时仍可在头皮触及固定器。应向患者告知这种可能性。尖齿在术后 6～8 个月降解后，这种症状也会随之消失。

额肌无力或麻痹——这是由于在越过太阳穴和眉外侧提升颞浅筋膜时面神经受损所致。必须格外小心，并在内镜下进行操作。

图 23.9

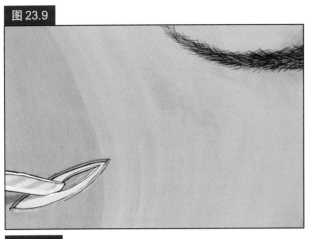

图 23.13

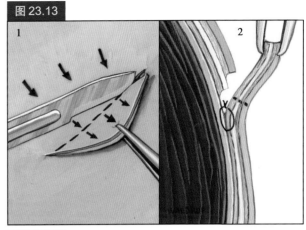

图 23.10

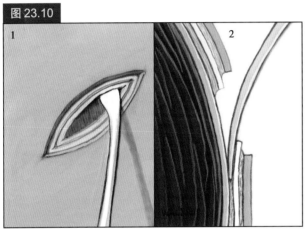

图 23.14

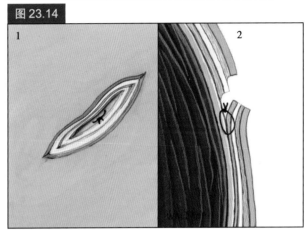

图 23.11

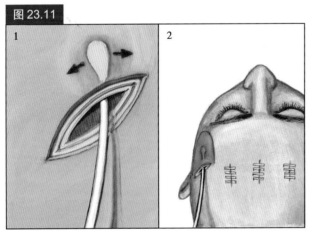

图 23.15

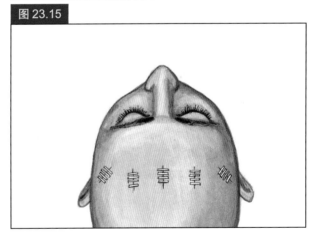

图 23.12

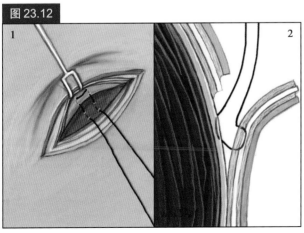

（李洋，李冬梅）

上 睑 下 垂

上睑下垂是一种在成人和儿童中都很常见的眼睑位置异常。上睑下垂所造成的影响差别很大，轻者仅影响面部外观，而重者可造成严重的视力障碍甚至失明。上睑下垂的病因有很多，这些病因往往与患者的其他解剖及生理情况相关联。

所有上睑下垂的治疗方法都必须基于对病因的准确评估。如果没有掌握这方面的知识，即使最精湛、最完美的外科手术也可能失败。为了阐明上睑下垂的各种病因，我们首先需要建立一个明确的分类系统。该分类系统要能够反映上睑下垂的机制和原理。但是，很多较陈旧的分类方法都在一定程度上受到非自然分类的影响。这些非自然分类是基于偶然的关联而非真实的病因学因素。在一些分类中，诸如以先天性、获得性或外伤性上睑下垂进行分类，这样的分类没有按病因进行区分，其所传达的有用信息就太少了。

下述分类机制提供了一种更为贴切的有关上睑下垂真实病因的分类，并为治疗提供了更为恰当的理论依据。在许多上睑下垂的病例中，良好的医疗处置往往依赖于对手术矫正方案更加完整的临床评估或制订。

神经源性上睑下垂。该组包括由动眼神经功能障碍引起的上睑下垂。动眼神经的病理变化可能发生在任何位置，从中央核到其在眼眶内的上半部分外周分支。病因包括血管损伤、缺血性坏死、脱髓鞘疾病、毒性作用、感染过程、肿瘤和创伤。类似的病理过程可能会累及由交感神经支配的Müller肌，从而导致Horner综合征。在这里还包括联动性上睑下垂，如Marcus Gunn下颌瞬目综合征和第三神经纤维的错位。

除了联动性上睑下垂和Horner综合征，所有神经源性上睑下垂的病例均有由于内在神经异常所造成的提上睑肌功能不足。这种异常轻重不等。

若患者存在其他的阳性神经检查体征或病史，这提示着病情更为严重。上睑下垂矫正手术必须推迟到所有病因均已查明，且病情稳定时方可进行。治疗方法也因人而异，可以选择下文中描述的适用的上睑下垂的手术方法进行矫正。尽管重建了眼睑高度，提上睑肌功能仍然存在异常。

肌源性上睑下垂。在肌源性上睑下垂中，是提上睑肌这个横纹肌发生了异常。尚不清楚此类病变是否会累及到交感神经所支配的Müller肌。到目前为止，肌源性上睑下垂最为常见的原因是先天性及发育性营养不良。这占到所有肌源性上睑下垂病例中的一半。在一些罕见的情况中，提上睑肌发育性营养不良与诸如小睑裂综合征的遗传畸形综合征有关。一些成人上睑下垂的病例似乎是后天获得性肌肉病变所致，合并有提上睑肌功能低下、脂肪浸润并替代肌纤维。一种与之相似的迟发性获得性肌肉病变是遗传性疾病。先天性眼外肌纤维化通常与肌源性上睑下垂有关。其他罕见病因还包括慢性进行性眼外肌麻痹（chronic progressive external ophthalmoplegia, CPEO），强直性肌营养不良以及眼咽肌营养不良。

重症肌无力可以适当地囊括在神经源性和肌源性分类中，尽管它常与后者联系在一起。据报道，毒性肌源性上睑下垂是长期使用皮质类固醇和睫毛膏的结果。外伤性提上睑肌损伤可引起肌肉病理性功能障碍，通常可以自愈。

通过明确上睑下垂的病因，手术医生可以了解患者是否具有潜在的危及生命的情况，比如CPEO。重症肌无力等病症也需要特殊考虑，手术通常要推迟到药物治疗稳定后。

在患者的情况稳定后，才能明确是否进行肌源性上睑下垂的手术矫正。手术方式的选择取决于提上睑肌功能的残存程度及其相关功能障碍的性质。一些患者需要更为保守的治疗方法，例如那些严重缺乏 Bell 征的患者。

腱膜性上睑下垂。提上睑肌和睑板间的机械性连接异常被称为腱膜性上睑下垂。腱膜的退行性松弛是成人获得性上睑下垂最常见的病因，并且常伴有眶周其他组织的老年性退化。腱膜的变薄和裂开都被视为老化的表现，但后者不太常见。先天和成人的腱膜与睑板分离都常伴有外伤，并伴有反复发作的眼睑水肿。在腱膜性上睑下垂中，提上睑肌通常是完全正常的，提上睑肌功能也非常好。矫正的目的是缩短松弛的腱膜，或将其重新附着在睑板上。此类手术也同样可以使那些病变并不在腱膜本身，但提上睑肌功能尚佳的神经源性和肌源性上睑下垂获得满意的效果。

机械性上睑下垂。在机械性上睑下垂中，抬睑困难是由物理性因素阻碍造成的，而提上睑肌和动眼神经功能正常。眼睑肿块，例如脓肿、肿瘤以及皮肤或结膜瘢痕均可限制眼睑运动。皮肤松弛和眉下垂可能会给眼睑带来额外的重量，并导致继发性的机械性上睑下垂。当眼眶损伤累及提上睑肌和上直肌时经常会导致上睑下垂。矫正机械性上睑下垂首先要解除病因。在解除病因后，残余的上睑下垂可以通过其他提升眼睑的手术进行矫正。

假性上睑下垂。这是一组缺乏明确定义且相互无关联的疾病，它们都会导致上睑下垂。病因包括眼睑异常支撑、眼球位置变化或牵引肌的反向作用。眶内容积缺失可导致其对提上睑肌和节制韧带的支撑减弱，造成假性上睑下垂。这种情况可见于小眼球、眼球痨、眼球摘除和创伤性脂肪萎缩。需要通过增大眼眶软组织容积或复位眼眶软组织来进行矫正，不能采用标准的上睑下垂的修复办法。由于解剖和生理机制的原因，下斜视和上睑下垂往往相互关联。矫正了斜视通常可以同时矫正了上睑下垂。眼睑痉挛、原发性或继发性眼表刺激或虹膜炎，可以增加牵引肌对提上睑肌的抵抗，导致假性上睑下垂。甲状腺相关眼病或拟交感神经药物所致的眼睑退缩，可造成对侧眼的假性上睑下垂。其原因是基于 Hering 法则的神经支配平衡，即中枢神经冲动输出的减少。在所有这些情况下，首先要治疗原发性病变，而不要直接处理提上睑肌及其腱膜。

患者评估

对上睑下垂患者的评估应当包括尝试确定其病因。在排除其他可治疗的疾病后，应直接关注于如何矫正上睑下垂。提上睑肌功能是选择成功手术方法的最重要的衡量标准。测量必须特别仔细，因为在提上睑肌功能低下者，即使相差 1mm 或 2mm 也可能导致不适当的选择。

提上睑肌的功能通过最大睑缘运动距离来测量，即从目光向最下方注视到向最上方注视的位置。检查者必须用手指按压眉来限定额肌的运动，从而消除其带来的眼睑提升。这在儿童中特别重要。按照惯例，超过 12mm 的功能被认为是极好，8~11mm 是良好，5~7mm 是一般，3~4mm 是差，0~2mm 被认为是缺如。

在提上睑肌功能良好的前提下，不超过 3mm 的上睑下垂可以采取适当的手术矫正。结膜切除操作简单，效果良好。然而它牺牲了睑板和附属腺体的上半部分。且在大多数情况下，它不能纠正病理过程，即松弛的提上睑肌腱膜。后路 Müller 肌 - 结膜切除术保留了睑板和附属腺体，然而没有解决腱膜的异常。尽管如此，它提供了良好的眼睑提升并获得能够预测的结果。在术前评估中，将 10% 的去氧肾上腺素滴入眼睛。在 10 分钟后标记眼睑位置。如果这个位置正常，则计划切除 8mm。如果它略小于正常，则切除 9mm。如果它略大于正常，则预计切除 7mm。如果该测试不能让眼睑提升至正常眼睑的 1~2mm 范围内，则应当选择其他手术。

还有很多其他的上睑下垂手术，这需要更多的眼睑解剖知识。其中大多数，诸如外路睑板腱膜切除术、Müller 肌腱膜切除术和板层睑板切除术 - 睑板腱膜切除术，这些并不比简单的腱膜前徙手术更具优势。

对于提上睑肌功能较好的上睑下垂病例，其中大多数都可以通过提上睑肌腱膜的前徙或修复进行矫正。尽管这更适用于获得性腱膜性上睑下垂，但对于先天性、其他肌源性和神经性上睑下垂，该术式也同样适用。该手术允许精确调整眼睑高度及轮廓，尤其是在局麻下。在一些功能相对正常的上睑下垂病例中，可以通过将腱膜最大程度地提升至节制韧带来进行矫正。然而，大多数病例仍需要提上睑肌的切除。这可以通过经皮或经结膜入路，但前者对于眼睑手术的初学者而言更为容易。

在切除提上睑肌前，应当在术前估计提上睑肌的切除量。下方的定量数据来源于许多外科医生的共同经验，并提供了可以预测的结果。当提上睑肌功能非常差的时候，评估的准确性将降低。下列大致的切除量仅作为参考：

上睑下垂	提上睑肌功能	提上睑肌切除量
1～2mm	良好（8+ mm）	10～13mm
3mm	良好（8+ mm）	14～17mm
3mm	一般（5～7mm）	18～22mm
4+ mm	一般（5～7mm）	23～26mm
4+ mm	差（3～4mm）	27+ mm

依据术后可预见的眼睑位置后退或前徙程度，可根据 Berke 方法在术中进行调整。用此方法，当提上睑肌功能为差或者一般时，可将睑缘位置调整至角膜上缘，在术后，眼睑位置将回落几个毫米。当提上睑肌功能良好时，术后眼睑位置不会发生回落，可将睑缘置于角膜缘下方 2～3mm 处。这种术中调整是对术前定量评估的有效补充。然而，当局麻药中含有肾上腺素时，Müller 肌将受到刺激，因此，眼睑位置通常会在术后回落 1～2mm。

下文中所描述的提上睑肌切除的手术过程是一种改良的术式。目的是为缩短肌肉并保留作为眶上筋膜悬吊结构的节制韧带。该手术同样保留 Müller 肌。在许多先天性上睑下垂的病例中，眼睑的提升主要源于 Müller 肌。

对于提上睑肌无功能的患者，唯一可以实现眼睑抬升的手术方式是额肌悬吊。在手术过程中，将眼睑固定在位于眉弓的额肌上。在功能上，额肌将辅助牵引眼睑。在各种悬吊材料中，自体阔筋膜被证明拥有良好的效果且并发症很少。但这需要在患者腿部进行额外手术以获得筋膜。硅胶条已经变得非常流行，它的优势是不会造成组织瘢痕，所以可以无限次地调整。

只要条件允许，所有上睑下垂手术都应在局部麻醉下进行。患者可以在手术过程睁眼，从而利于术者更精确地调整眼睑的高度和轮廓。对于能够配合的儿童，局麻手术可以应用于年龄小至 5～6 岁的儿童。

（袁博伟，李冬梅）

拓展阅读

经皮肤入路上睑下垂矫正术

Anderson RL, Dixon RS. Aponeurotic ptosis surgery. *Arch Ophthalmol.* 1979;97:1123–1128.

Anderson RL, Gordy DD. Aponeurotic defects in congenital ptosis. *Ophthalmology.* 1979;86:1493–1500.

Anderson RL, Jordan DR, Dutton JJ. Whitnall sling for poor function blepharoptosis. *Arch Ophthalmol.* 1990;108:1628–1632.

Berke RN. Results of resection of the levator muscle through a skin incision in congenital ptosis. *Arch Ophthalmol.* 1959;61:177–201.

Callahan M, Beard C. *Beard's Ptosis.* 4th ed. Birmingham, UK: Aesculapius; 1990.

Chen AD, Lai YW, Lai HT, et al. The impact of Hering law in Blepharoptosis: literature review. *Ann Plast Surg.* 2016;76(Suppl 1):S96–S100.

Couch SM. Correction of eyelid crease asymmetry and ptosis. *Facial Plast Surg Clin North Am.* 2016;24:153–162.

Dutton JJ. *A Color Atlas of Ptosis: A Practical Guide to Evaluation and Management.* Singapore: P.G. Publishing Co.; 1988.

Frueh BR. The mechanistic classification of ptosis. *Ophthalmology.* 1980;87:1019–1021.

Godfrey KJ, Korn BS, Kikkawa DO. Blepharoptosis following ocular surgery: identifying risk factors. *Curr Opin Ophthalmol.* 2016;27:31–37.

Jones LT, Quicker MH, Wobig JL. The cure of ptosis by aponeurotic repair. *Arch Ophthalmol.* 1975;93:629–634.

Latting MW, Huggins AB, Marx DP, Giacometti JN. Clinical evaluation of Blepharoptosis: distinguishing age-related ptosis from masquerade conditions. *Semin Plast Surg.* 2017;31:5–16.

Lucarelli MJ, Lemke BN. Small incision external levator repair: technique and early results. *Am J Ophthalmol.* 1999;127:637–644.

Mauriello JA, Wagner RS, Caputo AR, et al. Treatment of congenital ptosis by maximum levator resection. *Ophthalmology.* 1985;93:466–469.

Mustarde JC. Correction of ptosis by split level eyelid resection. *Clin Plast Surg.* 1978;5:533–535.

Older JJ. Levator aponeurosis surgery for the correction of acquired ptosis. Analysis of 113 procedures. *Ophthalmology.* 1983;90:1056–1059.

Waqar S, McMurray C, Madge SN. Transcutaneous blepharoptosis surgery—advancement of levator aponeurosis. *Open Ophthalmol J.* 2010;14:76–80.

经结膜入路上睑下垂矫正术

Ben Simon GJ, Lee S, Schwarcz RM, et al. External levator advancement vs Müller muscle-conjunctival resection for correction of upper eyelid involutional ptosis. *Am J Ophthalmol.* 2005;140:426–432.

Ben Simon GJ, Lee S, Schwarcz RM, et al. Müller muscle-conjunctival resection for correction of upper eyelid ptosis: relationship between phenylephrine testing and the amount of tissue resected with final eyelid position. *Arch Facial Plast Surg.* 2007;9:413–417.

Carroll RP. Preventable problems following the Fasanella Servat procedure. *Ophthal Surg.* 1980;11:44–51.

Dortzbach RK. Superior tarsal muscle resection to correct blepharoptosis. *Ophthalmology.* 1979;86:1883–1891.

Glatt HJ, Putterman AM, Fett DR. Mueller's muscle-conjunctival resection procedure in the treatment of ptosis in Horner syndrome. *Ophthal Surg.* 1990;21:93–96.

Ichinose A, Leibovitch I. Transconjunctival levator aponeurosis advancement without resection of Müller muscle in aponeurotic ptosis repair. *Open Ophthalmol J.* 2010;14:85–90.

Marcet MM, Setabutr P, Lemke BN, et al. Surgical microanatomy of the Müller muscle-conjunctival resection ptosis procedure. *Ophthal Plast Reconstr Surg.* 2010;26:360–364.

Mercandetti M, Putterman AM, Cohen ME, et al. Internal levator advancement by Müller muscle-conjunctival resection: technique and review. *Arch Facial Plast Surg.* 2001;3:104–110.

Putterman AM, Urist MJ. Mueller muscle-conjunctiva resection. *Arch Ophthalmol.* 1975;93:619–623.

Putterman AM, Urist MJ. Mueller's muscle-conjunctiva resection ptosis procedure. *Ophthal Surg.* 1978;9:27–32.

Shields M, Putterman A. Blepharoptosis correction. *Curr Opin Otolaryngol Head Neck Surg.* 2003;11:261–266.

Wiggs EO. The Fasanella-Servat operation. *Ophthal Surg.* 1978;9:48–57.

提上睑肌切除术和提上睑肌节制韧带切除术

Beard C. *Ptosis.* 3rd ed. St. Louis, MO: Mosby-Year Book; 1981.

Berke RN. Results of resection of the levator muscle through a skin incision in congenital ptosis. *Arch Ophthalmol.* 1959;61:177–201.

Callahan M, Beard C. *Beard's Ptosis.* 4th ed. Birmingham, UK: Aesculapius; 1990:269–270.

Crawford JS. Congenital blepharoptosis. In: Smith BC, Della Rocca RC, Nesi FA, Lisman RD, eds. *Ophthalmic Plastic and Reconstructive Surgery.* Vol 1. St. Louis, MO: Mosby-Year Book; 1987.

Dutton JJ. *A Color Atlas of Ptosis—A Practical Guide to Evaluation and Management.* Singapore: P. G Publishing Co.; 1988:95–119.

Mauriello JA, Wagner RS, Caputo AR, et al. Treatment of congenital ptosis by maximum levator resection. *Ophthalmology.* 1986;93:466–469.

额肌悬吊

Chow K, Deva N, Ng SG. Prolene frontalis suspension in paediatric ptosis. *Eye.* 2011;25:735–739.

Jubbal KT, Kania K, Braun, TL, et al. Pediatric blepharoptosis. *Semin Plast Surg.* 2017;31:58–64.

Osborn SF, Sloan B. Modified eyelid crease approach frontalis suspension without brow incision. *Ophthal Plast Reconstr Surg.* 2011;27:e11–e13.

Sokol JA, Thornton IL, Lee HB, Nunery WR. Modified frontalis suspension techniques with review of large series. *Ophthal Plast Reconstr Surg.* 2011;27:211–215.

Takahashi Y, Leibovitch I, Kakizaki H. Frontalis suspension surgery in upper eyelid blepharoptosis. *Open Ophthalmol J.* 2010;14:91–97.

自体阔筋膜切取术

Callahan M, Beard C. *Beard's ptosis.* 4th ed. Birmingham, UK: Aesculapius; 1990:151–155.

Crawford JS. Repair of ptosis using frontalis muscle and fascia lata. *Trans Am Acad Ophthalmol Otolaryngol.* 1959;60:672–678.

Jubbel KT, Kania K, Braun TL, et al. Pediatric Blepharoptosis. *Semin Plast Surg.* 2017;31:58–64.

Wright WW. The use of living sutures in the treatment of ptosis. *Arch Ophthalmol.* 1922;51:99.

自体阔筋膜额肌悬吊术

Crawford JS. Repair of ptosis using frontalis muscle and fascia lata: a 20-year review. *Ophthalmic Surg.* 1977;8:31–40.

Dutton JJ. *A Color Atlas of Ptosis: A Practical Guide to Evaluation and Management.* Singapore: P.G. Publishing Co.; 1988.

Fox SA. Complications of frontalis sling surgery. *Am Ophthalmol.* 1967;63:758–762.

硅胶条额肌悬吊术

Ahn J, Kim NJ, Choung HK, et al. Frontalis sling operation using silicone rod for the correction of ptosis in chronic progressive external ophthalmoplegia. *Br J Ophthalmol.* 2008;92:1685–1688.

Bernardini FP, de Conciliis C, Devoto MH. Frontalis suspension sling using a silicone rod in patients affected by myogenic blepharoptosis. *Orbit.* 2002;21:195–198.

Carter SR, Meecham WJ, Seiff SR. Silicone frontalis slings for the correction of blepharoptosis: indications and efficacy. *Ophthalmology.* 1996;103:623–630.

Friedhofer H, Nigro MV, Filho AC, Ferreira MC. Correction of blepharophimosis with silicone implant suspensor. *Plast Reconstr Surg.* 2006;117:1428–1434.

Hersh D, Martin FJ, Rowe N. Comparison of silastic and banked fascia lata in pediatric frontalis suspension. *J Pediatr Ophthalmol Strabismus.* 2006;43:212–218.

Lamont M, Tyres AG. Silicone sling allows adjustable ptosis correction in children and in adults at risk of corneal exposure. *Orbit.* 2010;29:102–105.

Lee MJ, Oh JY, Choung HK, et al. Frontalis sling operation using silicone rod compared with preserved fascia lata for congenital ptosis: a three-year follow-up study. *Ophthalmology.* 2009;116:123–129.

Lelli GJ Jr, Musch DC, Frueh BR, Nelson CC. Outcomes in silicone rod frontalis suspension surgery for high-risk noncongenital blepharoptosis. *Ophthal Plast Reconstr Surg.* 2009;25:361–365.

Leone CR Jr, Rylander G. A modified silicone frontalis sling for the correction of blepharoptosis. *Am J Ophthalmol.* 1978;85:802–805.

Leone CR Jr, Shore JW, Van Gemert JV. Silicone rod frontalis sling for the correction of blepharoptosis. *Ophthalmic Surg.* 1981;12:881–887.

Morris CL, Buckley EG, Enyedi LB, et al. Safety and efficacy of silicone rod frontalis suspension surgery for childhood ptosis repair. *J Pediatr Ophthalmol Strabismus.* 2008;45:280–288.

Tillet CW, Tillet GM. Silicone sling in the correction of ptosis. *Am J Ophthalmol.* 1966;62:521–523.

第 24 章

经结膜入路的睑板结膜切除术（Fasanella-Servat 术式）

适应证

适用于最多不超过 2mm 的上睑下垂，且提上睑肌功能良好或极好者。

禁忌证

不适用于超过 3mm 的中至重度上睑下垂者；提上睑肌功能一般或较差者；有相关病变需要同时修复者，如皮肤松弛。

图 24.1 沿上睑皱襞皮下注射 0.5ml 局麻药，再沿睑板上缘结膜下注射 0.5ml 局麻药。等待 10 分钟以止血

图 24.2 用 4-0 牵引丝线穿过睑板和睑缘。用牵引拉钩翻转眼睑，借助缝合线固定。为便于翻转，牵引拉钩应当置于睑板上方皱襞处

图 24.3 用两个弯止血钳夹在距上睑板上缘 3~4mm 处。在牵引拉钩上方夹紧止血钳，钳夹时通过滑动止血钳以确保同时夹住睑板和结膜。将两个止血钳对齐，确保弯曲的尖端居中靠拢并指向睑板外缘

图 24.4 卸下牵引拉钩。用镊子将皮肤和肌肉从被夹紧的组织上移开，以确保这些结构没有被钳夹。用三条临时的双针 4-0 丝线在止血钳前穿过眼睑，从表层的睑结膜到钳子后面的睑结膜。要确保

缝线穿过除皮肤和肌肉外的全部眼睑层。把缝线系紧并将末端留长

图 24.5 卸下止血钳并用剪刀沿着止血钳的印记进行剪切。用平镊把结膜从其下方的组织上移开，暴露睑板、Müller 肌和结膜

图 24.6 从皮肤表面穿入 6-0 的铬制肠线，并从睑板切口的最外侧穿出

图 24.7 6-0 的铬制肠线将睑板断端和 Müller 肌连续缝合。确保线环位于结膜下。在切口末端，将缝线从皮肤表面穿出

图 24.8 切断 3 根临时缝线和睑缘牵引缝线。使睑缘恢复正常位置。在铬制肠线的两端各做一个小的皮肤缝合，并分别在末端打结

术后护理

间歇冰敷 24 小时。用抗生素软膏涂结膜囊内，每天 4 次，连续 7 天或直到铬制肠线降解。

并发症

矫正不足——常发生于上睑下垂超过 2.5mm 且未认真评估的患者。该术式应当仅限于轻度上睑下垂且提上睑肌功能良好者。

矫正过度——当切除的睑板超过 3~4mm 时可能发生过度矫正。轻微的过度矫正无须处理。如

果过度矫正严重，需在手术 3 天后切断铬制肠线，向下按摩眼睑以牵拉切口。

角膜擦伤——这是由铬制肠线穿出结膜所导致的。应当加大眼膏的用量，直到缝线降解。

眼睑轮廓异常——这是由止血钳放置位置不当所造成的。放置止血钳时，中央部分不应比两边长，也不应在睑板上切出一个过宽的弓形。如果出现峰角，可以在术后第 3~4 天切断铬制肠线的中央部分，并向下按摩眼睑。

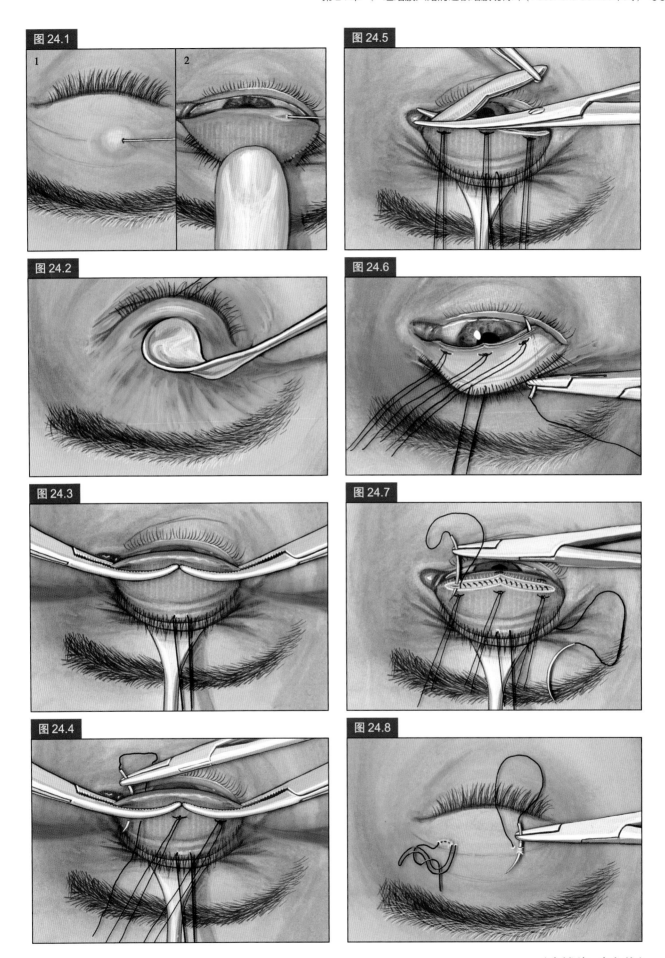

图 24.1
图 24.2
图 24.3
图 24.4
图 24.5
图 24.6
图 24.7
图 24.8

（袁博伟，李冬梅）

第 25 章

经结膜入路 Müller 肌 - 结膜切除术

适应证

适用于不超过 3mm 的轻度至中度上睑下垂，且提上睑肌功能良好或极好。可以被去氧肾上腺素试验刺激 Müller 肌从而矫正的上睑下垂患者。

禁忌证

不适用于大于 3mm 且提上睑肌功能一般或差的上睑下垂者；去氧肾上腺素试验无法矫正的上睑下垂。

图 25.1 1ml 麻醉药进行额神经阻滞。麻醉药中不应添加肾上腺素，以避免刺激 Müller 肌。用 4-0 丝制牵引缝线于睑缘处穿过睑板，借助牵引拉钩翻转眼睑以暴露睑结膜

图 25.2 选用 6-0 丝线作为标记线，于睑板上缘上方 8mm 处水平穿过结膜和 Müller 肌（或 7~9mm，这取决于去氧肾上腺素实验结果）。分别于正中和两端距边缘 6mm 处打结

图 25.3 用有齿镊夹取结膜及黏附于其下的部分 Müller 肌。通过上下左右牵拉破坏松散的网状连接，将 Müller 肌与提上睑肌腱膜分离。于眼睑的不同位置多次重复上述操作

图 25.4 将一个有齿的 Müller 肌 - 结膜切除钳置于眼睑处，其一边与睑板上缘相贴，另一边与 6-0 标记丝线相贴。被钳夹的组织应当包括 8mm 的结膜和 Müller 肌。在移除牵引拉钩的同时将钳子夹紧

图 25.5 将钳子及其夹持的组织向上拉，同时将其表层的皮肤向下牵拉，从而确认皮肤和提上睑肌腱膜没有被夹住。皮肤应当很容易被拉走。如果牵拉皮肤时遇到阻力，则卸下钳子并重新放置

图 25.6 将钳子抻直，用双针 6-0 普通肠线在钳子鼻侧距钳嘴 1.5mm 处进针，穿过被钳夹的组织。从鼻侧向颞侧褥式缝合，针距 2mm

图 25.7 将手术刀片插入钳子与褥式缝线之间，切断结膜和 Müller 肌。去掉之前缝合的 6-0 结膜标识丝线

图 25.8 换上 Desmarres 拉钩，用预留在鼻侧的 6-0 普通肠线针头以连续缝合的方式将 Müller 肌边缘及结膜与睑板上缘对合。在上睑皱襞的颞侧做一个 4mm 的皮肤水平切口，把普通肠线的两个针头从切口穿出，在其末端打结并埋于皮下。移除牵引缝线

术后护理

间歇冰敷 24 小时。上睑涂抹抗生素眼膏，每天 4 次，连续 7 天。

并发症

矫正不足——常发生于组织切除不足或患者选择不当。如果 10% 去氧肾上腺素不能使眼睑提升至期望高度的 1mm 范围内，则应当选择其他手术。

点状角膜浸润——可能是由睑板缝线所致。可以通过局部润滑进行治疗。通常情况下，角膜症状会在缝线降解后的 1 周之内消退。

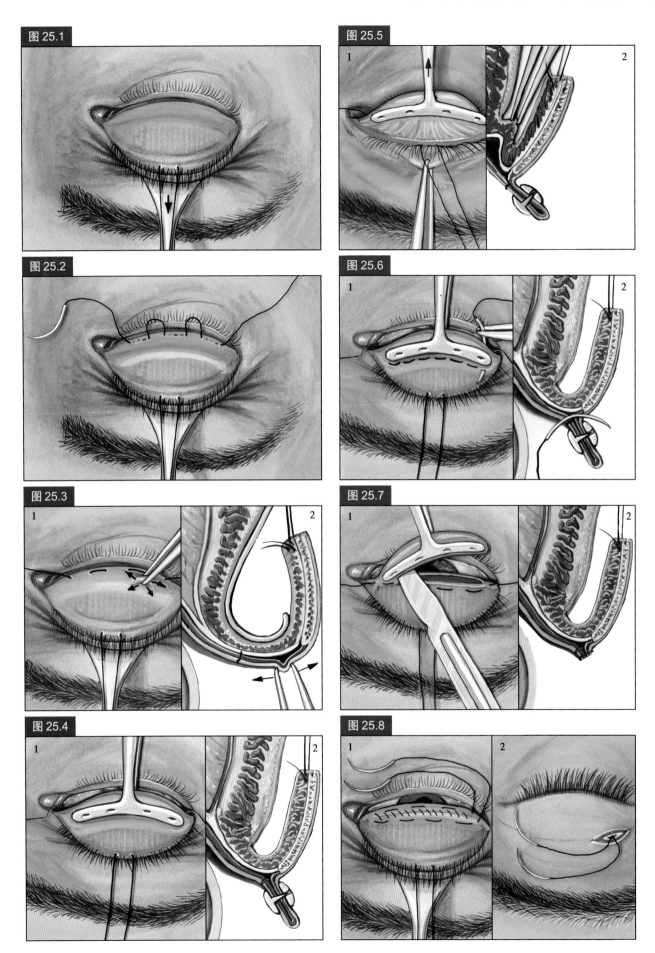

（袁博伟，李冬梅）

第26章

经皮肤入路提上睑肌腱膜前徙术

适应证

适用于轻度至重度腱膜性上睑下垂,且提上睑肌功能良好或极好。此外,也适用于提上睑肌功能良好的轻度至中度神经源性和肌源性上睑下垂。

禁忌证

不适用于任何提上睑肌功能差或缺失的上睑下垂病例。

图 26.1　**在现有上睑皱襞或与对侧眼睑相对称的水平面上绘制切口标记线**。进行双侧上睑下垂手术时,则将切口线置于睑缘 8～10mm 处

图 26.2　**用 0.5～1ml 局麻药沿切口线进行浸润麻醉**。等待 10 分钟以止血

图 26.3　**拉紧睑板以防止其卷曲,用圆刀切开皮肤**。此时应可见眼轮匝肌的环形纤维位于切口内

图 26.4　**用镊子夹起皮肤边缘,剪刀穿过眼轮匝肌并进入轮匝肌后的筋膜层面**。从鼻侧至颞侧切开眼轮匝肌,暴露其下的眶隔和腱膜

图 26.5　**用双极电凝沿肌肉边缘烧灼出血点**

图 26.6　**辨认眶隔,眶隔于睑板上方 3～5mm 处附着提上睑肌腱膜**。透过眶隔通常可以见到黄色的脂肪袋。用镊子夹起眶隔,并用剪刀在其中央剪开一个小口

图 26.7　**在伤口处完全打开眶隔**。小心地将最内侧和最外侧的眶隔与腱膜分开,以防止术后睑裂闭合不全

图 26.8　**用棉签将位于腱膜前的脂肪袋向上滑动,暴露提上睑肌腱膜**。必要时,可以用剪刀剪开连接脂肪袋和腱膜之间的细小筋膜

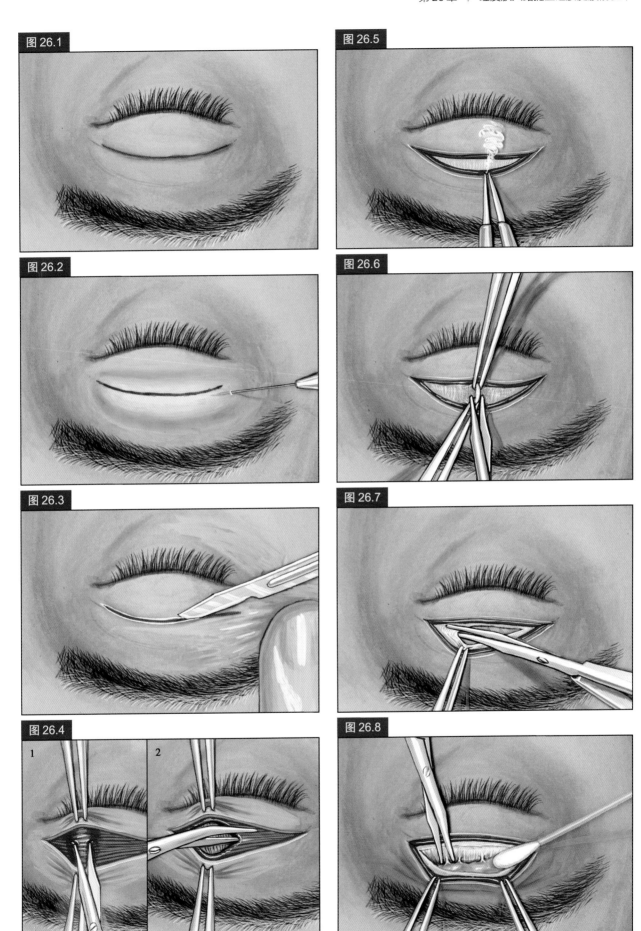

图 26.1

图 26.2

图 26.3

图 26.4

图 26.5

图 26.6

图 26.7

图 26.8

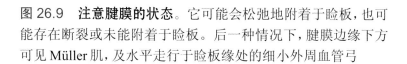

图 26.9　注意腱膜的状态。它可能会松弛地附着于睑板，也可能存在断裂或未能附着于睑板。后一种情况下，腱膜边缘下方可见 Müller 肌，及水平走行于睑板缘处的细小外周血管弓

图 26.10　如有必要，可以在切口下缘剪除一长条轮匝肌以暴露睑板

图 26.11　6-0 聚丙烯缝线在瞳孔中央的正上方、距睑板上缘 2～3mm 处部分穿过睑板，然后穿过腱膜的下缘

图 26.12　在缝线上打临时结，让患者睁开眼睛向前注视。如有必要，向上或向下调整缝线穿过腱膜的位置，直至睑缘位于期望高度上方 1.5～2.0mm 处。通常会在缝合后的 5～10 分钟内看到眼睑高度的下降

图 26.13　在内侧和外侧各加 1 针穿过睑板和腱膜的缝线，以形成正常的睑缘轮廓。按需要调整缝线

图 26.14　如有必要，可切除切口上缘一条皮肤和轮匝肌，以防止过度松垂。用 6-0 快速吸收肠线连续缝合，关闭皮肤切口。也可以用 7-0 铬制肠线间断缝合。如果皮肤 - 轮匝肌层没有固定到睑板上，很容易向下反折到睫毛上方，而改变上睑皱襞。如要保留亚裔的眼睑，在打结的每第 2 或第 3 圈将缝线穿过提上睑肌腱膜，以形成上睑皱襞。或者，在闭合皮肤切口之前用 4～5 针 6-0 铬制肠线间断缝合，将轮匝肌固定在提上睑肌腱膜上，从而形成重睑皱襞（见第 12 章）

术后护理

间歇冰敷 24 小时。缝合切口处涂抹抗生素软膏，每天 4 次，连续 5～7 天。

并发症

矫正不足——残存上睑下垂是由于提上睑肌腱膜前徙不足，或没有考虑术后 1～2mm 的眼睑高度回落而导致的。在第一周内可以通过打开切口并将腱膜上的缝线前徙来进行矫正。上述操作要在手术室内进行。

矫正过度——这种情况并不常见，只有在腱膜过度前徙的情况下才会发生。如果是轻微过矫，可以在 2 周后通过向下用力按摩来进行矫正。如果过度矫正超过 2mm，在 1 周之内可以打开切口并向下调整位于腱膜上的睑板缝线来进行矫正。上述操作要在手术室内进行。

上睑皱襞不对称——这种不对称是由于未能充分的重建眼睑皱襞或由于切口位置不正确所造成的。如果皱襞太高，它通常会在几个月后自行下降。如果皱襞太低，则需要打开切口，并重新固定皮肤边缘以重建皱襞。如果皮肤过度松垂导致皱襞不明显，则需在关闭切口之前，在切口上缘切除一条皮肤和轮匝肌。

睑裂闭合不全——一定程度的睑裂闭合不全是术后可以预见的。在绝大多数情况下，睑裂闭合不全可以在术后几天之内消失。严重且持续的睑裂闭合不全可能是由于无意间缩短睑板所造成的。该情况见于未能将睑板和腱膜分开，或皮肤缝线误将睑板夹带。此时，可能需要打开切口并解除粘连。

眼睑轮廓不佳——这是由于腱膜前徙不均匀所造成的。术中缝合时，可以通过注意眼睑轮廓而避免此类并发症的发生。轮廓不均匀可以在术后 1 周内通过打开切口、分段前徙或降低腱膜位置来进行矫正。

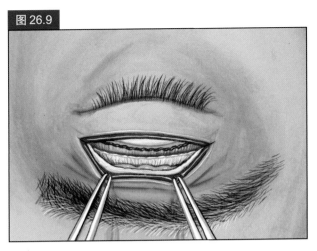

图 26.9

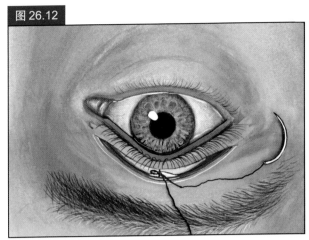

图 26.12

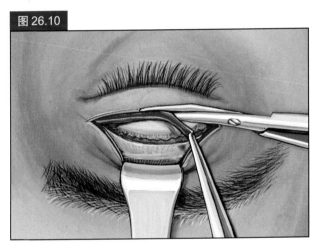

图 26.10

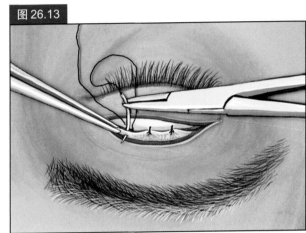

图 26.13

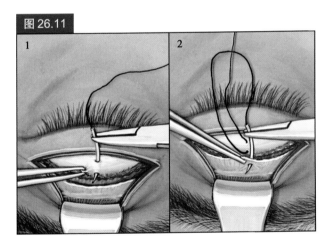

图 26.11

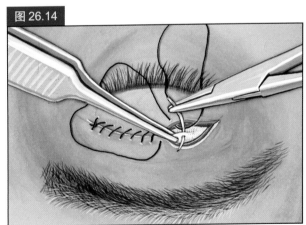

图 26.14

（袁博伟，李冬梅）

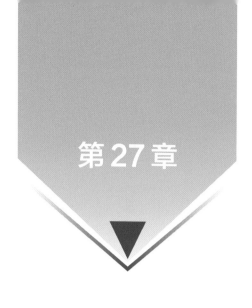

第 27 章

提上睑肌节制韧带切除术

适应证

适用于肌源性或神经源性上睑下垂,且提上睑肌功能介于一般与差之间,即睑缘运动幅度在4～6mm。

禁忌证

不适用于提上睑肌功能在良好至极好的上睑下垂病例。也不适用于提上睑肌功能在差至缺失的上睑下垂病例。

图27.1 在原有的上睑皱襞或与对侧眼睑相对称的位置上画切口标记线。对于双侧上睑下垂,将切口标志线置于睑缘上方8～10mm处。沿着标志线注射含有肾上腺素的局麻药

图27.2 绷紧眼睑以展平,用圆刀沿着标志线切开皮肤

图27.3 像支帐篷一样拉起皮肤边缘,使轮匝肌与提上睑肌分离。用剪刀剪开中央的轮匝肌,进入轮匝肌后方的筋膜层面

图27.4 打开全部切口范围内的轮匝肌。用双极电凝沿肌肉边缘烧灼出血点

图27.5 辨认眶隔,眶隔在睑板上3～5mm处附着于腱膜。注意位于眶隔后方的黄色脂肪袋。用镊子夹起眶隔,并用剪刀在其中央剪开一个小口

图27.6 完全打开眶隔,小心地将最内侧和最外侧的眶隔与腱膜分开

图27.7 用棉签将位于腱膜前的脂肪袋向上推动至节制韧带水平。测量从睑板上缘至节制韧带的距离(X mm),用计划总切除量(Y mm)减去这个数字得到节制韧带上方的提上睑肌切除量(Y mm − X mm = Z mm)

图27.8 辨认位于节制韧带上方的提上睑肌。用剪刀和钝性分离小心地将提上睑肌从位于其下方的上直肌与结膜中分离出来

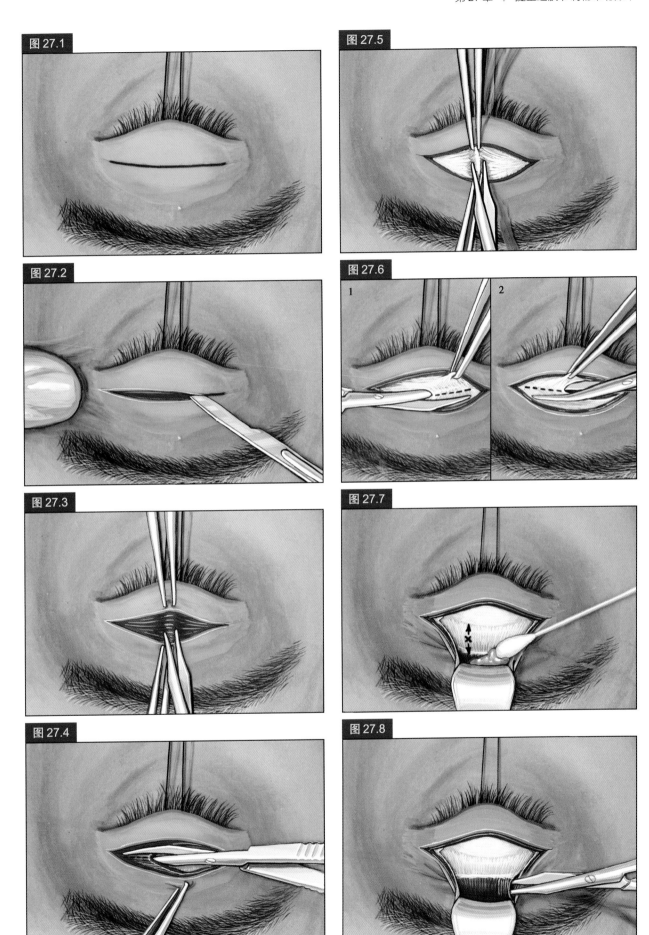

图 27.9 **将 Berke 上睑下垂钳的其中一个钳放置于提上睑肌下方、稍高于节制韧带水平处**。将钳子夹紧

图 27.10 **用剪刀剪断钳子与节制韧带之间的提上睑肌**

图 27.11 **将钳子向上拉，翻转提上睑肌**。分开提上睑肌与上直肌及其上方结膜之间 10～15mm 的筋膜连接。分开长度取决于计划切除量

图 27.12 **将三条双针 6-0 聚丙烯缝线于睑板上缘附近部分穿过睑板**

图 27.13 **前徙提上睑肌，使之越过节制韧带、未切除的腱膜和 Müller 肌，直至睑板**。将位于中央的聚丙烯缝线在切缘上方 Z mm 处穿过提上睑肌，Z mm 的确定方法如图 27.13 所述

图 27.14 **卸下 Berke 上睑下垂钳**。注意上睑的位置。睑缘应当位于角膜上缘 1mm 内（含 1mm）。如果位置不正确，则重新定位聚丙烯缝线

图 27.15 **将鼻侧和颞侧的聚丙烯缝线穿过提上睑肌，调整他们的位置以获得恰当的眼睑轮廓**。用 Westcott 剪刀将缝线远端多余的提上睑肌剪除

图 27.16 **必要时，用剪刀沿切口上缘剪除一条皮肤和轮匝肌，以防止松垂**。伴有较大切除量的先天性上睑下垂病例常需要上述操作。用 6-0 快速吸收肠线连续缝合皮肤。如有必要，可通过在打结的第 2 或第 3 圈时将缝线穿过提上睑肌的方式重建眼睑皱襞

术后护理

间歇冰敷 24 小时。手术结束时即涂抹眼膏，术后 24 小时内每 2 小时涂 1 次。之后 1 周，每日白天涂抹 4 次，睡前涂抹 1 次。此后，白天替换成人工泪液，睡前继续涂眼膏，至少连续 4 周。此外，成人可能需要睡前坚持涂抹眼膏。

并发症

矫正不足——这种情况较为常见，尤其是提上睑肌功能差的病例。手术几个月后，可以通过再次的切除手术进行矫正，其手术标准与原标准相同。经皮肤睑板切除手术适用于轻微的矫正不足。

矫正过度——这种情况很少见于先天性上睑下垂患者的初次修复，但常见于二次手术的患者和成人。较小的 1～2mm 以内的过度矫正可以通过按摩和时间来缓解。较大或持续性的过度矫正，可

以重新打开切口行提上睑肌后徙或水平向腱膜睑板切开术（见第 52 章）。

结膜脱垂——这是由于术中解剖提上睑肌时失去穹窿筋膜悬吊作用所致。如果术中发现结膜脱垂，可以用双针 4-0 铬制肠线从结膜穹窿穿过提上睑肌固定缝合进行矫正。对于术后的结膜脱垂，可以用从结膜到皮肤的全层眼睑缝合进行矫正。若伴有慢性水肿和肥大，可能需要切除增厚部分的结膜。

眼睑皱襞不佳——这是由于闭合切口时没有重建皱襞或皮肤过于松垂所致。可以通过二次重睑皱襞重建手术或重睑成形术进行修复。

眼睑轮廓不佳——术中对缝线的调整不足会导致轮廓异常。最好在术后一周内通过进一步前徙或后徙提上睑肌进行修复。之后，再进行分段睑板切开术或睑板切除术来矫正小的异常。

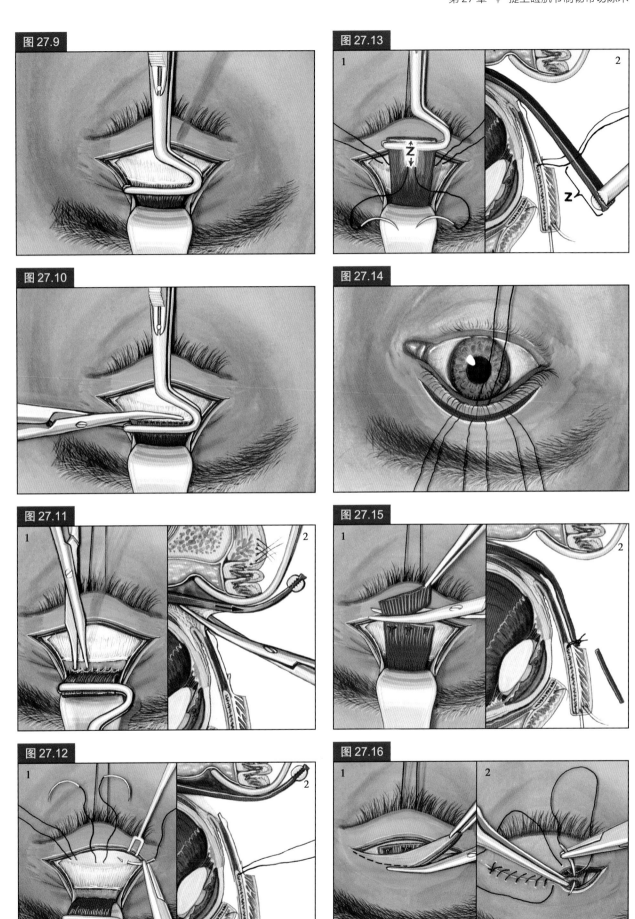

图 27.9

图 27.10

图 27.11

图 27.12

图 27.13

图 27.14

图 27.15

图 27.16

（袁博伟，李冬梅）

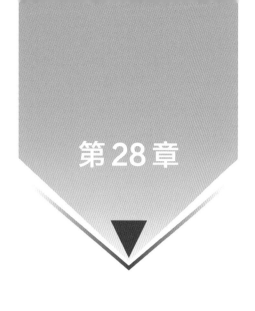

第28章

自体阔筋膜切取术

适应证

适用于额肌固定术和眼睑重建术。

禁忌证

3 岁以下儿童的阔筋膜可能太过纤薄且发育不良。

图 28.1 将腿伸直并向内侧旋转脚趾。画一条连接股骨外侧髁和髂前上棘后 1~2cm 处的直线，以标记髂胫束内纤维的大致位置。在高于股骨髁外侧 6cm 的位置上画两个短十字叉，从而在该直线上标记出一段长为 2cm 的线段。于线段皮下注射 0.5ml 含有 1：100 000 肾上腺素的局麻药

图 28.2 手术刀沿着之前标记的 2cm 线段切开皮肤，穿过皮下脂肪直达筋膜层面。在脂肪下方可能存在一层遮盖筋膜的薄膜

图 28.3 用长柄 Metzenbaum 剪刀向上钝性分离阔筋膜及其覆盖的脂肪。沿着腿外侧标志线将切口扩大至 15cm。具体做法是将闭合的剪刀送入切口，打开剪刀，在打开状态下撤回剪刀。这种方法在分离筋膜的同时可以防止出血

图 28.4 切取一条宽 1cm、长 2cm 的筋膜，其基底朝向患者头部。小心地沿着筋膜中可见的胶原束将纵向切口对齐。胶原束的方向通常与腿外侧方向大致相同

图 28.5 使用钝性分离和 Metzenbaum 剪刀，沿腿部标志线将筋膜从其下方的股外侧肌上分离，分离长度为 15cm

图 28.6 将长条状筋膜放入 Crawford 剥离器或其他筋膜剥离器的切割口，并用直止血钳固定。将筋膜剥离器向切口内推进 15cm，与胶原束平行，同时拉紧止血钳以防止筋膜屈曲。松开切割刀片锁，剪切筋膜条，并将其从切口中抽出。如果有少量出血，按压 5 分钟以止血

图 28.7 修剪掉所有黏附在筋膜上的脂肪或网状组织，小心地将筋膜切成 2mm 宽的长条。注意将这些切口平行于胶原束。将长条包裹于蘸有盐水的海绵中，然后放在一旁

图 28.8 闭合腿部切口，深层用 4-0 铬制肠线间断缝合，浅层用 5-0 丝线或薇乔缝线垂直褥式缝合。不要闭合筋膜缺损

术后护理

用坚固的加压敷料包扎 48 小时，但不要环扎。之后每天更换普通敷料，直到缝线拆除。用抗生素软膏涂抹切口，每天 4 次，连续 7 天。7 天后拆除皮肤缝线。

并发症

感染——不常见。然而因其位置特殊，切口可能较难保持干净。尽管不是必需的，但术后可以全身应用抗生素。

腿部疼痛——在移动时，筋膜切除部位经常感觉不适。症状通常会在 1~2 周内缓解。

不良瘢痕形成——大腿外侧皮肤较厚，尤其是儿童，异常旺盛的瘢痕形成见于极少数情况。应小心地闭合皮下脂肪层和真皮层，并采用皮肤的垂直褥式缝合翻转并使切口略微隆起，以避免之后的凹陷。

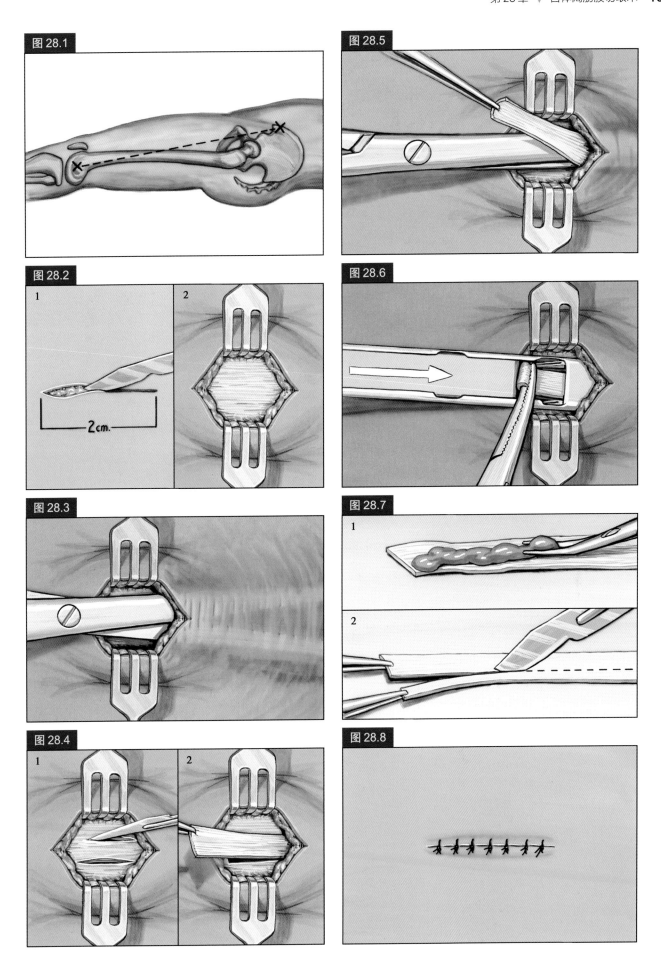

图 28.1

图 28.2

图 28.3

图 28.4

图 28.5

图 28.6

图 28.7

图 28.8

（袁博伟，李冬梅）

第29章

自体阔筋膜额肌悬吊术

适应证

重度上睑下垂，且提上睑肌功能极差或缺失，即 3mm 或更低。

禁忌证

提上睑肌功能≥6mm 的上睑下垂。需注意 Bell 征损害的患者。

图 29.1 **在睫毛上方 2mm 处画三条短的标志线，其中一条位于瞳孔上方，另外两条分别位于睑缘三等分点上方。**将眼睑抬高至设计高度，分别在标志线内侧和外侧上方垂直于睑缘处画线。两条线需长 5mm，分别画于眉的上方边界处。在两条线中间再画一条长 5mm 的线段，该线段要比之前的两条线高 1cm

图 29.2 **于三条额部标志线处制作穿刺口，穿过皮肤和额肌。**在上睑下方放置眼睑板，于三条睑缘标志线处制作穿刺口，直达睑板层面。按压几分钟以止血

图 29.3 **将位于眼睑下方的眼睑板推至眶缘，用 Wright 筋膜针从额部外侧切口穿入，从眼睑外侧切口穿出。**当针穿过眉脊时，将其稍稍向后转向以保证针位于轮匝肌深面。在提上睑肌腱膜和睑板前面继续进针

图 29.4 **准备好一条自体或存留的筋膜，宽 2mm、长 12~15cm。**将筋膜条穿过 Wright 针的针眼，将其从额部切口拉出

图 29.5 **Wright 针从眼睑正中切口穿入，从眼睑外侧切口穿出。**把筋膜游离端穿入针眼，将其从中央切口拉出

图 29.6 **再次将 Wright 针从额部外侧切口穿入，从眼睑正中切口穿出。**将筋膜穿入针眼

图 29.7 **将筋膜从额部外侧切口拉出，最终形成一个三角形。**三角形的短边沿着外侧睑缘，其顶点位于眉最外端

图 29.8 **将第二根筋膜条以类似的方式形成连接眉内侧和眼睑内侧切口的第二个三角形。**三角形的短边沿着内侧睑缘，其顶点位于眉最内端。两个三角形在眼睑正中切口相遇

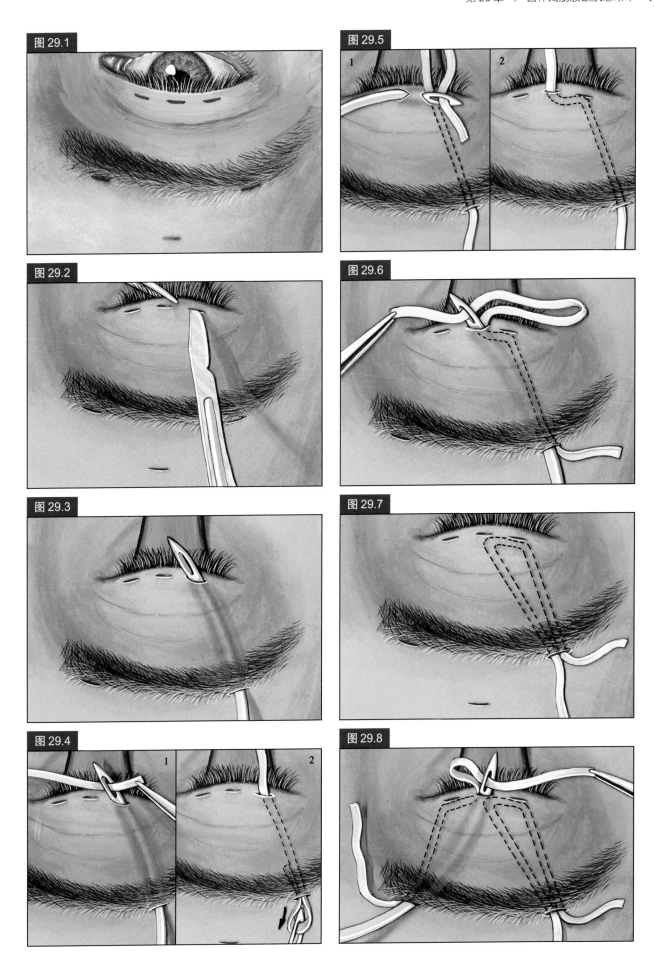

图 29.1

图 29.2

图 29.3

图 29.4

图 29.5

图 29.6

图 29.7

图 29.8

图 29.9　**用方结将筋膜带的末端绑起来，并调节张力以形成正常的眼睑轮廓**。睑缘应高于设计水平或角膜上缘 1～2mm。用 6-0 聚丙烯缝线在每个眉切口处固定，以防止筋膜结滑脱

图 29.10　**将 Wright 针从额部正中切口穿入，从额部外侧切口穿出，并将筋膜条的一端从额部正中切口拉出**。重复上述操作，将内侧筋膜条的一端从额部正中切口拉出

图 29.11　**在额部正中切口用方结将筋膜条绑在一起**。调节内侧和外侧筋膜条张力，以维持眼睑轮廓

图 29.12　**用 6-0 聚丙烯缝线固定，以防止筋膜结滑脱**

图 29.13　**将筋膜结推至切口底部**。将所有筋膜末端修剪至 1cm 长，用无齿敷料钳将这些末端推入额肌下方的层面内

图 29.14　**用 6-0 快速可吸收肠线闭合 3 个额部切口**。眼睑切口不需要缝合

术后护理

间歇冰敷 24 小时。术后即用眼膏涂眼，每天 4 次，睡前 1 次，连续 7 天。此后坚持睡前涂抹眼膏，儿童连续数周，成人连续数月。若有暴露症状，可以涂抹更长时间。

并发症

矫正不足——残余上睑下垂是由于打结时没有将眼睑置于角膜上缘所致。将筋膜结推入切口内会导致眼睑降低 1～1.5mm。如果术后第一周内发现矫正不足，可以打开额部切口，重新系紧筋膜。在纤维化后，需要用新的筋膜条。

矫正过度——眼睑退缩在儿童中非常罕见，但在成年人中较为常见。筋膜条可能在用力摩擦后松弛。在筋膜条纤维化后，切开筋膜条可以让眼睑部分回退。筋膜条的带状纤维化通常可以防止上睑下垂复发。

睑裂闭合不全——这是额肌悬吊术后非常常见的并发症。在角膜适应慢性暴露的过程中，可以用人工泪液和眼膏缓解症状。如果角膜炎严重且持久，尤其在成年患者，可能需要调低筋膜条。

睑外翻——睑外翻是由于放置筋膜条太靠近睑缘所致，尤其是当眼睛深陷或眉脊突出时。如果症状轻微，睑外翻可能会随时间而消退。轻度的外翻可以通过很小的外眦处眼睑缩短来矫正。如果外翻较为严重，可能需要将悬吊筋膜撤出。

睑内翻——睑内翻是由于未能去除多余皮肤或因筋膜条过于靠近睑板上缘所致。如有必要，在切口缝合前于切口上缘切除一条皮肤和眼轮匝肌，并进行上睑皱襞形成的操作。偶尔需要更换筋膜条。

眼睑轮廓不佳——这是由于手术中未能充分调整所致。如果在术中发现眼睑轮廓不佳，在筋膜条上水平滑动睑缘，用镊子调整轮廓。若已将筋膜条缝在睑板上，则无法进行上述操作。

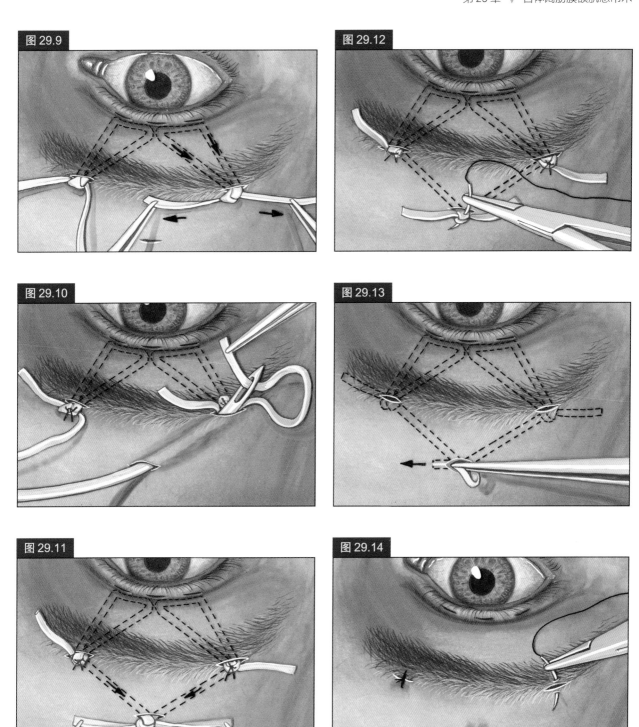

图 29.9

图 29.10

图 29.11

图 29.12

图 29.13

图 29.14

（袁博伟，李冬梅）

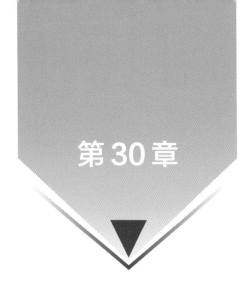

第30章

硅胶条额肌悬吊术

适应证

重度上睑下垂且提上睑肌功能极差或缺失，即 3mm 或更低。

禁忌证

提上睑肌功能≥6mm 的上睑下垂。需注意 Bell 征损害或存在角膜暴露风险的患者。

图 30.1 在上睑皱襞处画切口线。 在眉的内侧和外侧上缘各画一条 5mm 长的小标志线，在高于眉正中 8～10mm 的地方再画一条标志线。眼睑用 0.5～1.0ml 局麻药浸润麻醉。此外，沿上眶缘和眉深部浸润麻醉。保持眼睑紧绷以防止其屈曲，用手术刀片刺入皮肤。在眉部标志线处做切口

图 30.2 用圆刀沿眼睑皱襞切开皮肤。 拉起皮肤边缘，用 Westcott 剪刀切开轮匝肌。继续向下解剖以暴露睑板前表面，将约 6～8mm 范围内的轮匝肌从睑板上分离

图 30.3 将一根直径为 1mm 的无导线硅胶条水平穿过睑板。 用 6-0 聚丙烯缝线间断缝合 3 针，将硅胶条固定在睑板上。其内侧和外侧缝线应大致位于内侧和外侧角膜缘上方。且避免穿透至结膜表面

图 30.4 将护睑板放于眼睑下方，并将一根 Wright 筋膜针先后从内侧和外侧额部切口穿入，越过眶缘，在眶隔后方穿至睑板层面。 将硅胶条末端穿过针眼，把它们从额部切口拉出。之后将 Wright 针从额部正中切口穿入，先后将内侧和外侧切口的硅胶条末端从额部正中切口拉出，使硅胶条的两端在额部正中切口相遇

图 30.5 将硅胶条的末端分别沿相反方向穿过一个长 5mm 的小硅胶扣带。 此操作需要使用 Watzke 套管扩张器

图 30.6 在系紧硅胶条前，用 6-0 快速吸收肠线关闭上睑切口。 通过牵拉穿过硅胶套管的末端拉紧硅胶条，上睑缘应位于或稍稍低于角膜上缘。调整硅胶条两个末端的松紧度以形成正常的睑缘轮廓。用 6-0 聚丙烯缝线环绕间断缝合，系紧硅胶带

图 30.7 将硅胶条的游离末端剪至约 1cm 长，并将硅胶扣带推入切口。 用无齿镊夹住硅胶条末端，将其推入切口内直至额肌下方。为防止脱出，要确保硅胶条末端展平无屈曲

图 30.8 用 6-0 快速吸收肠线间断缝合 1～2 针，关闭额部切口

术后护理

持续冰敷 2 小时，间歇冰敷 24 小时。术后即用眼膏涂眼，每日白天 4 次，睡前 1 次，连续 7 天。之后继续在睡前用眼膏涂眼，儿童连续几周，成人连续几个月。对于幼儿，可能需要一直在睡前涂眼膏。

并发症

矫正不足——这是由于在系紧硅胶条时未能使睑缘位于角膜上缘所致。将硅胶结推入切口会使眼睑高度降低 1～1.5mm。由于是硅胶材质，悬吊带可以在术后任何时间进行调整，即使很多年之后。

矫正过度——该并发症在儿童中比较罕见，但在成年人中较为常见。如果出现角膜暴露受损，可以打开额部中央切口，放松硅胶条。

睑裂闭合不全——在额肌悬吊手术中，一定程度的睑裂闭合不全是非常常见的。在角膜适应慢性暴露的过程中，可以用人工泪液和眼膏缓解症状。如果角膜炎症严重且持久，尤其在成年患者，可能需要调低硅胶条。

睑外翻——睑外翻是由于放置的硅胶条太靠近睑缘所致，尤其是当眼睛深陷或眉脊突出时。如果症状轻微，睑外翻可能会随着时间而消退。如果外翻较为严重，可能需要调整硅胶条。

睑内翻——睑内翻是由于未能去除多余皮肤或因硅胶条过于靠近睑板上缘所致。如有必要，在切口缝合前于切口上缘切除一条皮肤和轮匝肌，并进行重睑皱襞形成的操作。有时，需要重新固定硅胶条。

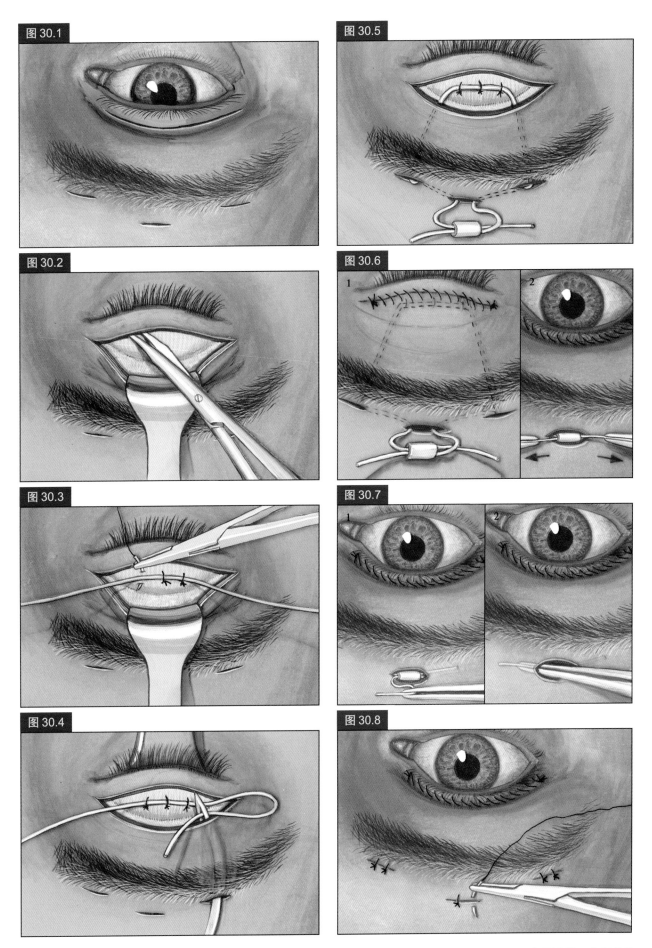

图 30.1

图 30.5

图 30.2

图 30.6

图 30.3

图 30.7

图 30.4

图 30.8

（袁博伟，李冬梅）

睑 外 翻

睑外翻即睑缘向外翻转，离开眼球，引起眼睑闭合不全，导致角膜上皮和基质损伤。同时由于泪小点与眼球位置异常引起泪液排出障碍。睑外翻病因多样，应针对病因进行治疗。

睑外翻最常见的病因是退行性睑外翻，眼睑呈水平方向松弛。眼睑松弛可以是广泛性的，累及整个睑缘。然而，由外眦韧带拉伸及下睑支撑力丧失引起的外侧 1/2 眼睑松弛更为常见。也可见于内眦韧带薄弱导致泪小点外翻，这种情况较为少见。眼轮匝肌和其上皮肤的松弛减弱了眼睑张力，从而加重眼睑外翻。退行性睑外翻常发生于下睑。由于重力作用并不影响上睑的正常位置，因此退行性睑外翻不会发生于上睑。但眼睑松弛综合征可引起上睑外翻，其偶见于肥胖男性，女性不常见。此类睑外翻患者睑板冗余，导致眼睑在睡眠期间外翻。

退行性睑外翻患者在眼睑松弛试验中表现出一定程度的眼睑冗余。水平方向眼睑松弛试验即抓住下睑皮肤向远离眼球方向牵拉，若眼球到睑缘的距离超过 8mm，可判定水平方向眼睑松弛。释放后，眼睑不会迅速恢复到原来的位置，而是缓慢恢复，有时需要眨眼才能紧贴眼球。这些现象均可证实存在眼睑松弛。内眦韧带松弛时，向外侧拉动睑缘使内眦向鼻侧角膜缘移位。同样，外眦韧带张力减弱时，向内侧拉动眼睑时外眦向颞侧角膜缘移位。内侧眼睑外翻严重时，常见泪小点狭窄、闭锁，进而引起溢泪。睑外翻时常引起角膜暴露及点灶状角膜浸润。结膜角化和炎症浸润导致眼睑增厚并加重睑外翻。

矫正老年性睑外翻即要收紧松弛的眼睑结构，还需要同时矫正外眦韧带和眼轮匝肌等结构。最有效的眼睑缩短手术包括外侧睑板条固定法重建外眦韧带，及伴或不伴轮匝肌收紧的单纯楔形切除法。此类术式上下睑均适用。单纯的眼睑缩短不一定能纠正泪小点外翻，此时可与内侧睑板纺锤形

切除术联合。长期的睑外翻引起泪小点闭锁或瘢痕性眼睑回缩等继发改变时，需要联合其他手术，如泪小点成形术或泪小管成形术，眼睑缩肌的后徙，或皮下瘢痕组织的去除。

面神经麻痹可引起麻痹性睑外翻，此类型的睑外翻，内眦韧带通常是正常的。然而，轮匝肌张力的丧失使得下睑在重力作用及面颊向下牵引力的作用下向外移位。麻痹性睑外翻常伴有上睑下垂、继发性皮肤松弛、假性上睑下垂和外眦角下垂。随着长期的向下拉力作用于无张力的眼睑，眼睑向下不断拉伸，从而导致眼睑松弛形成睑外翻。

麻痹性睑外翻的矫正目的是保护角膜、提高眼部舒适度和改善外观。当睑外翻较轻时，简单的睑板缝合术可缩短水平睑裂，为下睑提供最小的垂直支撑力，并使睑缘向眼球复位。随着睑外翻加重，特别是伴有明显的面部下垂时，单独的睑缘缝合术通常不能抵抗持续向下的张力，仅能暂时缓解睑外翻。缩短眼睑在功能和美容方面效果较好，但必须联合颊部皮下组织悬吊，以减轻向下的张力。张力越大，所需的眼睑支撑力越大。通过筋膜悬吊或颞肌转位可增加支撑力。

去除皮肤或皮肤肌肉层，使睑缘受到向外的张力会形成瘢痕性睑外翻。瘢痕性睑外翻常见于上睑和下睑，可能与皮肤病变有关，如酒渣鼻和鱼鳞病、创伤性瘢痕、烧伤、感染、辐射或眼睑手术后遗症。其并发症与其他类型睑外翻相似，常累及泪小点、结膜和角膜。治疗上常用局部皮瓣或游离皮肤移植来替换病变组织。

机械性睑外翻是由眼睑和眼球的肿物病变所致。病变可以由结膜或结膜下浸润肿物造成，也可以由眼睑或眼球表面肿物或脓肿造成。治疗包括药物或手术切除。

（董杰，李冬梅）

拓展阅读

睑外翻

Bedran EG, Pereira MV, Bernardes TF. Ectropion. *Semin Ophthalmol.* 2010;25:59–65.

Chung JE, Yen MT. Midface lifting as an adjunct procedure in ectropion repair. *Ann Plast Surg.* 2007;59:635–640.

Damasceno RW, Heindl LM, Hofmann-Rummelt C, et al. Pathogenesis of involutional ectropion and entropion: the involvement of matrix metalloproteinases in elastic fiber degradation. *Orbit.* 2011;30:132–139.

Damasceno RW, Osaki MH, Dantas PE, Belfort R Jr. Involutional entropion and ectropion of the lower eyelid: prevalence and associated risk factors in the elderly population. *Ophthal Plast Reconstr Surg.* 2011;27:317–320.

Fezza JP. Nonsurgical treatment of cicatricial ectropion with hyaluronic acid filler. *Plast Reconstr Surg.* 2008;121:1009–1014.

Goldberg RA. Use of a suture anchor for correction of ectropion in facial paralysis. *Plast Reconstr Surg.* 2006;117:675–676.

Heimmel MR, Enzer YR, Hofmann RJ. Entropion-ectropion: the influence of axial globe projection on lower eyelid malposition. *Ophthal Plast Reconstr Surg.* 2009;25:7–9.

Kahana A, Lucarelli MJ. Adjunctive transcanthotomy lateral suborbicularis fat lift and orbitomalar ligament resuspension in lower eyelid ectropion repair. *Ophthal Plast Reconstr Surg.* 2009;25:1–6.

Nainiwal S, Kumar H, Kumar A. Laser conjunctivoplasty: a new technique for correction of mild medial ectropion. *Orbit.* 2003;22:199–201.

Osborne SF, Eidsness RB, Carroll SC, Rosser PM. The use of fibrin tissue glue in the repair of cicatricial ectropion of the lower eyelid. *Ophthal Plast Reconstr Surg.* 2010;26:409–412.

Papalkar D, Francis IC, Wilcsek G. Correction of ectropion in facial paralysis. *Plast Reconstr Surg.* 2006;117:677.

外侧睑缘缝合术

de Silva DJ, Ramkissoon YD, Ismail AR, Beaconsfield M. Surgical technique: modified lateral tarsorrhaphy. *Ophthal Plast Reconstr Surg.* 2011;27:216–218.

Garber PF. Lateral canthoplasty. In: Smith B, Bosniak S, eds. *Advances in Ophthalmic Plastic and Reconstructive Surgery.* Vol. 2. Elmsford, NY: Pergamon Press; 1983.

Soll DB. Entropion and ectropion. In: Soll DB, ed. *Management of Complications in Ophthalmic Plastic Surgery.* Birmingham, UK: Aesculapius; 1976.

外侧睑板条固定眼睑缩短术

Anderson RL, Gordy DD. The tarsal strip procedure. *Arch Ophthalmol.* 1979;97:2192–2196.

Becker Ff. Lateral tarsal strip procedure for the correction of paralytic ectropion. *Laryngoscope.* 1982;92:382–384.

Georgescu D, Anderson RL, McCann JD. Lateral canthal resuspension sine canthotomy. *Ophthal Plast Reconstr Surg.* 2011;27:371–375.

Ghafouri RH, Allard FD, Migliori ME, Freitag SK. Lower eyelid involutional ectropion repair with lateral tarsal strip and internal retractor reattachment with full-thickness eyelid suture. *Ophthal Plast Reconstr Surg.* 2014;30:424–426.

Jordan DR, Anderson RL. The lateral tarsal strip revisited. The enhanced tarsal strip. *Arch Ophthalmol.* 1989;107:604–606.

Vagefi MR, Anderson RL. The lateral tarsal strip mini-tarsorrhaphy procedure. *Arch Facial Plast Surg.* 2009;11:136–139.

Wesley RE, Collins JW. McCord procedure for ectropion repair. *Arch Ophthalmol.* 1983;109:319–322.

内侧睑板纺锤形切除术

Mulhern MG, Sheikh I, Subrayan V, et al. The E-Z (easy) clamp—a new instrument to facilitate medial ectropion repair. *Orbit.* 2005;24:109–111.

Nowinski TS, Anderson RL. The medial spindle procedure for involutional medial ectropion. *Arch Ophthalmol.* 1985;103:1750–1753.

O'Donnell FEJ. Medial ectropion associated with lower lacrimal obstruction and combined management. *Ophthal Surg.* 1986;17:573–576.

下睑全层楔形切除术

Fox SA. A modified Kuhnt-Szymanowski procedure. *Am J Ophthalmol.* 1966;62:533–536.

Leone CR Jr. Repair of senile ectropion. In: Ashton SJ, ed. *Third International Symposium of Plastic Surgery of the Eye and Adnexa.* Baltimore, MD: Lippincott Williams & Wilkins; 1982.

改良 Lazy-T 下睑全层楔形切除术

Bosniak SL. Ectropion. In: Smith BC, Della Rocca RC, Nesi FA, Lisman RD, eds. *Ophthalmic Plastic and Reconstructive Surgery.* Vol. 1. St. Louis, MO: Mosby-Year Book; 1987.

Ferguson AW, Chadha V, Kearns PP. The not-so-lazy-T: a modification of medial ectropion repair. *Surgeon.* 2006;4:87–89.

Smith B. The "lazy-T" correction of ectropion of the lower punctum. *Arch Ophthalmol.* 1976;94:1149–1150.

内眦韧带折叠术

Fante RG, Elner VM. Transcaruncular approach to medial canthal tendon plication for lower eyelid laxity. *Ophthal Plast Reconstr Surg.* 2001;17:16–27.

Fong KC, Mavrikakis I, Sagili S, Malhotra R. Correction of involutional lower eyelid medial ectropion with transconjunctival approach retractor plication and lateral tarsal strip. *Acta Ophthalmol Scand.* 2006;84:246–249.

Jelks GW, Smith B, Bosniak S. The evaluation and management of the eye in facial palsy. *Clin Plast Surg.* 1979;6:397–419.

Olver JM, Sathia PJ, Wright M. Lower eyelid medial canthal tendon laxity grading: an interobserver study of normal subjects. *Ophthalmology.* 2001;108:2321–2325.

Sodhi PK, Verma L, Pandey RM, Ratan SK. Appraisal of a modified medial canthal plication for treating laxity of the medial lower eyelid. *J Craniomaxillofac Surg.* 2005;33:205–209.

筋膜悬吊术

de la Torre J, Simpson RL, Tenenhaus M, Bourhill I. Using lower eyelid fascial slings for recalcitrant burn ectropion. *Ann Plast Surg.* 2001;46:621–624.

Vistnes LM, Iverson RE, Laub DR. The anophthalmic orbit, surgical correction of lower eyelid ptosis. *Plast Reconstr Surg.* 1973;52:346–351.

Weinstein GS, Anderson RL, Tse DT, et al. The use of a periosteal strip for eyelid reconstruction. *Arch Ophthalmol.* 1985;103:357–359.

Wiggs EO, Guibor P, Hecht SD, et al. Surgical treatment of the denervated or sagging lower eyelid. *Ophthalmology.* 1982;89:428–432.

前层眼睑延长植皮

Bosniak S. Ectropion. In: Smith B, Della Rocca RC, Nesi F, Lisman RD, eds. *Ophthalmic Plastic and Reconstructive Surgery.* Vol. 1. St. Louis, MO: Mosby-Year Book; 1987.

Osborne SF, Eidsness RB, Carroll SC, Rosser PM. The use of fibrin tissue glue in the repair of cicatricial ectropion of the lower eyelid. *Ophthal Plast Reconstr Surg.* 2010;26:409–412.

Stasior OG. Cicatricial ectropion. In: Ashton SJ, ed. *Third International Symposium of Plastic and Reconstructive Surgery of the Eye and Adnexa.* Baltimore, MD: Lippincott Williams & Williams; 1982.

第 31 章

外侧睑缘缝合术

适应证

轻至中度睑外翻；轻度先天性或后天性眼睑退缩。

图 31.1 用镊子夹住下睑缘，用 11 号手术刀沿灰线自外眦角向内切开，长度为 10～15mm，切开长度视所需缝合睑缘长度而定。准确的长度应在术前确定，通过将睑缘足够贴合以矫正睑外翻或眼睑退缩

图 31.2 用显微 Westcott 剪刀在筋膜后层面行 3～4mm 深的锐性分离，至皮肤肌肉层与睑板前表面分离

图 31.3 从睑板缘平行睑缘切下一条上皮组织。沿皮肤肌肉皮瓣分布的睫毛要保留完整，以保证睑缘缝合时不使睑缘畸形

图 31.4 用镊子夹住上睑缘，在与下睑相对应的上睑位置，沿灰线剪开相同长度。于筋膜后层面做深约 3～4mm 的锐性分离

图 31.5 从分离的上睑板缘切下一条上皮组织，形成与下睑对称的游离边缘

图 31.6 将 6-0 薇乔缝线从下睑板暴露的前表面穿入，自游离睑板缘睑裂面出针。自上睑板缘睑裂面相对应的位置进针，从上睑板前表面出针。共缝合 2～3 针

图 31.7 收紧缝线对合上下睑板面

图 31.8 使有睫毛的皮肤缘闭合覆盖于睑板表面。两者间不必缝合

术后护理

将抗生素软膏涂于外眦角及睑缘，每天 4 次，连续 1 周。

并发症

角膜损伤——全层缝合睑板的缝线可引起角膜不适及损伤。应确保固定缝线只穿过睑板前层。

外侧视野缺失——大范围的睑缘缝合能更好地保护角膜，并能纠正更大程度的睑外翻，但其可能使某些患者丢失部分重要视野。后期可通过单纯切开眼睑内侧，将缝合长度缩短至 5～6mm，并在暴露面涂抹抗生素软膏 5～7 天至愈合。

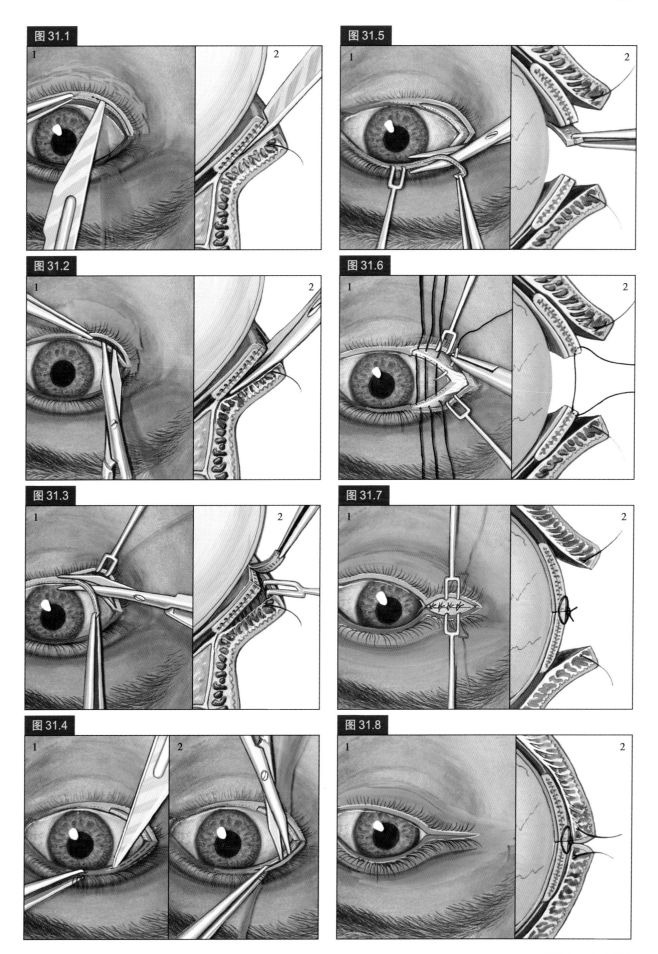

图 31.1

图 31.2

图 31.3

图 31.4

图 31.5

图 31.6

图 31.7

图 31.8

（董杰，李冬梅）

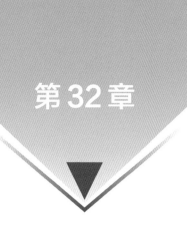

第32章

外侧睑板条固定眼睑缩短术

适应证

轻至中度水平方向下睑松弛,尤其是因外眦韧带拉伸所致的下睑外翻。

禁忌证

内眦韧带松弛导致的眼睑松弛;所有瘢痕性睑外翻,但除外最轻度者。

图 32.1 将眼睑向内侧拉伸以防止屈曲,然后用剪刀剪开外眦至外侧眶缘。剪断外眦韧带下支。用镊子夹住眼睑外侧并向内侧拉伸以确认外侧附着分离

图 32.2 根据需剪除的组织量,用细而尖的剪刀沿灰线剪开 5～10mm。继续剥离,使皮肤肌肉层与睑结膜层分开

图 32.3 将下睑缩肌和结膜沿下睑板下缘切开。眼睑烧灼止血,避免损伤组织

图 32.4 剪除睑板游离缘的上皮组织

图 32.5 将皮瓣的前表面置于镊子柄的扁平面上,用刀片从睑板后表面刮除结膜上皮。在裸露的睑板处修剪残存的外眦韧带,留取宽 3～4mm、长 4mm 的睑板条

图 32.6 将带有小半圆形针的 4-0 美沙林或薇乔缝线由外向内穿过睑板条,固定于外侧眶缘内表面的骨膜上。将缝线牢固打结

图 32.7 用镊子将皮肤肌肉瓣向外侧拉,剪除多余的皮肤组织和睑缘睫毛

图 32.8 用 6-0 快速吸收肠线间断缝合,形成外眦角。并间断缝合轮匝肌和皮肤

术后护理

切口处涂抹抗生素软膏,每天 3～4 次,连续 7 天。

并发症

眼睑持续松弛——眼睑缩短不充分致眼睑松弛未完全矫正,患者仰卧位时,松弛不明显。术中最好使眼睑收紧轻微过度矫正,因 1～2 周内眼睑会轻微伸展。

过度矫正——在固定缝线前剪除睑板过多所致。允许轻微地过度矫正,因为几周后眼睑会轻微伸展。如果睑板条太短不能缝合至眶缘,应从眶缘处分离出一小片骨膜瓣,将其游离端缝合到睑板缘处固定。

外眦角移位——当缝线在眶外侧缘位置过高时,会发生外眦角移位。外眦角移位常在患者术后坐位时被发现。轻度移位可不予处理,但严重移位不能自行恢复时,应重新缝合固定。

外眦倒睫——这是由于在外眦成形时未能去除多余的含睫毛的睑缘皮肤。倒睫可后期切除矫正。

外侧眼睑皮肤冗余——发生在眼睑明显缩短的皮肤松弛患者中。如果术中发现此情况,则将睫毛下切口从外侧前板层皮瓣延长,必要时,外侧皮肤切口略微向下延长。可通过切除多余的颞侧皮肤眼睑成形术来修复。

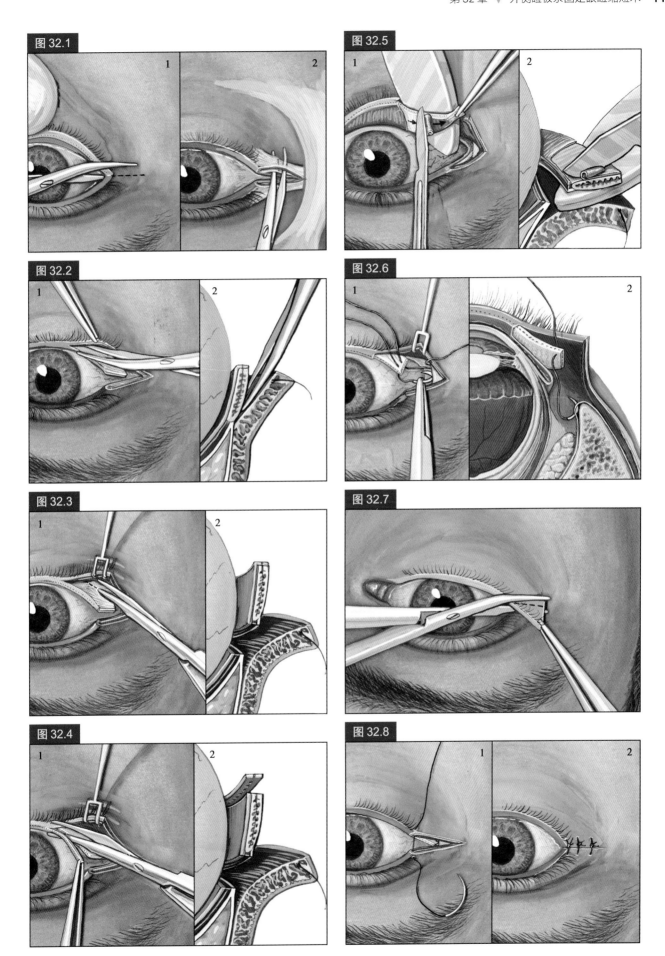

图 32.1

图 32.2

图 32.3

图 32.4

图 32.5

图 32.6

图 32.7

图 32.8

（董杰，李冬梅）

第33章

内侧睑板纺锤形切除术

适应证

伴有泪小点外翻的中、内 1/3 睑外翻。

图 33.1　泪小管置入 00 号或 0 号 Bowman 探针标记其位置,用镊子翻转下睑

图 33.2　用尖刀片切取长 8~10mm,高 4~6mm 的纺锤形结膜和睑板。切取部位位于下泪小点下方 4mm 处,保证其 2/3 位于泪小点外侧

图 33.3　取出 Bowman 探针。将 4-0 双针铬制肠线从切口下缘的内侧进针,从结膜表面出针

图 33.4　继续将同一缝线从切口上缘的结膜表面进针,从睑板下出针,做双垂直褥式缝合

图 33.5　将两根针向前由梭状缺损的中心穿入,由皮肤表面穿出

图 33.6　缝线于皮肤表面打结,使缝线有足够的张力将切口边缘对合,并矫正睑外翻及泪小点外翻

术后护理

在结膜穹窿和皮肤缝合处涂抹抗生素软膏,每天 2 次,连续 5~7 天,或至缝线降解吸收。

并发症

泪小管损伤——纺锤形切除组织距离睑缘太近,或缝线穿过泪小管均可造成泪小管损伤。术者应注意 Bowman 探针的位置以避免损伤。

图 33.1

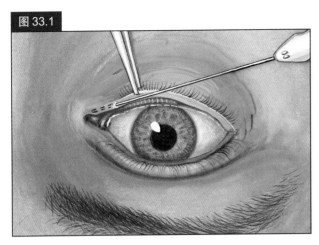

图 33.4

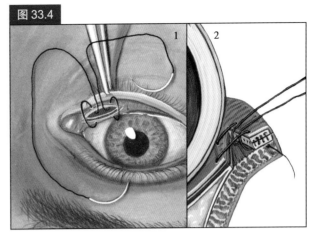

图 33.2

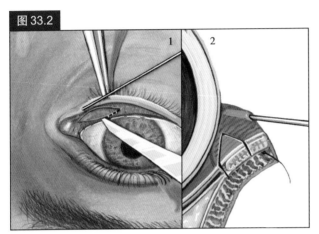

图 33.5

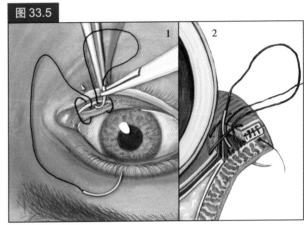

图 33.3

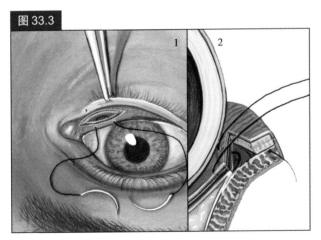

图 33.6

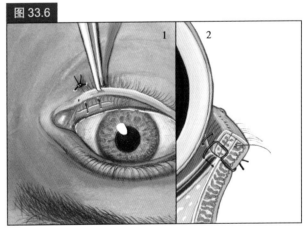

（董杰，李冬梅）

第34章

下睑全层楔形切除术

适应证

广泛性水平方向眼睑松弛性睑外翻；眼睑松弛综合征。

图 34.1 在下睑缘下方 2~3mm 自下泪小点至外眦部标记切口。将标记线向外侧延长，并向下延长约 1cm，类似于下睑袋切口

图 34.2 外拉眼睑，防止屈曲，用圆形手术刀沿标记的切口线切开皮肤

图 34.3 用剪刀剪开眼轮匝肌，分离轮匝肌与眶隔间的筋膜组织，以解剖皮肌瓣

图 34.4 在下睑中央至中外 1/3 处，沿中下方向从睑缘至穹窿部以一定的角度切开睑板和结膜组织

图 34.5 用有齿镊夹住游离睑板缘，以中等的张力将其折叠。在结膜穹窿处用 V 形标记标出多余的眼睑部分

图 34.6 用剪刀于睑缘剪除标记的三角形区域。用 6-0 薇乔缝线间断缝合睑板 2～3 针，并将缝线埋于结膜下，防止角膜损伤。用 6-0 丝线于下睑缘睑板及灰线间垂直褥式缝合。将缝线打结系紧，使睑缘切口对合并轻微外翻。睑缘缝线留长。必要时，在睑板下用薇乔缝线间断缝合眼睑缩肌

图 34.7 将皮肌瓣覆盖在眼睑上，向外侧适度拉伸。沿其与外侧切口线重叠处做标记，用剪刀沿标记线剪开。沿睑缘剪除 2～3mm 的多余皮肤

图 34.8 在外侧切口置 1 或 2 根深层 6-0 铬制肠线以固定轮匝肌。间断缝合睑缘和外侧皮肤切口。将留长的睑缘缝线末端聚合成 1～2 束，埋在皮肤表面的线结中，使其远离角膜

术后护理

间歇冰敷 24 小时。将抗生素软膏涂抹于缝线处及穹窿部，每天 4 次，连续 7 天。7 天后拆除缝线。

并发症

角膜损伤——眼睑切除居中及睑板板层缝合时穿透结膜可引起角膜损伤。睑缘缝线未固定在远离睑缘处也可引起角膜损伤。

睑缘凹角——是由于睑板闭合不良和褥式缝合时未能使睑缘外翻造成的。睑缘伤口裂开也可引起睑缘凹角，数月后随着伤口修复，凹角即可恢复。

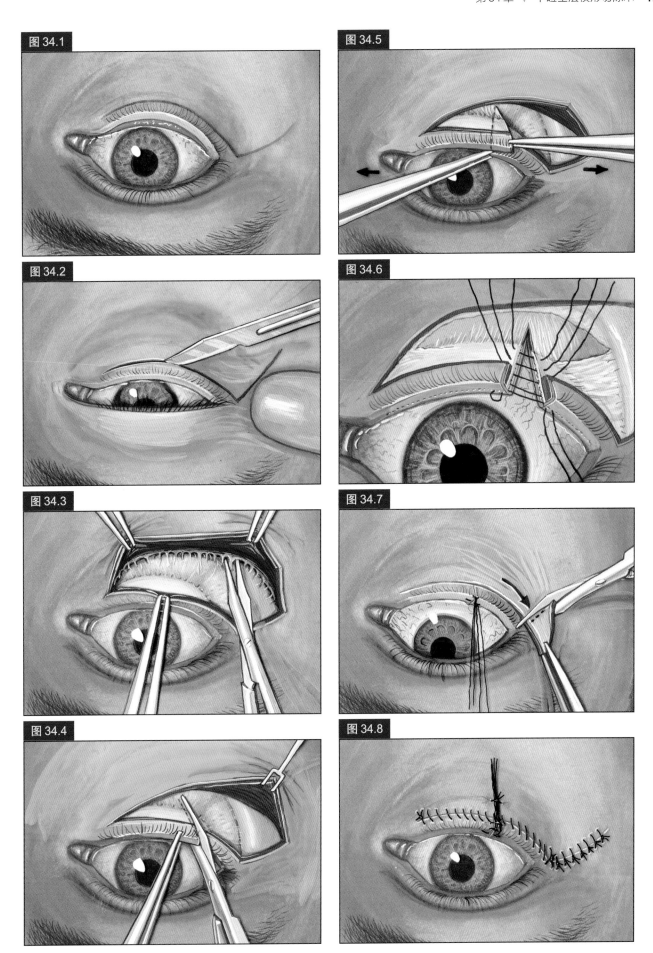

图 34.1

图 34.2

图 34.3

图 34.4

图 34.5

图 34.6

图 34.7

图 34.8

（董杰，李冬梅）

第 35 章

改良 Lazy-T 下睑全层楔形切除术

适应证

伴中度泪小点外翻的广泛性水平方向眼睑松弛。

图 35.1　用两个镊子夹住睑缘，用剪刀在下泪小点外侧 4mm 处垂直剪开全层眼睑。睑缘动脉烧灼止血

图 35.2　用镊子夹住两侧游离睑板缘，以适度的张力将其重叠。在切口外侧，标记需切除的多余眼睑组织

图 35.3　用剪刀沿标记线剪去 V 形的全层眼睑组织

图 35.4　用镊子翻转下睑内侧。泪小管植入 00 号或 0 号 Bowman 探针以确定其位置。在泪小管下方 4mm 处水平切除 V 形结膜和筋膜组织。切除的楔形组织水平长约 8mm，垂直径约 5mm，在首次切除的垂直眼睑缺损处，侧面应有较宽的基底

图 35.5　用 6-0 普通肠线或铬制肠线缝合水平方向切口，以缩短后层组织。埋藏线结防止角膜损伤

图 35.6　将 6-0 丝线垂直褥式缝合睑缘的睑板切口，对齐睑缘。用 6-0 薇乔缝线缝合睑板并使其进一步对合，将缝线置于结膜下

图 35.7　将第二根 6-0 丝线穿过睫毛水平。睑缘缝线打结使切口边缘轻微外翻，缝线末端留长，余睑板缝线打结

图 35.8　用 6-0 铬制肠线间断缝合轮匝肌，6-0 快速吸收肠线间断缝合皮肤。留长的线埋于皮肤表面线结中固定，使其远离角膜

术后护理

在缝线和结膜穹窿处涂抹抗生素软膏，每天 4 次，连续 10 天。

并发症

泪小管损伤——泪小点下方切口的位置或缝线距泪小管太近可损伤泪小管。保证切口位于探针下 4mm 可避免损伤泪小管。

睑缘凹角——睑缘切口闭合不良和切口边缘未外翻可引起睑缘凹角。可通过原切口处二期小的楔形切除法进行修复。

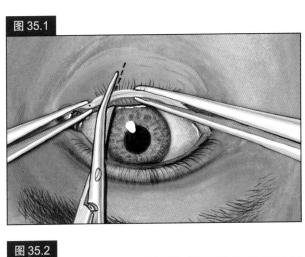

图 35.1

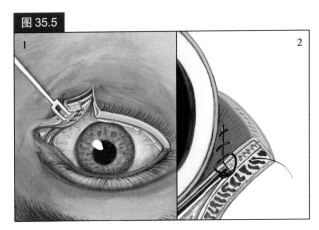

图 35.5

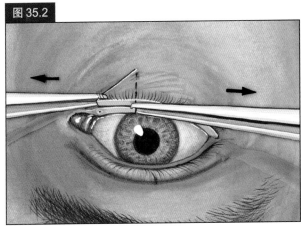

图 35.2

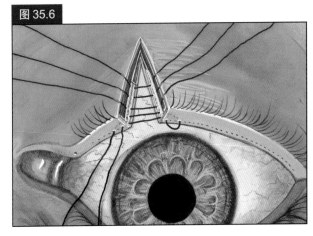

图 35.6

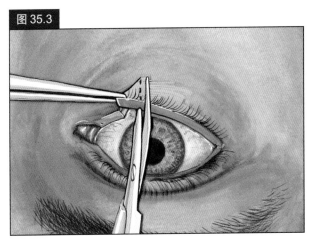

图 35.3

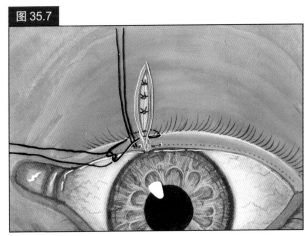

图 35.7

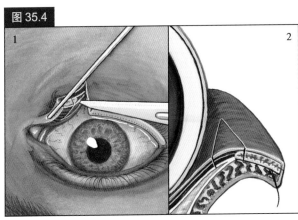

图 35.4

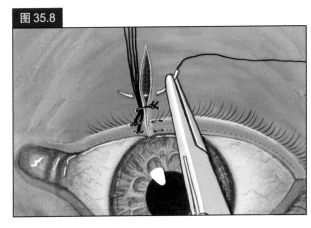

图 35.8

（董杰，李冬梅）

第36章

内眦韧带折叠术

适应证

内眦韧带松弛伴有内侧睑外翻或泪小点外翻。此术式可联合其他睑外翻修复手术。

图36.1　下泪小管植入00号或0号Bowman探针，标记其位置。从泪小点外侧3mm处开始，于睫毛下2mm处标记皮肤切口。切口标记环绕内眦角延长至内眦韧带上方2mm处

图36.2　用手术刀沿着标记线切开皮肤

图36.3　镊子夹紧轮匝肌，小心切开。钝性分离，暴露内眦韧带下支并探查其在上颌骨额突的附着点

图36.4　用5-0双针聚丙烯缝线垂直穿过切口处的内眦韧带。注意不要刺入泪囊。双针纵向穿入内眦韧带下支，在睑板的内眦韧带起点处穿出。注意Bowman探针的位置，避免损伤泪小管

图36.5　缝线打结使内眦韧带卷曲缩短，将泪小点向内眦角方向拉伸5~6mm，使泪小点复位

图36.6　用6-0快速吸收肠线缝合皮肤。必要时联合其他眼睑缩短手术

术后护理

缝线处涂抹抗生素软膏，每天4次，连续5天。

并发症

泪小管阻塞——泪小管周围的内眦韧带折叠可使管腔闭塞，导致溢泪。

图 36.1

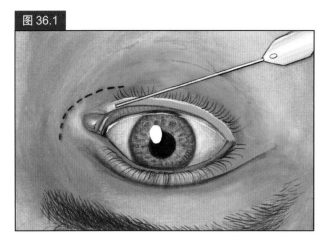

图 36.2

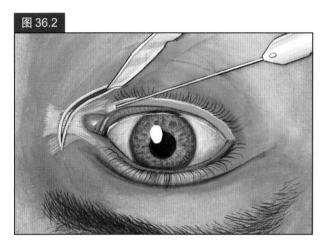

图 36.3

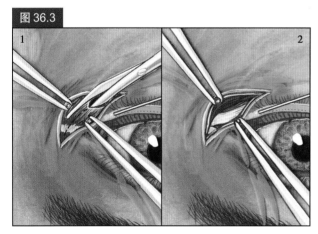

图 36.4

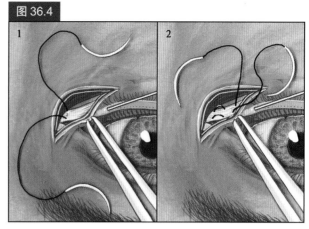

图 36.5

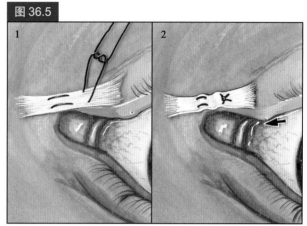

图 36.6

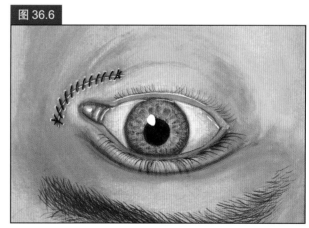

（董杰，李冬梅）

第 37 章

颞筋膜下睑悬吊术

适应证

需垂直方向支撑的麻痹性睑外翻或复发性下睑松弛。

图 37.1 从下泪小点外侧至外眦角上方，在睑缘下 2mm 处标记切口线。在皮肤皱襞处向外下方延长 1cm，同下睑成形术切口。拉紧眼睑，防止屈曲，用圆刀片沿标记线切开皮肤

图 37.2 用镊子牵拉切口外侧皮肤缘，剪断轮匝肌。分离轮匝肌至轮匝肌后层面。沿睑缘分离肌肉，从下方的眶隔分离出皮肌瓣

图 37.3 必要时行眼睑缩短手术。于筋膜层面向外侧解剖至耳部。从眶外侧缘继续剥离 4～5cm，暴露覆盖颞肌的颞肌深筋膜

图 37.4 在距离外眦角水平 5～6mm、上方 1mm 处的颞筋膜处做两条平行切线。注意避免损伤下方的颞肌。将切口向耳上缘方向延长至距耳上缘 4cm 处。继续向前穿过覆盖外侧眶缘的骨膜。用长而弯的剪刀切断筋膜带的远端（朝向耳朵）

图 37.5 充分分离在筋膜条和下面颞肌间的附着物。用 Freer 剥离子把筋膜条骨膜部分提到眶缘前缘。将筋膜条向内侧旋转置入下睑切口处

图 37.6 于内眦韧带内下方做 5～6mm 长的切口。钝性分离，暴露内眦韧带及周围骨膜。自轮匝肌下方、下睑切口外侧的内眦角切口处穿入 Wright 针。将筋膜条穿入针孔，拉至内眦韧带

图 37.7 在筋膜上施加足够的张力，将睑缘拉向眼球，使其位于下方角膜缘上 2mm。标记筋膜条与内眦韧带附着点的连接点。修剪掉多余的筋膜条。通过双针 5-0 薇乔缝线穿过内眦韧带的附着点，然后穿过筋膜条

图 37.8 用 6-0 聚丙烯缝线间断缝合筋膜条至睑缘下的睑板，约缝合 4～5 针。用 6-0 快速吸收普通肠线缝合内眦切口。将皮肌瓣覆盖眼睑。用 6-0 铬制肠线或薇乔缝线缝合外侧轮匝肌。用 6-0 快速吸收肠线连续缝合皮肤切口

术后护理

敷料包扎 24 小时。取下敷料后，间歇冰敷 24 小时。在缝线处涂抹抗生素软膏，每天 4 次，连续 7 天。

并发症

外眦畸形——由眶外壁筋膜条位置异常引起。筋膜条起点应位于外眦角上方 1mm。

外眦角外翻——当筋膜条起点位于眶外侧缘外表面时，可见外眦角外翻。筋膜条的骨膜延长应在眶缘周围，保证其起源于内表面。

睑外翻——由于筋膜条未能缝合到睑板，或筋膜条在眼睑的位置过低造成。筋膜条应与全部睑板相连接。

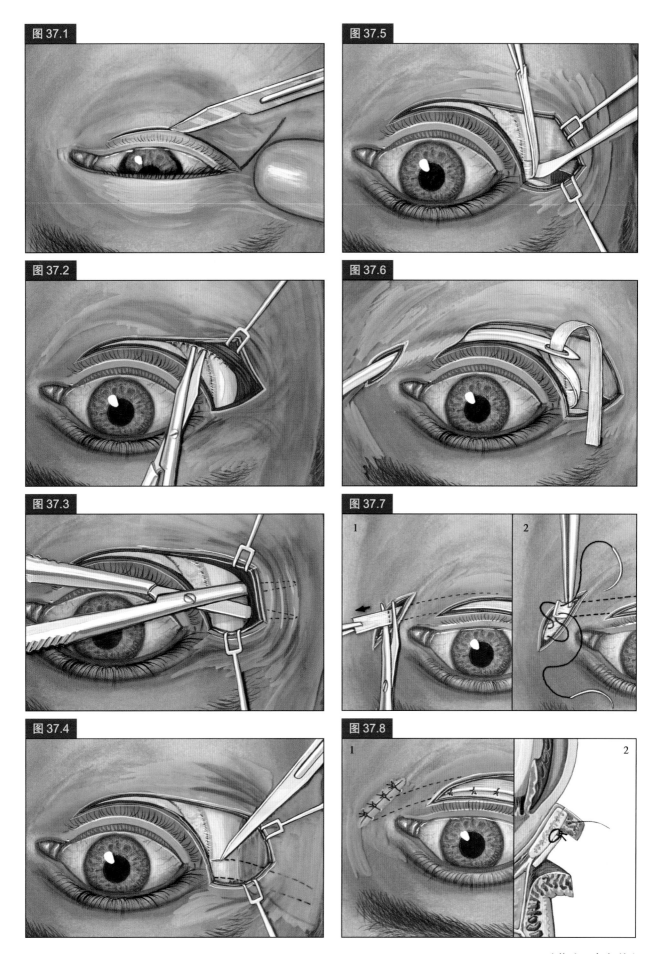

图 37.1

图 37.2

图 37.3

图 37.4

图 37.5

图 37.6

图 37.7

图 37.8

（董杰，李冬梅）

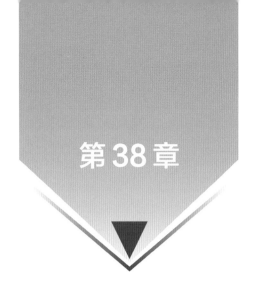

第 38 章

前层眼睑垂直延长联合植皮

适应证

眼睑前层收缩导致的中至重度瘢痕性外翻。

图 38.1　在下睑缘下 3mm 处标记切口，若边缘不清，则沿皮肤瘢痕上缘标记。标记线在瘢痕的两侧至少延长 6～8mm。睑板缘置 4-0 牵引线

图 38.2　手术刀沿标记线切开。在瘢痕区域外 5～6mm，锐性分离皮肤与眼轮匝肌。切除明显的瘢痕组织。游离时，睑缘应在无张力状态下位于角膜缘上方 1～2mm。用加压法或肾上腺素充分止血。避免过度烧灼止血

图 38.3　在同侧或对侧的上睑皱襞处做切口标记。与上睑成形术相似，切口标记为椭圆形。植片宽度为植床宽度的 1.5 倍

图 38.4　用手术刀沿标记线切开供区皮肤。用剪刀分离植片与轮匝肌。为了使伤口愈合，应切除部分肌肉。用 6-0 快速吸收肠线连续缝合供区切口

图 38.5　如需更大的植片，可选择耳后皮肤作为供区。植片取自耳后基底，使植片一半来自耳后皮肤，另一半来自无毛的乳突上嵴部的皮肤。将植片修剪为合适的形状及 1.5 倍植床的宽度。用手术刀将皮肤切开，用剪刀分离皮肤及皮下组织。用 4-0 薇乔缝线连续缝合供区切口

图 38.6　锐性分离植片上所有皮下组织。必要时，修剪植片为植床的形状，并使其宽度为植床的 1.5 倍

图 38.7　用 7-0 薇乔缝线间断缝合植片和植床。组织纤维蛋白胶有助于固定植片位置。若植片直径大于 2cm，在其中心做一个或多个切口进行引流。用 4-0 丝线穿过下睑缘，固定于眉处，保持眼睑闭合，并使植片平整

图 38.8　将 5-0 尼龙线越过植片边缘在中央做垂直褥式缝合，并在其两侧各增加褥式缝合 1 针。将浸泡在抗生素溶液中的 Telfa 衬垫置于植片上，并将卷好的无菌海绵或牙科卷置于衬垫上。缝线打结，固定植片

术后护理

将抗生素软膏涂抹于缝线处，并用敷料包扎，4 天后更换敷料。10 天后拆除敷料和缝线。

并发症

持续或复发性睑外翻——未能完全去除皮肤瘢痕组织或植片收缩可导致该并发症。植片宽度应为缺损区最短垂直径的 1.5 倍。

供区上睑闭合不全——上睑切取的植片太大而无足够的多余皮肤时，则出现上睑闭合不全。切取植片前应仔细测量可供皮量。

移植失败——该情况并不常见，植片血供不良，止血不充分引起血肿，或者植片未能与植床紧密贴合 10 天，而使其与血管床不能紧密接触时，则发生移植失败。

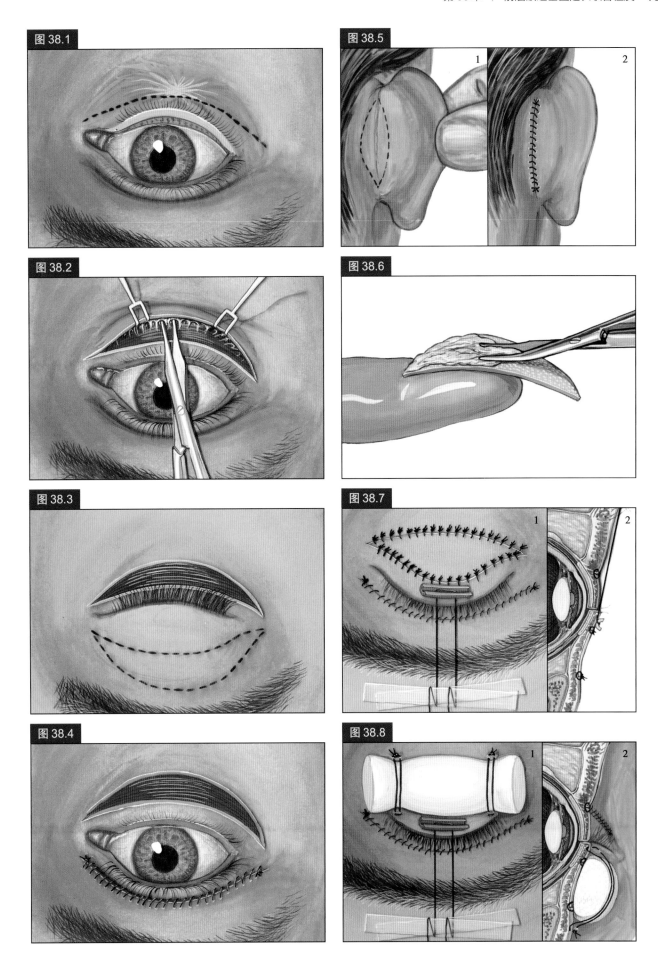

（董杰，李冬梅）

第九部分

睑 内 翻

睑内翻即睑缘皮肤向内翻折，和睑外翻一样，其发生的原因很多，但不同的是，睑内翻对眼睛的损害可能要大得多。无论是什么病因导致的睑内翻，眼睑皮肤和睫毛都会直接接触结膜，导致结膜刺激症状和角膜损伤。在某些情况下，例如伴有瘢痕性类天疱疮，眼睑组织除了内翻外，还可能存在倒睫。在大多数睑内翻患者中，睫毛与睑缘的相对位置关系是正常的，是因为眼睑位置异常才导致了睫毛接触角膜。

睑内翻的临床表现可以很轻微，也可以表现为睑缘间歇性向内倾斜偶尔与角膜接触，甚至可以出现严重的180°倒置的睑缘，睫毛和皮肤与角膜完全接触。由此产生的眼表刺激症状包括结膜刺激、反射性流泪和溢泪，以及角膜上皮损伤引起的眼部不适。而继发性眼睑痉挛也经常出现，并会加重病情。

睑内翻可分为先天性、退行性、瘢痕性和机械性，各有其不同的病理表现。如果想达到有效的矫正，就必须了解导致畸形的解剖基础。虽然在某些情况下，通过一些简单的方法就可以缓解睑内翻的症状，但只有准确恢复其正常的解剖生理关系才能获得永久的矫正。

先天性上睑内翻并不常见，可能与睑板畸形有关，如睑板扭曲综合征。也可见于睑板发育不全，包括缺乏眼睑皱襞及缺少表面覆盖的轮匝肌。先天性上睑内翻的矫正通常需要翻转睑缘并重建眼睑皱襞。真正的先天性下睑内翻是非常罕见的，大多数情况下是由内眦赘皮引起。在这种情况下，正常注视时睑板相对处于正常的位置。下睑皱襞的缺失会导致向下注视时皮肤和轮匝肌上抬，导致轻微的睑内翻，这种情况通常在2～3岁时自然缓解。当有明显的角膜刺激症状时，则需要行手术矫正，其目的是通过形成眼睑皱襞来重新固定眶隔前部轮匝肌。这可通过缝合全层眼睑实现，因为这种

手术的效果通常会持续到病情自行缓解为止。当这种症状持续到大龄儿童或成年时，可切除小部分皮肤和肌肉，以重建永久性的眼睑皱襞。眼睑手术后，可以看到一种获得性的睑内翻，睫毛下的肌肉皮瓣被抬高到睑缘，附着在前后层眼睑之间的正常筋膜组织被破坏。这种睑内翻也可能自发出现，与退行性改变相关。修复手术包括重建下睑皱襞，一般是通过直接切开皮肤来实现。

在获得性睑内翻中，退行性睑内翻是最常见的类型，是由于年龄因素，眼睑和眼眶的解剖结构发生改变造成的。退行性睑内翻的临床表现和症状取决于致病原因，其中，眼睑松弛可能是造成睑板位置异常最重要的因素。眼睑松弛最常见的原因是支撑下睑的外眦韧带过于薄弱，但也可能是整个睑板或是内眦韧带松弛所致，并常累及前部眼睑的皮肤和肌肉。当没有其他退行性改变存在时，眼睑松弛的唯一症状可能就是睑外翻，这是由于眼轮匝肌张力减弱、角膜暴露所致溢泪以及眼表 - 眼睑长度差异所导致的。

当眼睑松弛与下睑缩肌松弛相关时，眼睑松弛可能会造成睑板位置不固定和轻度睑内翻。然而，在眼睑功能良好的正常人中，下睑缩肌的位置异常并不会导致睑内翻。随着年龄增长，眶脂肪萎缩和眼球内陷会进一步导致眼睑松弛和睑内翻，缺少了眼轮匝肌和下方眶隔筋膜，眶隔前的纤维向上覆盖到睑板和睑板前的轮匝肌上。当水平方向上的眼睑松弛合并下睑缩肌松弛时，眦部韧带周围发生了旋转，从而产生严重的睑内翻，这种情况在睑板相对窄小的患者中更为明显。由于角膜刺激引起的继发性持续眼睑痉挛及眶隔前肌肉的肥大，最终导致所谓的"慢性痉挛性睑内翻"。然而，这属于继发性而非原发性。急性的"痉挛性睑内翻"是由眼部手术后的继发性眼睑痉挛或眼表刺激引起的，可表

现为无症状或发作性,以及眼睑退行性改变。

退行性睑内翻的手术目的是修复解剖结构的异常。如果眼睑松弛是唯一的显著表现,可以简单地通过缩短水平方向上的眼睑来修复。如果水平方向上的眼睑松弛很小而下睑缩肌松弛和断裂是主要因素,只需紧缩缩肌或重新附着便可矫正睑内翻。然而,在大多数情况下,松弛的眼睑还需要固定眶隔前轮匝肌至睑囊筋膜以防止轮匝肌跨越。其他常见的情况还有,当水平方向上的眼睑和垂直方向上的下睑缩肌都有明显松弛时,在修复缩肌的同时,还可通过外眦韧带折叠、全层楔状切除或外侧睑板条固定来缩短水平方向上的眼睑。

Quickert-Rathbun 术式并不理想,手术为全层缝合固定眶隔前轮匝肌并紧缩下睑缩肌,这项手术的优点在于它可以在患者床旁完成,适用于那些无法耐受更复杂手术的患者。然而,这类手术的效果往往是暂时的,因为它并未纠正造成眼睑松弛的主要异常,并且它也未将缩肌永久性地附着在睑板上。

瘢痕性睑内翻的发生是由于变形产生的力作用在睑板上,使其朝眼球面翻转。导致这种变形的原因多为结膜瘢痕性疾病,如眼部类天疱疮或Stevens-Johnson 综合征等。更永久的睑板变形可能与化学烧伤、创伤性损伤以及沙眼等感染性疾病有关。睑板的先天性扭曲也会产生类似的结果。瘢痕性睑内翻的症状与退行性睑内翻相似,但常因副泪腺丧失、结膜瘢痕所致的机械性角膜擦伤、眼部长时间暴露等因素而引起严重的干眼症。

瘢痕性睑内翻矫正的目的是修复缺失的眼睑后层,可能仅需单纯修复结膜,或者需修复结膜及睑板。根据解剖结构的异常,有四种基本手术方式可选择。在无明显睑板畸形的轻症患者中,只缩短前部皮肤和肌层便可能奏效。这可以通过切除皮肤和肌肉并固定前部睑板来实现,或是用 Quickert-Rathbun 术式全层缝合修复,后者的维持时间相对更短。当睑板向内弯曲或结膜缩短是主要病因时,需要移植黏膜或睑板以延长眼睑后层。轻微的睑缘内翻可以通过睑缘切开修复,可伴有或不伴有移植物。当睑内翻较严重时,将睑缘翻转的手术方式更为合适。

机械性睑内翻可见于眼睑肿物继发的睑缘翻转,肿物可能是炎性或是肿瘤。手术策略必须针对病理来源,残留的任何眼睑位置异常均应予以修复。

睑内翻患者的病情评估取决于可能导致睑缘异常的眼睑解剖结构,包括水平方向上的眼睑支撑结构,包括内、外眦韧带,睑板和轮匝肌情况。如果中央部睑缘可向外翻出 7～8mm 且没有明显张力,此为水平松弛。在这种情况下,眼睑便无法像正常情况下一样与眼球贴合良好,松弛的眼睑也无法像张力正常时一样迅速弹回到原来的位置上。将睑缘拉向外眦方向时,内眦和泪小点的距离增加 3～4mm 往往提示内眦韧带被明显拉伸。用力闭眼时,眼睑向内翻,随着下睑缩肌附着点的丧失,不稳定的睑板下界会向外翻转,触摸该处皮肤时能明显感受到。在眼球上下转动的过程中轻轻触摸睑板下方,可触及下睑缩肌断腱的边界。在这种情况下,原本因下方覆盖下睑缩肌而呈现出白色的穹窿结膜可能变成粉红色,这是因为轮匝肌直接贴附于结膜上造成的。当下睑缩肌只是冗余而非断腱时,便不会有上述表现。若出现较深的上睑板沟,且眼球突出度小于 12～14mm 时,则提示眼球内陷是发病原因。

(董力,李冬梅)

拓展阅读

睑内翻

Benger RS, Musch DC. A comparative study of eyelid parameters in involutional entropion. *Ophthal Plast Reconstr Surg.* 1989;5:281–287.

Bernardino CR. Alternative etiology and surgical correction of acquired lower-eyelid entropion. *Ann Plast Surg.* 2007;59:229.

Bernardino R, Chang EL, Rubin PA. Entropion. *Ophthalmology.* 2011;118:226–227.

Chi M, Kim HJ, Vagefi R, Kersten RC. Modified tarsotomy for the treatment of severe cicatricial entropion. *Eye.* 2016;30:992–997.

Dunbar KE, Cox C, Heher KL, Kapadia MK. Lateral tarsal strip plus skin-muscle flap excision in the treatment of lower eyelid involutional entropion. *Orbit.* 2017;36:375–381.

Dryden RM, Leibsohn J, Wobig J. Senile entropion, pathogenesis and treatment. *Arch Ophthalmol.* 1978;96:1883–1885.

Kakizaki H, Zako M, Kinoshita S, Iwaki M. Posterior layer advancement of the lower eyelid retractor in involutional entropion repair. *Ophthal Plast Reconstr Surg.* 2007;23:292–295.

Kocaoglu FA, Katircioglu YA, Tok OY, et al. The histopathology of involutional ectropion and entropion. *Can J Ophthalmol.* 2009;44:677–679.

Marcet MM, Phelps PO, Lai JS. Involutional entropion: risk factors and surgical remedies. *Curr Opin Ophthalmol.* 2015;26:416–421.

Olver JM, Barnes JA. Effective small-incision surgery for involutional lower eyelid entropion. *Ophthalmology.* 2000;107:1982–1988.

Shore JW. Changes in lower eyelid resting position, movement, and treatment, and tone with age. *Am J Ophthalmol.* 1985;99:415–423.

睑缘翻转

Bleyen I, Dolman PJ. The Wies procedure for management of trichiasis or cicatricial entropion of either upper or lower eyelids. *Br J Ophthalmol.* 2009;93:1612–1615.

Dutton JJ, Tawfik HA, DeBacker CM, Lipham WJ. Anterior tarsal V-wedge resection for cicatricial entropion. *Ophthal Plast Reconstr Surg.* 2000;16:126–130.

Hoh HB, Harrad RA. Factors affecting the success rate of the Quickert and Wies procedures for lower eyelid entropion. *Orbit.* 1998;17:169–172.

Russel DJ, Seiff SR. Long-term results for entropion repair by tarsal margin rotation with posterior lamella superadvancement. *Ophthal Plast Reconstr Surg.* 2017;33:434–439.

Yagci A, Palamar M. Long-term results of tarsal marginal rotation and extended lamellae advancement for end stage trachoma. *Ophthal Plast Reconstr Surg.* 2012;28:11–13.

硬腭黏膜移植

Bartley GB, Kay PP. Posterior lamellar eyelid reconstruction with a hard palate mucosal graft. *Am J Ophthalmol.* 1989;107:609–612.

Dryden RM, Soll DB. The use of scleral transplantation in cicatricial entropion and eyelid retraction. *Trans Sect Ophthalmol Am Acad Ophthalmol Otolaryngol.* 1977;83:669–678.

Goldberg RA, Joshi AR, McCann JD, Shorr N. Management of severe cicatricial entropion using shared mucosal grafts. *Arch Ophthalmol.* 1999;117:1255–1259.

Koreen IV, Taich A, Elner VM. Anterior lamellar recession with buccal mucous membrane grafting for cicatricial entropion. *Ophthal Plast Reconstr Surg.* 2009;25:180–184.

Larsen SD, Heegaard S, Toft PB. Histological and clinical evaluation of the hard palate mucous membrane graft for treatment of lower eyelid retraction. *Acta Ophthalmol.* 2017;95:295–298.

Matsuo K, Hirose T. The use of conchal cartilage graft in involutional entropion. *Plast Reconstr Surg.* 1990;86:968–970.

Swamy BN, Benger R, Taylor S. Cicatricial entropion repair with hard palate mucous membrane graft: surgical technique and outcomes. *Clin Exp Ophthalmol.* 2008;36:348–352.

Thommy CP. Scleral homograft inlay for correction of cicatricial entropion and trichiasis. *Br J Ophthalmol.* 1981;65:198–201.

Quickert Rathbun 缝合线

Miyamoto T, Eguchi H, Katome T, et al. Efficacy of the Quickert procedure for involutional entropion. The first case series in Asia. *J Med Invest.* 2012;59:136–142.

Pereira MG, Rodrigues MA, Rodrigues SA. Eyelid entropion. *Semin Ophthalmol.* 2010;25:52–58.

Quist LH. Tarsal strip combined with modified Quickert-Rathbun sutures for involutional entropion. *Can J Ophthalmol.* 2002;37:238–244.

下睑缩肌复位

Caldato R, Lauande-Pimentel R, Sabrosa NA, et al. Role of reinsertion of the lower eyelid retractor on involutional entropion. *Br J Ophthalmol.* 2000;84:606–608.

Erb MH, Uzcategui N, Dresner SC. Efficacy and complications of the transconjunctival entropion repair for lower eyelid involutional entropion. *Ophthalmology.* 2006;113:2351–2356.

Then SY, Salam A, Kakizaki H, Malhotra R. A lateral approach to lower eyelid entropion repair. *Ophthalmic Surg Lasers Imaging.* 2011;42:519–522.

第39章

全层眼睑缝线矫正术
（Quickert-Rathbun 术式）

适应证

轻至中度的退行性睑内翻；眼术后发生的急性痉挛性睑内翻；无其他更佳手术选择的轻度瘢痕性睑内翻。

图39.1 用有齿镊夹住下睑，轻轻将其从眼球上拉开。将 4-0 双针铬制肠线的一端系在大弯针上，由侧方向中央穿过下方的穹窿结膜

图39.2 将针直接穿过结膜、筋膜和眶隔，直到针尖在皮肤下可见，而尚未穿出皮肤

图39.3 将皮肤稍向下拉，并将皮下的针尖向上移动到睑缘下 3mm 处。将针穿出皮肤

图39.4 将线的另一端在距上一针 3~4mm 处以相同的方式褥式缝合 1 针。并在第一针的内、外侧距离其 8mm 处再各自褥式缝合 1 针。将上述 3 处缝线直接打结，无需棉枕衬垫，调整张力达到轻度外翻，打 5~6 个结以防止线结松脱

术后护理

在穹窿结膜及皮肤切口处涂抹抗生素软膏，每天 4 次，连续 7 天或直至缝线脱落。

并发症

过度矫正——由于缝线过紧引起，尤其当存在明显的眼睑松弛时。这种情况通常是暂时的，通过按摩可以软化瘢痕以加速恢复。

复发——较为常见，术中未能将下睑缩肌重新固定于睑板上所致。该手术将下睑缩肌固定在轮匝肌上，能够有效防止眶隔前肌肉跨越。

图 39.1

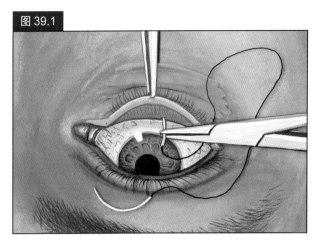

图 39.3

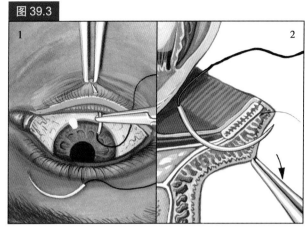

图 39.2

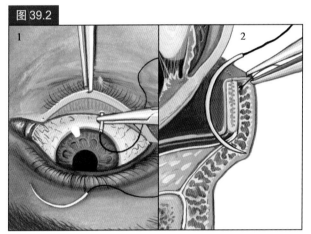

图 39.4

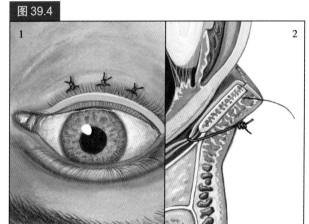

（董力，李冬梅）

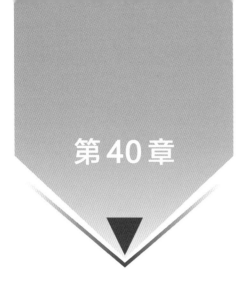

第40章

改良全层眼睑缝线法矫正下睑赘皮

适应证

先天性或获得性下睑赘皮伴角膜刺激症状者。

图 40.1　从下泪小点下方距睑缘 3mm 处开始，标记下睑皱襞的预期位置。将标记点横向延伸，至眼睑中、外 1/3 连接处稍向下，距睑缘 5mm 处

图 40.2　用有齿镊夹住下睑中央，轻轻将它从眼球上拉开。将 4-0 双针铬制肠线的一端于中央穿过全层眼睑，从睑板下方边界处穿入，从标记的皮肤皱襞处穿出

图 40.3　将缝线的另一端距上一针 3mm 处穿入，在皮肤面无加压打结

图 40.4　在标记线内侧 2/3 眼睑处褥式缝合 2 针

术后护理

将抗生素软膏涂于穹窿结膜及皮肤切口处，每天 4 次，直至缝线脱落。

图 40.1

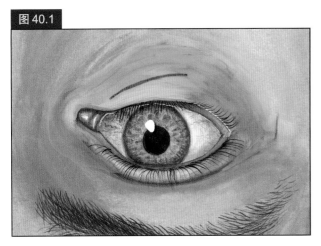

图 40.3

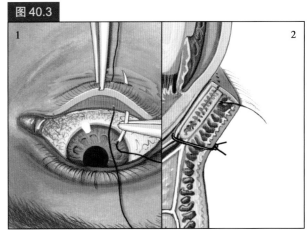

图 40.2

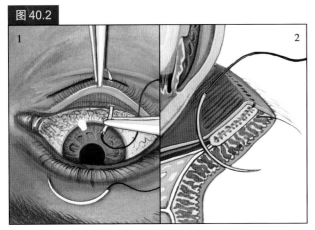

图 40.4

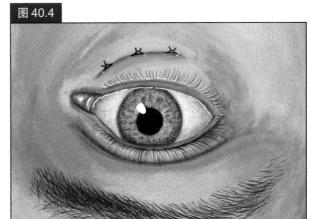

（董力，李冬梅）

第41章

下睑皱襞重建矫正下睑赘皮

适应证

先天性和获得性眼睑赘皮伴角膜刺激症状者,尤其是大龄儿童和成年人。

图41.1　从下泪小点下方距睑缘3mm处开始,标记下睑皱襞的预期位置。将标记点横向延伸,至眼睑中、外1/3连接处稍向下,距睑缘5mm处

图41.2　将皮肤绷紧以防止屈曲,用手术刀沿标记线将皮肤切开

图41.3　用有齿镊把皮肤切缘掀开,用剪刀剪开睑板前轮匝肌。用剪刀向下解剖5mm,至轮匝肌后筋膜组织层面,暴露眶隔和下睑缩肌

图41.4　用镊子轻轻地将睑缘肌皮瓣向下拉,使睫毛轻度外翻至正常位置。将下方的肌皮瓣向上拉,超过皮瓣边界。在下方皮瓣上标记多余的皮肤和肌肉,通常不超过2～3mm

图41.5　用剪刀剪除下方皮瓣中多余的皮肤和肌肉

图41.6　用6-0快速吸收肠线间断缝合皮肤切缘,每针都应穿过睑板下缘的下睑缩肌以固定肌肉

术后护理

将抗生素软膏涂抹在切口上,每天4次,直到缝线降解为止。

图 41.1

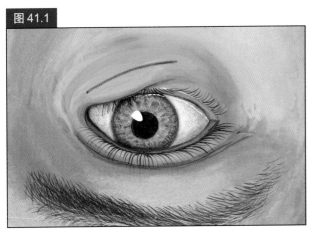

图 41.2

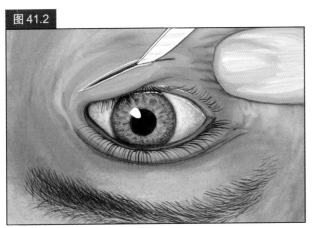

图 41.3

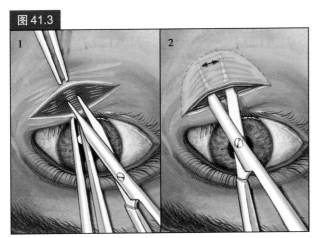

图 41.4

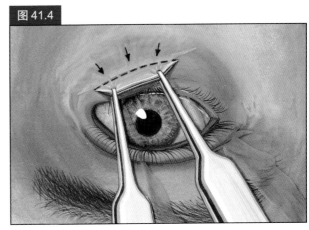

图 41.5

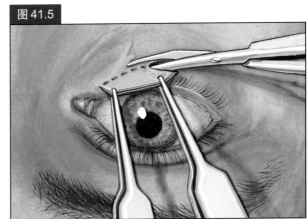

图 41.6

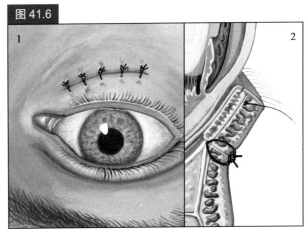

（董力，李冬梅）

第42章

下睑缩肌复位术

适应证

　　下睑缩肌冗余或断腱所致的退行性睑内翻。

图 42.1　距下睑缘 2~3mm 处自下泪小点至外眦部做预期切口标记线，在外侧稍向下，沿微笑皱纹延伸 8~10mm

图 42.2　将皮肤绷紧以防止屈曲，用手术刀沿标记线将皮肤切开

图 42.3　用镊子拉开皮肤切缘，用剪刀暂时性切开轮匝肌。沿着皮肤切口的长度打开肌肉

图 42.4　用剪刀在轮匝肌后筋膜组织层面向下解剖至眶下缘，暴露眶隔。完全打开眶隔，若下睑缩肌断腱，可在距睑板下缘一定距离处看到睑囊筋膜组织边界，从而显示 Müller 肌和结膜

图 42.5　如果发现下睑缩肌断腱或虽未断腱但附着在睑板下方 4~6mm 处且赘余，将 6-0 聚丙烯缝

线穿过睑囊筋膜组织的边缘。再将缝线穿过睑板下缘后打结。调整睑囊筋膜上缝线的位置，直到向下注视时眼睑回缩 3~4mm。再用 4 针 6-0 聚丙烯缝线将剩余的筋膜边缘缝合至睑板，不要缩短眶隔

图 42.6　将肌肉皮瓣向上拉起，并向侧面轻拉。沿睑缘和外侧切口边缘标记多余的皮肤，沿标记线切除多余的皮肤和肌肉。垂直方向上去除的皮肤一般不超过 2~4mm

图 42.7　用数针 7-0 铬制肠线穿过切缘下 5~6mm 处的轮匝肌和睑板下的睑囊筋膜组织以达到从内部改良下睑皱襞的效果

图 42.8　用 6-0 快速吸收肠线在睑缘下连续缝合皮肤切口，在外眦处间断缝合数针

术后护理

　　眼睑间歇冰敷 24 小时。将抗生素软膏涂抹在切口上，每天 4 次，连续 7 天。

并发症

　　睑内翻复发——是由于赘余的下睑缩肌未收紧所致。当水平方向上有眼睑松弛而术中未予一

同修复时也可出现。

　　睑外翻——是由于睑板面缝合固定位置过高所致。如果睑外翻很轻，可通过按摩或收紧外侧睑板条来矫正。

　　眼睑退缩——可能是由于睑囊筋膜组织过度折叠所致。

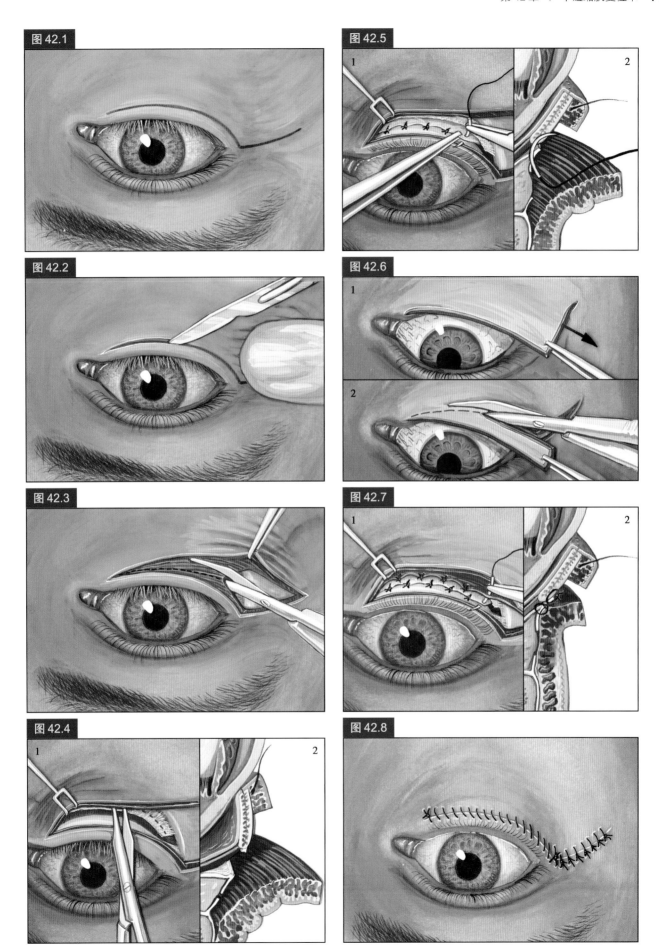

图 42.1

图 42.2

图 42.3

图 42.4

图 42.5

图 42.6

图 42.7

图 42.8

（董力，李冬梅）

第43章

下睑缩肌复位联合水平眼睑缩短

适应证

下睑缩肌断腱合并水平眼睑松弛所致的退行性睑内翻。

图43.1 下睑缩肌复位的操作步骤见第42章,图42.1～图42.5。在眼睑中、外1/3交界处标记一条垂直线,至睑缘后向内转,标记至下穹窿结膜

图43.2 用有齿镊抓住睑缘。用剪刀沿标记线从睑缘剪至睑板底部,在其最下端处朝垂直于睑缘的方向剪一小段。将切口向内下方延伸至下穹窿结膜,用镊子夹住睑缘的切口边缘,并轻轻地将其拉开。在内侧皮瓣上标记多余的眼睑

图43.3 用剪刀沿标记线垂直切开睑板,切口向下并轻度向内,形成睑板底部比睑缘宽2～3mm的楔形切口。将此切口延伸至下穹窿结膜,呈五边形切口。修复睑缘缺损的步骤参见第62章睑缘缺损的直接分层缝合,图62.2～图62.5

图43.4 将肌皮瓣向上拉,轻轻地将其横向拉至切口边缘。沿切缘标记多余的皮瓣并用剪刀剪除。垂直方向上去除的皮肤一般不超过2～3mm。用7-0铬制肠线穿过距皮肤切缘下5～6mm的眶隔前轮匝肌及睑囊筋膜组织,间断缝合4～5针以重建眼睑皱襞。用6-0快速吸收肠线连续缝合切口,在外侧眼睑间断缝合

术后护理

眼睑间歇冰敷24小时。将抗生素软膏涂抹在切口上,每天4次,连续7天。

并发症

角膜擦伤——这是由于睑缘的缝合位置太靠近眼睑后表面,或未能将线结置于皮肤表面所致。

如在术中发现此情况,可以拆除并替换睑缘的缝线,术后可以使用软性角膜接触镜,直到缝线拆除。有时,睑缘后层的缝线可能需要提前拆除。

伤口裂开——这可能是由于切除了过多的眼睑,缝合时张力过大所致。必要时可通过清创切口后重新缝合缺损部位来纠正。

图 43.1

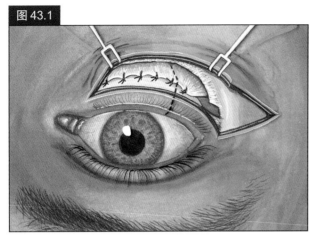

图 43.3

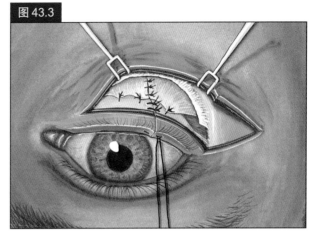

图 43.2

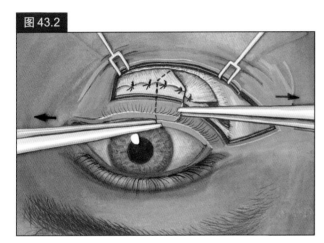

图 43.4

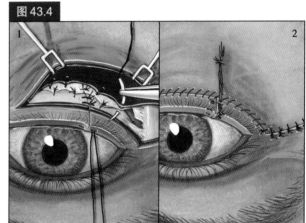

（董力，李冬梅）

第44章

下睑缩肌复位联合外侧睑板条固定

适应证

退行性睑内翻合并外眦韧带松弛。

图 44.1　下睑缩肌复位的操作步骤见第 42 章，图 42.1～图 42.5。用镊子将眼睑向内侧拉，从而拉直外眦韧带，用剪刀剪开外眦至外侧眶缘。将剪刀向下，切断韧带下支，松解眼睑的所有外侧附着

图 44.2　将眼睑向外侧拉，并标记要缩短的量。沿灰线切开眼睑至标记线，去除前部皮肤和肌肉。沿睑板下缘切割，将下睑缩肌从该部分眼睑处分离出来。切除一条睑板边缘的上皮，用刀片从后表面刮去结膜上皮。修剪多余的外眦韧带和睑板，只留 3～4mm 的睑板条

图 44.3　将一或两条 4-0 Mersilene 或薇乔缝线穿过睑板条，固定于外侧眶缘内表面的骨膜上。这一操作可以使用一根小而结实的半弧针头来完成。随后将缝线打结

图 44.4　将肌皮瓣悬垂在伤口边缘，不要施加垂直方向上的力。标记并用剪刀修剪多余的部分。用 7-0 铬制肠线穿过皮肤切缘下 5～6mm 处的眶隔前轮匝肌及睑缘下 5～6mm 的睑囊筋膜组织，间断缝合 4～5 针以重建眼睑皱襞。用 6-0 铬制肠线间断缝合轮匝肌，睑缘下的皮肤切口用 6-0 快速吸收肠线连续缝合。间断缝合外侧上、下睑以重建外眦，形成锐利的外眦角

术后护理

眼睑间歇冰敷 24 小时。将抗生素软膏涂抹在切口上，每天 4 次，连续 7 天。

并发症

外眦角抬高——这是由于眶外侧缘骨膜处的缝线缝合过高所致。缝线位置应位于或仅仅稍高于外眦韧带下支的附着点。

外眦角异位——外眦角远离眼球是由于骨膜缝线位于眶外侧缘的外表面所致，因此睑板条必须缝合在眶缘内面。

眼睑松弛复发——这可能是睑板条未牢固固定在骨膜上的晚期并发症。

眦角圆钝——眦角圆钝是由于未能通过缝合上、下睑缘来重建眦角所致，可通过简单的外眦成形术进行二次矫正。

图 44.1

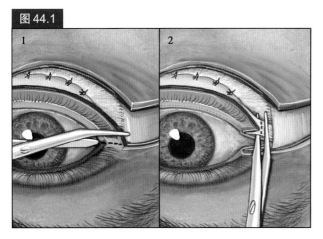

图 44.3

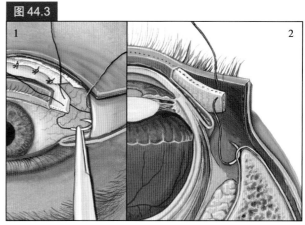

图 44.2

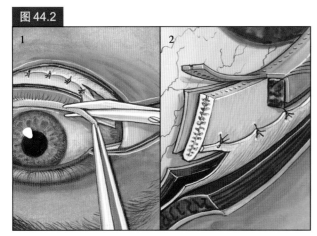

图 44.4

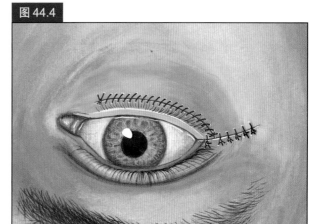

（董力，李冬梅）

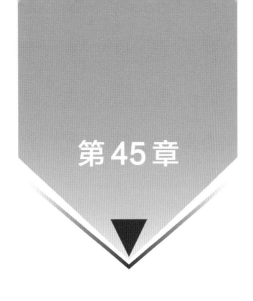

第45章

前层缩短联合睑板前肌肉固定

适应证

轻度的上、下睑瘢痕性睑内翻,不伴有明显的睑板缺损。

图 45.1 在上睑标记切口线,其中央距睑缘 4~5mm,内、外侧距睑缘 3~4mm

图 45.2 将眼睑向外侧拉伸以防止屈曲,用手术刀沿标记线切开皮肤

图 45.3 用镊子将皮肤切缘拉开,剪刀剪开轮匝肌,进入轮匝肌后筋膜层面。沿着整个眼睑皮肤切缘延长切口

图 45.4 用剪刀自睑板上界分离轮匝肌后筋膜组织,至距睑缘 2mm 处。注意不要损伤睫毛根部

图 45.5 在切缘处用 6-0 聚丙烯缝线或薇乔缝线穿过轮匝肌。将肌皮瓣向上拉约 4mm,至睑缘向外轻微翻转,并将缝线穿过表浅睑板

图 45.6 以同样的方式沿切缘增加缝线。打结后使整个睑缘轻微过度矫正和外翻

图 45.7 若有需要,可在上方切缘处切除一小条皮肤肌肉以防止赘余

图 45.8 用 6-0 快速吸收肠线连续缝合皮肤切口。每隔 2~3 针带上深部的提上睑肌腱膜或睑板表面以重建新的上睑皱襞

术后护理

眼睑间歇冰敷 24 小时。将抗生素软膏涂抹在切口上,每天 4 次,连续 7 天;同时将抗生素软膏涂在眼球表面,直到睑外翻消失。

并发症

睑内翻矫正不足——残留的睑内翻是由于眼睑前层缩短不足或未能将轮匝肌充分缝合到睑板所致。合并明显睑板缺损时也可能出现此情况。

缝合切口时,应保留轻度的睑外翻。

过度矫正——是由于过度缩短皮肤和肌肉所致,通常会逐渐减轻。按摩 10 天可能有助于加速矫正。

眼睑皱襞不规则——皱襞的异常可能是由于固定睑板浅层时缝线距离不一致造成的。在缝合时,让患者向上看有助于确认合适的位置。轻度的不规则皮纹可在几周后自行纠正,但严重的畸形需要行二次眼睑皱襞重建手术。

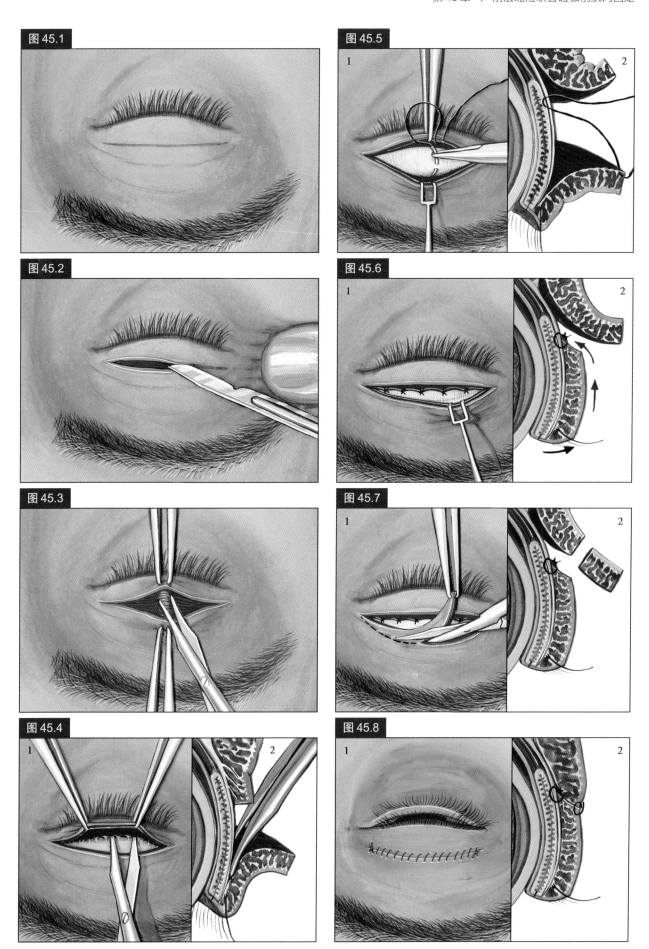

图 45.1

图 45.2

图 45.3

图 45.4

图 45.5

图 45.6

图 45.7

图 45.8

（董力，李冬梅）

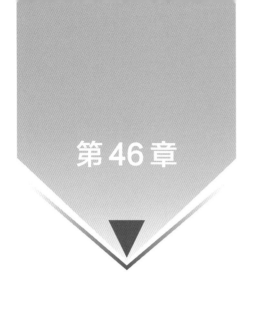

第 46 章

前层睑板楔形切除联合睑缘翻转缝合

适应证

轻至中度的瘢痕性睑内翻合并睑板畸形。

图 46.1　**在上睑皱襞处标记切口线**。将眼睑向外侧拉伸以防止屈曲,用手术刀将皮肤切开

图 46.2　**用剪刀在轮匝肌后筋膜层面上分离组织,至距睑缘 2mm 处,暴露睑板前表面**。注意不要损伤睫毛根部

图 46.3　**在眼睑下放置眼睑板**。沿整个睑板宽度,从距睑缘 4mm 处切出水平 V 形沟槽,深度为 85%~90% 睑板厚度。在睑板前表面,这个沟的宽度应至少达 3mm。上述步骤也可以使用具有菱形切割头的射频切割仪器来完成

图 46.4　**用 6-0 聚丙烯缝线穿过睑板沟的上唇**。间断缝合睑板沟,打结后睑缘应稍微向外翻。必要时,可用 6-0 聚丙烯缝线将提上睑肌腱膜重新间断缝合至睑板上

图 46.5　**将肌皮瓣的边缘向上拉,轻轻地将睫毛向外翻**。用 6-0 聚丙烯缝线或薇乔缝线将轮匝肌间断缝合至睑板上缘

图 46.6　**用 6-0 快速吸收肠线连续缝合皮肤切口**。如有必要,可在缝合前去除多余的皮肤和肌肉

术后护理

眼睑间歇冰敷 24 小时。将抗生素软膏涂抹在切口上,每天 4 次,连续 7 天。

并发症

矫正不足——可能是由于睑板切除不足所致。在睑板的前表面,睑板沟的宽度应至少有 3mm,在关闭切口时,眼睑应轻微过度矫正。睑缘翻转不良也可能是由于切开睑板沟时穿过了全层睑板所致。

角膜损伤——角膜刮伤可能是因为切开睑板沟时穿透了全层睑板所致,也可能是由于缝合时穿过了全层睑板和结膜导致。可以通过在切槽时使用眼睑板,及缝合时仅穿过部分睑板而避免。

图 46.1

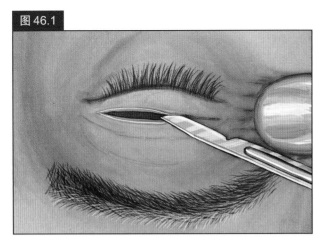

图 46.4

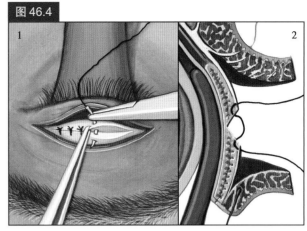

图 46.2

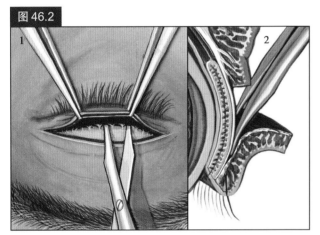

图 46.5

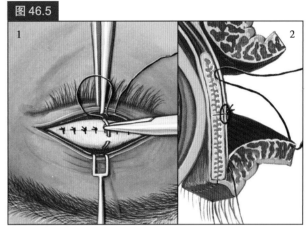

图 46.3

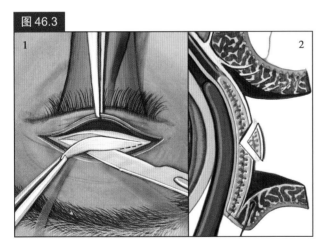

图 46.6

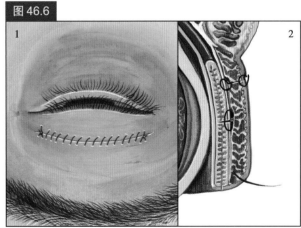

（董力，李冬梅）

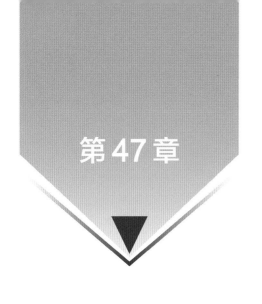

第47章

眼睑全层水平向切开联合睑缘翻转（Wies 术式）

适应证

中至重度的上、下睑睑板畸形所致的瘢痕性睑内翻。

图 47.1 在距上睑或下睑睑缘 4mm 处标记一条水平切口线

图 47.2 在眼睑下方放置眼睑板，在标记线的中央部分用手术刀切开全层眼睑。要确保皮肤和结膜表面的切口距离睑缘长度一致

图 47.3 用剪刀沿着整个睑板的长度向两侧延长切口。不要超过全睑板长度以避免损伤眼睑动脉

图 47.4 用 5-0 双针铬制肠线穿过睑缘桥状瓣的皮肤边缘。然后再穿过上方切口缘后面的 1/2 睑板板层

图 47.5 在上述缝线的内、外侧用相同的方法穿过 2 根或更多的铬制肠线。把缝线打结系紧，使睑缘轻度外翻

图 47.6 用 6-0 快速吸收肠线缝合皮肤切口。睑缘应轻微过度矫正

术后护理

眼睑间歇冰敷 24 小时。将抗生素软膏涂抹在切口上，每天 4 次，连续 7 天。

并发症

过度矫正——在术后早期出现，这种情况通常是暂时性的。如果过度矫正持续存在，可用按摩或 Ziegler 型电凝使结膜表面收缩以矫正。

出血——在眼睑切开时若向两侧眦角方向延长切口过多，可能损伤眼睑动脉，从而导致过多的出血。两条眼睑动脉的损伤可能会影响血供，在罕见的情况下，可能会导致睑缘坏死。

角膜损伤——这可能是由于铬制肠线穿过结膜表面所致，应将缝线埋在结膜下，线头朝向皮肤表面。

图 47.1

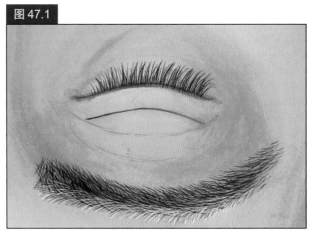

图 47.4

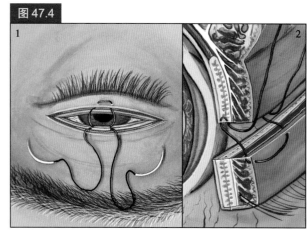

图 47.2

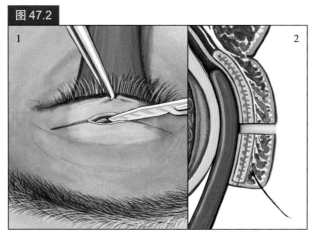

图 47.5

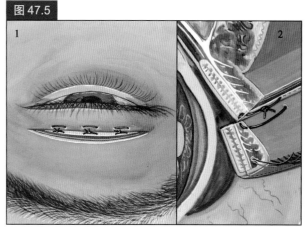

图 47.3

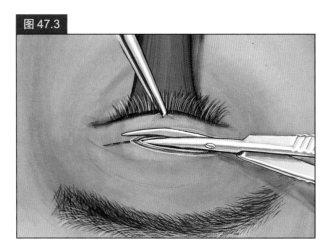

图 47.6

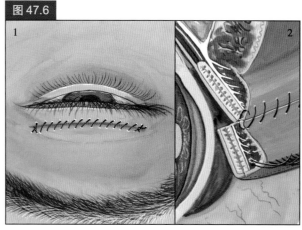

（董力，李冬梅）

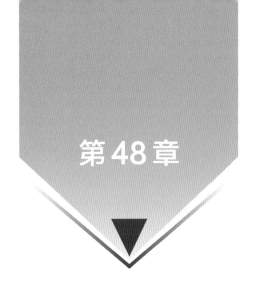

第48章

眼睑后层延长游离睑板结膜、巩膜或软骨移植术

适应证

由结膜和睑板瘢痕性收缩畸形所致的严重瘢痕性睑内翻。

图 48.1 睑板结膜移植术。用 4-0 丝线穿过供区上睑缘中央做牵引线，并用眼睑拉钩翻转眼睑

图 48.2 用手术刀在距睑缘 4mm 处水平切开结膜及睑板，贯穿睑板全长。因提上睑肌腱膜附着于睑板前表面，操作时注意避免损伤提上睑肌腱膜

图 48.3 用显微手术剪于切口内、外两侧分别做两个垂直的切口，切开睑板和结膜，长度约 4～5mm

图 48.4 将睑板结膜瓣与提上睑肌腱膜仔细分离。水平切断瓣的基底部，得到一个长方形的睑板结膜游离瓣。无须处理供区缺损区域，如果处理会导致眼睑瘢痕性收缩或眼睑中央瘢痕性隆起

图 48.5 在患侧睑缘做牵引线，并用眼睑拉钩翻转眼睑。用手术刀在距睑缘 2～3mm 处水平切开结膜及睑板

图 48.6 用显微剪，将睑板前表面附着的轮匝肌(下睑)或提上睑肌腱膜(上睑)组织分离至数毫米深度

图 48.7 修剪植片适合于缺损区域。将植片缝至植床，植片黏膜面与受区结膜面朝向一致，位于植床的下表面。以 6-0 可吸收线将睑板结膜植片与受区睑板近端连续缝合，缝合时注意将缝线埋藏于结膜下。如果用异体巩膜植片，可以用相同的缝合方法，但植片宽度应为受区缺损的 2 倍，以免术后移植物收缩

图 48.8 将植片翻转置于植床中，以双针 6-0 可吸收线行褥式缝合。从植片睑板切面中央进针，从相应结膜切口下方出针。将缝线穿过受区睑板切缘，然后从睫毛下方皮肤面对应位置出针。以相同方法，在植片另一侧睑板切面中央作褥式缝合。观察睫毛上翘情况，将缝线在皮肤面打结，固定植片

术后护理

在供侧及受侧眼睑切口处涂抹抗生素眼膏，加压包扎 24 小时。术后 10 天连续使用抗生素眼膏涂于结膜面伤口。缝线可自行降解。

并发症

角膜损伤——多由于结膜面可吸收缝线暴露所致。缝合时需注意仔细将缝线埋藏于睑板内。

供区皮瓣肉芽肿——这种情况罕见发生，但肉芽肿可能会广泛生长。可以通过直接切除或者双极电凝或激光烧灼去除。

供区眼睑退缩——眼睑退缩可能是由于供区提上睑肌腱膜和 Müller 肌收缩，使组织闭合所致。需要行后徙术解决此并发症。

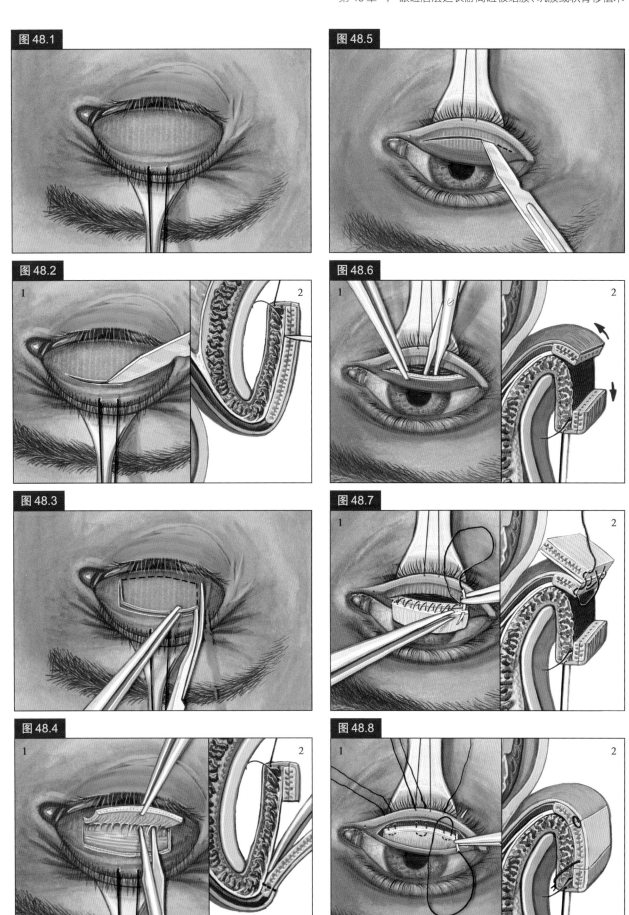

图 48.1

图 48.2

图 48.3

图 48.4

图 48.5

图 48.6

图 48.7

图 48.8

（辛月，李冬梅）

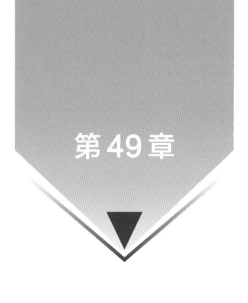

眼睑后层延长口腔黏膜移植术

第49章

适应证

中度瘢痕性睑内翻，伴有结膜瘢痕化或者表皮化改变，但不伴有睑板畸形。

图 49.1 用两个组织钳分别固定睑缘两端，以手术刀沿灰线全长切开

图 49.2 用显微剪将前层皮肤 - 肌肉层与后层的睑板 - 结膜层分离。深度约 5～6mm

图 49.3 以三对双针 6-0 可吸收线，将皮肤 - 肌肉层后徙至睑缘上 2mm 处，并缝合固定于相应的睑板前表面

图 49.4 以 4-0 丝线穿过睑缘做牵引线，并用眼睑拉钩翻转眼睑。用金刚石磨钻打磨去除睑板表面瘢痕化或上皮化改变的结膜组织，也可以选择用显微剪分离结膜组织

图 49.5 用两个巾钳翻转固定下唇。以 27G 针头注射 4～6ml 含 1∶200 000 肾上腺素的溶液，使黏膜表面硬化并形成局部隆起

图 49.6 用黏膜刀切取厚度约 0.5mm 的黏膜植片，大小需足够填补于受区的缺损。将植片的黏膜面朝上放置于木制压舌板上，以保持植片平整。由于植片边缘总会卷向非上皮面，据此特点可以很容易地识别黏膜面

图 49.7 修剪植片至大小、形状适中，并将其置于打磨后的受区植床表面。确保上皮面朝上。以 7-0 肠线将植片与结膜切口边缘行连续缝合，将植片游离端卷曲包裹暴露的睑板边缘，然后将其与后徙的皮肤 - 肌肉层缝合

图 49.8 行上、下睑缘临时粘连缝合固定植片。以 4-0 丝线做上、下睑缘间的褥式缝合，于皮肤面垫以棉枕进行结扎

术后护理

在植片边缘及后徙皮肤切口处涂抹抗生素眼膏，并在药膏表面覆盖纱布保护伤口。用眼睑敷料轻轻包扎 48 小时。术后使用抗生素眼膏涂于睑缘伤口，每天 4 次，连续 10 天。给予口服头孢类抗生素 7 天，1 周后拆除睑缘缝线。

并发症

角膜损伤——多由于植片固定缝合时过于靠近睑板下缘。需注意植片将睑板表面完全包裹，以避免此情况发生，并将缝线靠近睑板上缘。

移植失败——此为少见并发症，通常是在植片完成血管化前发生位置移动所致，或者是植片不平整而与睑板植床表面的血管网连接不紧密。仔细修剪植片至合适的大小，可以避免移植失败。

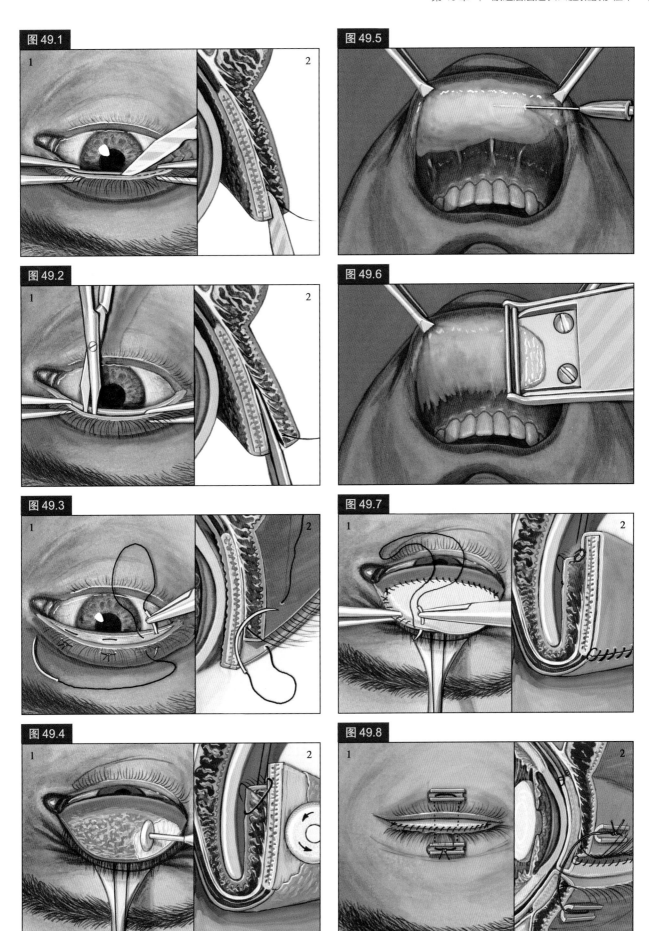

图 49.1

图 49.2

图 49.3

图 49.4

图 49.5

图 49.6

图 49.7

图 49.8

（辛月，李冬梅）

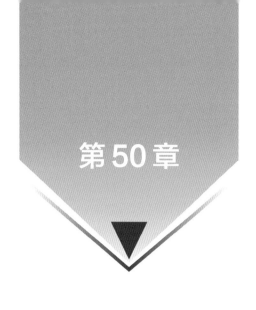

第50章

硬腭黏膜移植术

适应证

适用于矫正瘢痕性睑内翻，使睑缘向外翻转，重新调整睫毛位置使其离开眼球。

图 50.1 采用局麻手术，在下睑睫毛下方及沿睑板下缘结膜下局部注射 1ml 含肾上腺素的局麻药物。以 6-0 丝线穿过睑缘做牵引线，并用眼睑拉钩翻转眼睑。水平切口的长度视下睑内翻的程度决定，可以局部或沿眼睑全长切开

图 50.2 于灰线下方 2~3mm 处，全层切开结膜及睑板，暴露眼轮匝肌。以显微剪分离睑板和眼轮匝肌，并使切口边缘轻微翻卷，以便在睑板与眼睑后表面之间形成 3~5mm 的间隙

图 50.3 于半侧硬腭黏膜局部注射 1ml 含肾上腺素的局麻药物浸润麻醉。用圆刀片切取一条含少量黏膜下组织的硬腭黏膜，宽度约 3~5mm，长度约 15~25mm。长度需超过眼睑植床长度的 10%~15%，以弥补术后植片收缩

图 50.4 以黏膜面朝上，将植片置于植床。将植片上边缘向眼球方向翻转，以 7-0 可吸收线连续或间断缝合植片下缘和缺损区眼睑切口下缘，注意将线结埋藏于结膜下

图 50.5 把植片翻转入植床内。将眼睑切口睑板边缘和植片上缘以 7-0 可吸收线埋藏缝合

术后护理

确保供区完全止血后，可以将止血棉从口腔内取出。术后于下穹窿结膜处涂抹抗生素眼膏。用冰袋间歇性加压冰敷伤口区 48 小时，每小时冰敷 15~20 分钟。使用抗生素眼膏涂抹眼睑伤口，每天 4 次，连续 7~10 天。使用处方含麻醉药的漱口水清洁口腔 1 周。

并发症

供区出血——一般使用含肾上腺素的止血棉可以防止任何出血。偶尔会发生供区大量持续出血的情况，多由于操作过程中损伤腭大动脉所致。为避免此种情况发生，在取硬腭黏膜时，需特别注意切口勿过于靠近外侧齿龈处。大量出血不止时，可以通过压迫、烧灼，或者使用浸有肾上腺素、可卡因及凝血酶的止血棉进行止血。

术后疼痛——供区需要完成二期愈合，这需要数周时间。此过程中，在吃某些食物时可能痛感十分明显。可以使用含 2% 利多卡因的处方漱口水缓解疼痛。术前提前准备硬腭托可以有所帮助，但也增加了治疗成本。

角膜损伤——硬腭黏膜角化会导致角膜上皮病变。为避免此种情况发生，可以在术后 2~4 周内使用人工泪液或眼膏。硬腭黏膜角化前通常会经过非角化上皮改变的过程。但是研究发现大多数病例表现为持续的角化改变。

过度分泌——通常黏膜下唾液腺不会在移植后长期存活。如果切取的植片过于接近或跨过腭中缝，可能导致术后一段时间内腺体过度分泌，因为这些腺体沿腭中缝分布较密集。如果情况持续无改善，可以使用冷冻疗法去除腺体。

图 50.1

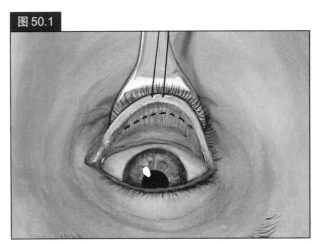

图 50.4

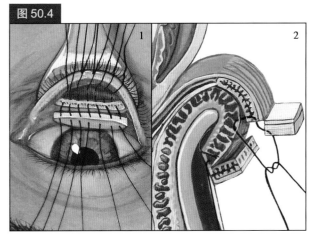

图 50.2

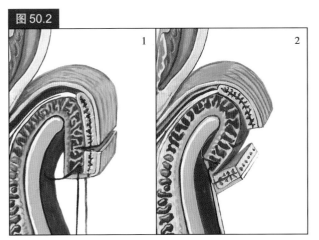

图 50.5

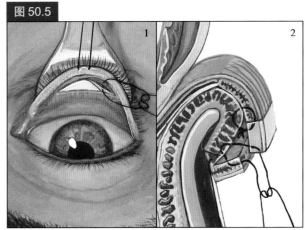

图 50.3

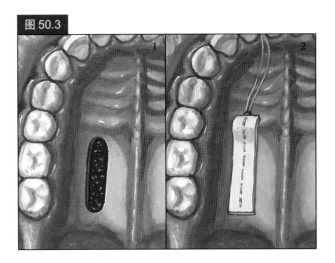

（辛月，李冬梅）

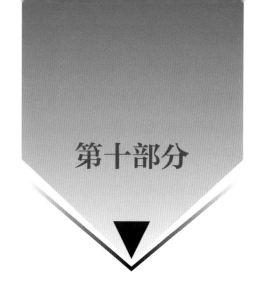

眼睑退缩矫正

眼睑退缩的特征性表现是垂直方向睑裂较正常增宽，是由于上睑上提或下睑缩短所致。但在一些病例中，即使睑裂高度正常，也可能存在眼睑位置异常的情况。例如在甲状腺相关眼病中，下睑退缩可同时伴有上睑下垂，从而表现为正常的睑裂高度。因此，在评估眼睑退缩时，最好以上下睑缘至角膜中心映光点或角膜缘的距离作为评估标准。

眼睑退缩的病因多种多样。原发性眼睑退缩可能是眶内肿瘤的首要表现，可以伴或不伴有眼球突出或眼外肌受累。外伤或眶壁手术可导致提上睑肌或眶隔纤维化，继而发生眼睑退缩。假性眼睑退缩可能与眼球突出有关，或者根据 *Hering* 法则，一侧上睑下垂造成对侧上睑抬高时，也会出现眼睑退缩假象。但在众多病因中，最常见的还是甲状腺相关性眼睑退缩。

与系统性甲状腺疾病相关的眼部表现包括：眼表慢性炎症刺激、眼睑退缩、眶周组织充血、眼球突出、眼外肌增粗及运动受限、角膜暴露，以及偶尔发生的视神经病变等。这些症状或体征的发展和预后并非与甲状腺功能异常严格相关。许多患者在恢复正常甲状腺功能状态很长一段时间后，才出现眼部进展性并发症。早期解剖结构变化与渗出性水肿引起的异常的大量透明质酸沉积、炎性细胞浸润，以及脂肪形成相关。这些因素导致眶脂肪体积增加及眼外肌增厚。炎症在病程活动期结束后，很大程度上是可逆的。然而，长期的慢性炎症和充血状态，将导致组织缺血性纤维化和永久的解剖畸形。这些并发症在炎症减轻后，仍持续存在。

甲状腺相关性眼病的治疗和重建，必须根据患者的具体症状和疾病的进展阶段，设定个体化的治疗方案。炎症活动期可持续 1 年或数年，针对眼睑退缩可采取对症治疗，包括眼部润滑、夜间遮盖睑裂，或行颞侧睑缘临时缝合，以缓解眼部不适感。必须至活动期结束或者转为亚临床状态，并且解剖学变化趋于稳定后 6～12 个月，才可施行手术矫正。尽管在稳定期后数年，炎症活动可能再次激活，但一般不会在 1 年内复发。

手术矫正纤维化改变需精细操作以取得最佳的矫正效果。如果伴有压迫性视神经病变或眼球明显突出，则需行眶减压术，并且必须在第一阶段施行手术。因为在眶减压术中，眼球发生移位会改变眼球和眼睑的相对位置。术后观察 4~6 个月的时间，眼球稳定至最终位置。可以在重建第二阶段，通过斜视手术矫正任何残存性复视。由于过度的垂直向直肌手术可能会改变眼睑位置，所以斜视矫正术的施行应该先于眼睑退缩矫正术。斜视矫正术后的任何时间，均可进行上、下睑后徙术，这是重建过程的最后一步，可根据情况选择性施行眼睑成形术。

上睑退缩的主要原因包括：由交感神经支配的 Müller 肌功能亢进且过度肥大、提上睑肌纤维化，以及上穹窿结膜悬韧带萎缩。手术需针对所有病变结构进行矫正。约 30% 的眼睑退缩病例，仅需行 Müller 肌切除术即可矫正。其余病例中，采用提上睑肌腱膜后徙术和穹窿部悬韧带松解术，也可将眼睑恢复至正常位置。一般无需行异体巩膜或软骨移植术。若提上睑肌腱膜在 Whitnall 韧带水平发生断裂，操作可参照上睑下垂矫正术进行修复。眼睑全层切开术是一种新兴的手术方法，已得到广泛的认可，并且效果显著。

甲状腺相关性眼病造成的下睑退缩，通常是下直肌及其附着于睑板的睑囊筋膜纤维化缩短所致。可以通过下睑缩肌后徙术矫正，下睑缩肌由相当于下睑 Müller 肌的解剖结构和睑囊筋膜两部分组成。由于下睑受重力作用，矫正时需要借助异体巩膜或其他移植物的填充支持，以维持后徙距离在 2～3mm 以上。

（辛月，李冬梅）

拓展阅读

Eyelid Recession

Ben Simon GJ, Mansury AM, Schwarcz RM, et al. Transconjunctival Müller muscle recession with levator disinsertion for correction of eyelid retraction associated with thyroid-related orbitopathy. *Am J Ophthalmol.* 2005;140:94–99.

Cruz AA, Ribeiro SF, Garcia DM, et al. Graves upper eyelid retraction. *Surv Ophthalmol.* 2013;58:63–76.

Hassan AS, Frueh BR, Elner VM. Müllerectomy for upper eyelid retraction and lagophthalmos due to facial nerve palsy. *Arch Ophthalmol.* 2005;123:1221–1225.

Kotlus B, Schwarcz RM. Management of postblepharoplasty lower eyelid retraction. *Clin Plast Surg.* 2015;42:73–77.

Looi AL, Sharma B, Dolman PJ. A modified posterior approach for upper eyelid retraction. *Ophthal Plast Reconstr Surg.* 2006;22:434–437.

McNab AA, Galbraith JE, Friebel J, Caesar R. Pre-Whitnall levator recession with hang-back sutures in Graves orbitopathy. *Ophthal Plast Reconstr Surg.* 2004;20:301–307.

Patipa M. The evaluation and management of lower eyelid retraction following cosmetic surgery. *Plast Reconstr Surg.* 2000;106:438–453.

Patipa M. Transblepharoplasty lower eyelid and midface rejuvenation: part II. Functional applications of midface elevation. *Plast Reconstr Surg.* 2004;113:1469–1474.

Putterman AM. Surgical treatment of dysthyroid eyelid retraction and orbital fat herniation. *Otolaryngol Clin North Am.* 1980;13:39–51.

Ribeiro SF, Shekhovtsova M, Duarte AF, Velasco Cruz AA. Graves lower eyelid retraction. *Ophthal Plast Reconstr Surg.* 2016;32:161–169.

Full-thickness Blepharotomy

Demirci H, Hassan AS, Reck SD, et al. Graded full-thickness anterior blepharotomy for correction of upper eyelid retraction not associated with thyroid eye disease. *Ophthal Plast Reconstr Surg.* 2007;23:39–45.

Elner VM, Hassan AS, Frueh BR. Graded full-thickness anterior blepharotomy for upper eyelid retraction. *Arch Ophthalmol.* 2004;122:55–60.

Elner VM, Hassan AS, Frueh BR. Graded full-thickness anterior blepharotomy for upper eyelid retraction. *Trans Am Ophthalmol Soc.* 2003;101:67–73.

Gonçalves ACP, Nogueira T, Gonçalves ACA, et al. A comparative study of full-thickness blepharotomy versus transconjunctival eyelid lengthening in the correction of upper eyelid retraction in Graves' orbitopathy. *Aesthetic Plast Surg.* 2018;42:215–223.

Hintschich C, Haritoglou C. Full thickness eyelid transsection (blepharotomy) for upper eyelid lengthening in eyelid retraction associated with Graves disease. *Br J Ophthalmol.* 2005;89:413–416.

Lee J, Lee H, Park M, Baek S. Modified full thickness graded blepharotomy for upper eyelid retraction associated with thyroid eye disease in East Asians. *Ann Plast Surg.* 2016;77:592–596.

Nimitwongsakul A, Zoumalan CI, Kazim M. Modified full-thickness blepharotomy for treatment of thyroid eye disease. *Ophthal Plast Reconstr Surg.* 2013;29:44–47.

Mid-Face SMAS/SOOF Lift

Ben Simon GJ, Lee S, Schwarcz RM, et al. Subperiosteal midface lift with or without a hard palate mucosal graft for correction of lower eyelid retraction. *Ophthalmology.* 2006;113:1869–1873.

Horlock N, Sanders R, Harrison DH. The SOOF lift: its role in correcting midfacial and lower facial asymmetry in patients with partial facial palsy. *Plast Reconstr Surg.* 2002;109:839–849.

Kahana A, Lucarelli MJ. Adjunctive transcanthotomy lateral suborbicularis fat lift and orbitomalar ligament resuspension in lower eyelid ectropion repair. *Ophthal Plast Reconstr Surg.* 2009;25:1–6.

Marshak H, Morrow DM, Dresner SC. Small incision preperiosteal midface lift for correction of lower eyelid retraction. *Ophthal Plast Reconstr Surg.* 2010;26:176–181.

Turk JB, Goldman A. SOOF lift and lateral retinacular canthoplasty. *Facial Plast Surg.* 2001;17:37–48.

Retractor Disinsertion with Graft

Dryden RM, Soll DB. The use of scleral transplantation in cicatricial entropion and eyelid retraction. *Trans Am Acad Ophthalmol Otol.* 1977;83:669–678.

Obear M, Smith B. Tarsal grafting to elevate the lower eyelid margin. *Am J Ophthalmol.* 1965;59:1088–1090.

Oestreicher JH, Pang NK, Liao W. Treatment of lower eyelid retraction by retractor release and posterior lamellar grafting: an analysis of 659 eyelids in 400 patients. *Ophthal Plast Reconstr Surg.* 2008;24:207–212.

Patel E, Lewis K, Alghoul MS. Comparison of efficacy and complications among various spacer grafts in the treatment of lower eyelid retraction: a systematic review. *Aesthet Surg J.* 2017;37:743–754.

Patel MP, Shapiro MD, Spinelli HM. Combined hard palate spacer graft, midface suspension, and lateral canthoplasty for lower eyelid retraction: a tripartite approach. *Plast Reconstr Surg.* 2005;115:2105–2114.

Schwarz GS, Spinelli HM. Correction of upper eyelid retraction using deep temporal fascia spacer grafts. *Plast Reconstr Surg.* 2008;122:765–774.

Taban MR. Lower eyelid retraction surgery without internal spacer graft. *Aesthet Surg J.* 2017;37:133–136.

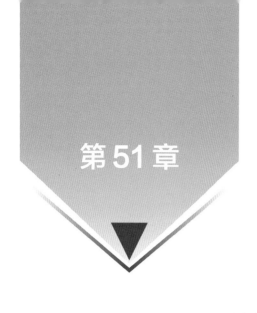

第51章

提上睑肌后徙联合 Müller 肌切除

适应证

　　用于矫正甲状腺相关性眼病所致的眼睑退缩。一些其他原因导致的眼睑退缩，可无须行 Müller 肌切除术。

图 51.1　标记切口线，沿上睑皱襞画线标记；如无重睑者，则在距睑缘 8 ~ 10mm 处画标记。用手术刀，沿画线切开皮肤

图 51.2　用组织镊夹住皮肤切缘撑开皮肤。以剪刀切开眼轮匝肌，进入轮匝肌后筋膜层面，并继续向鼻侧和颞侧扩大肌层切口

图 51.3　夹住眶隔中央区，用剪刀沿整个切口打开眶隔。暴露提上睑肌腱膜前脂肪垫

图 51.4　轻压眼球使眶脂肪疝出，用止血钳夹住疝出的中心脂肪垫基底部。在止血钳上方切除脂肪，充分烧灼去除残余组织。也可以在不用止血钳的情况下，直接采用烧灼法去除脂肪。用止血钳夹住内侧脂肪垫，以相同方法去除脂肪组织。切除外侧脂肪垫时，注意不要切除位于颞上方眶缘的泪腺组织，特别是甲状腺相关性眼病患者，经常并发泪腺脱垂

图 51.5　沿切口下缘切除一条轮匝肌和睑板上缘的提上睑肌腱膜组织。确定 Müller 肌在睑板上缘的附着位置，在其表面有迂曲的周围动脉弓

图 51.6　用眼睑拉钩扩大切口。在提上睑肌腱膜和 Müller 肌间注射少量含有肾上腺素的局麻药，将两层组织分离并减少肌层出血

图 51.7　以剪刀将提上睑肌腱膜从 Müller 肌表面锐性分离。在提上睑肌腱膜与内外眦韧带相连续处断开提上睑肌内外角，并继续向上分离至 Whitnall 韧带水平

图 51.8　将 Müller 肌上提，远离角膜表面。在 Müller 肌和结膜间注射少量局麻药物，以使两层分开

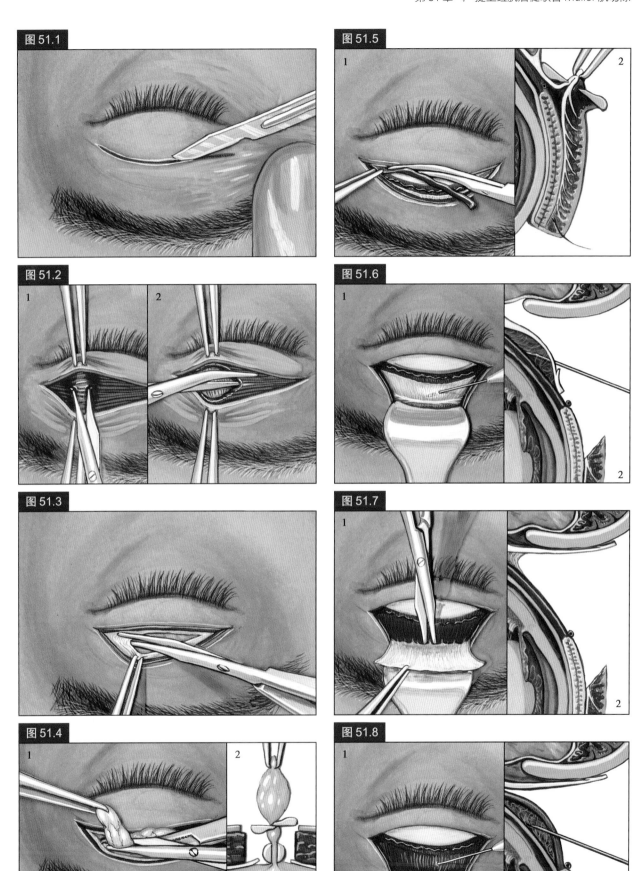

图 51.1

图 51.2

图 51.3

图 51.4

图 51.5

图 51.6

图 51.7

图 51.8

图 51.9　以组织镊在睑板上缘夹住 Müller 肌，用剪刀小心地将其剪断，但注意勿伤及结膜

图 51.10　用棉签向下牵拉结膜组织，然后用组织镊向上牵拉 Müller 肌，以暴露它们之间的肌筋膜连接。向上锐性分离肌肉与结膜层至 Whitnall 韧带水平

图 51.11　用剪刀在 Whitnall 韧带下缘切断 Müller 肌，贯穿眼睑全长。烧灼残端。也可以选择保留 Müller 肌，并将 Müller 肌附着于提上睑肌腱膜上合为一体，同时将两者后徙

图 51.12　嘱患者向上注视，以评估上睑下垂的程度。如果仍存在眼睑退缩，则需确定 Müller 肌完全自结膜去除，并且提上睑肌腱膜在上睑的远端连接处完全断开

图 51.13　将提上睑肌腱膜向下缝合固定于睑板或睑板上方，以达到合适的下调量。以 6-0 聚丙烯缝线将提上睑肌腱膜缝合固定于睑板，或用 6-0 铬制肠线直接缝合固定于结膜。调整缝线使眼睑高度和轮廓适中，通常需高于对侧健康的眼睛或高于正常 1mm

图 51.14　向下牵引肌皮瓣闭合切口。可能需要切除一条切口上缘的皮肤轮匝肌组织，以防止组织堆积。如果存在严重的眶周臃肿，则需要切除部分眉弓下皮下脂肪和皮下的冗余组织。确保充分止血后，用 6-0 快速吸收肠线连续缝合以关闭皮肤切口

术后护理

用冰袋间歇性加压冰敷伤口区 24 小时。使用抗生素眼膏涂抹伤口，每天 3～4 次，连续 7 天。

并发症

过度矫正——术后上睑下垂是由于提上睑肌腱膜过度后徙，或术后轮匝肌恢复张力后，眼睑高度下降的结果。这种情况可以在术后一周内，于门诊进行手术矫正，去除皮肤切口缝线，打开切口，进一步将提上睑肌腱膜前徙。

矫正不足——眼睑退缩矫正不足可能是由于提上睑肌腱膜后徙不足，或在内外眦韧带处，未将内外角完全断开（特别是外角）所致。如果轻度矫正不足，可以通过向下轻轻按摩数周进行矫正。如果矫正不足超过 2～3mm，则需要将提上睑肌腱膜进一步后徙。

眼睑轮廓异常——眼睑轮廓不规则，是术中缝合提上睑肌腱膜时，未进行轮廓调整所致。可以在术后一周内进行矫正，去除皮肤切口缝线，打开切口，然后根据需要重置提上睑肌腱膜缝线。

图 51.9

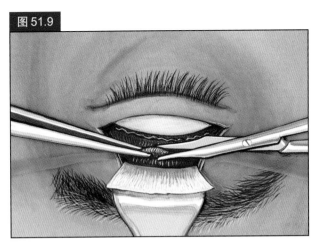

图 51.12

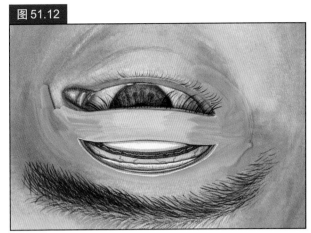

图 51.10

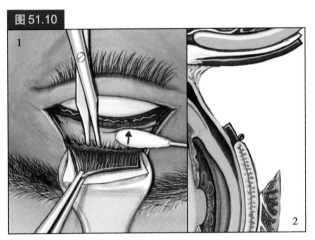

图 51.13

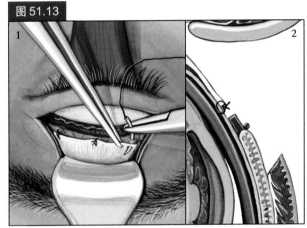

图 51.11

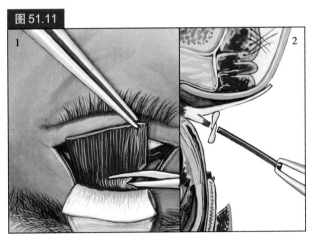

图 51.14

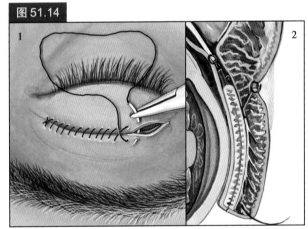

（辛月，李冬梅）

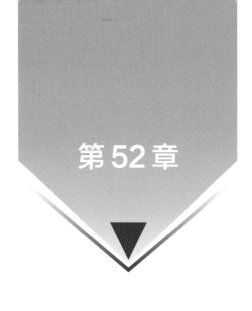

第52章

眼睑全层切开

适应证

适用于矫正甲状腺相关眼病所致的上睑退缩。也可用于改善角膜暴露、异物感、畏光等症状，或单纯眼睑美容术。

图 52.1 沿上睑皱襞标记水平切口。无重睑皱襞时，可在睑缘上约 8~10mm 处画线标记。沿标记线，用含肾上腺素的局麻药行局部皮下浸润麻醉

图 52.2 用圆刀和剪刀，沿画线将皮肤及眼轮匝肌全层切开。可以用双极电凝止血

图 52.3 将轮匝肌与眶隔分离至睑板上方约 8~10mm 处。在眶隔中央打开小口，然后向鼻侧和颞侧延长切口，暴露腱膜前脂肪垫。用棉签将脂肪垫推向上方，暴露提上睑肌腱膜

图 52.4 以剪刀在距上睑中央颞侧 3mm 处，全层切开提上睑肌、Müller 肌和结膜组织

图 52.5 以相同方法，在距上睑中央鼻侧 3mm 处

术后护理

用冰袋连续加压冰敷伤口区 48 小时。使用抗生素眼膏涂抹眼内和缝线处，每天 3~4 次，连续 7~10 天。每天使用人工泪液，至少连续 2 周，直至眼睑后表面切口完全愈合。

并发症

切口裂开——由于后层切口存在间隙，在伤口被肉芽组织完全填充前，当存在张力时，皮肤切口很容易裂开，这种情况会持续数周。用可吸收缝线代替铬制肠线，有助于避免这种情况发生。如果发生伤口裂开，无论任何皮肤切口均可选择直接缝合关闭。

做全层切口。确保在上睑中央完整保留约 5~6mm 的提上睑肌腱膜、Müller 肌和结膜组织的桥状连接

图 52.6 嘱患者睁眼，评估上睑位置。如果眼睑仍缓慢回退 1~2mm，则需继续向颞侧和鼻侧扩大切口，直到睑缘平齐或略低于角膜上缘。当进一步延长切口时，眼睑会随之下降。通常切口宽度约为鼻侧 8mm，颞侧 10mm。但具体大小视眼睑退缩和纤维化程度而定。退缩较严重时，采用此种方法并不能完全矫正眼睑退缩。此时可以将残存的呈桥状连接的提上睑肌腱膜和 Müller 肌进一步切断，只留下完整的结膜起到桥状悬吊连接作用

图 52.7 以 6-0 薇乔缝线连续缝合皮肤切口，保留眼睑后层间隙

眼睑轮廓低平——保留上睑中央部分连接组织，可以保持正常的眼睑轮廓。在严重退缩病例中，切断中央区的桥状连接组织以维持眼睑处于正常位置，但也增加了眼睑中央部眼睑低平的风险。

颞侧眼睑退缩加重——颞侧眼睑退缩加重多与甲状腺相关眼病有关，并且随着甲状腺疾病的病程发展而加重。扩大颞侧眼睑切开范围并切开外眦角，通常可以有效避免此种情况发生。

过度矫正——术后眼睑通常保持在正常位置。术中评估眼睑位置十分重要，所以手术需在局部麻醉下进行，以便于患者可以自主支配开合眼睑。若术中发生眼睑下垂，可采用间断缝合法，自鼻侧向颞侧逐步闭合，直至矫正适度。

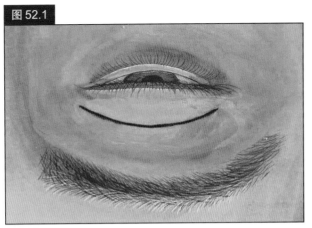

图 52.1

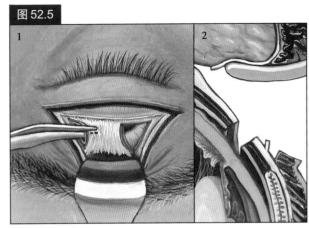

图 52.5

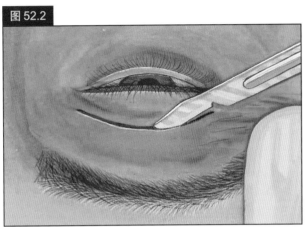

图 52.2

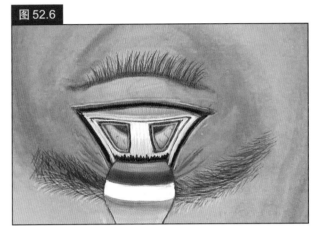

图 52.6

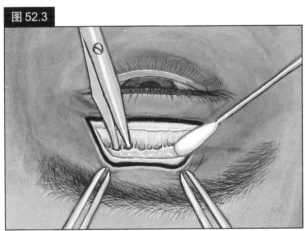

图 52.3

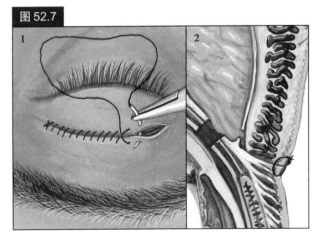

图 52.7

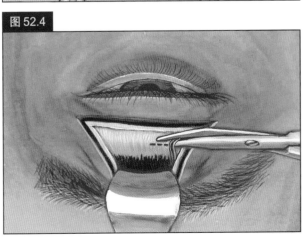

图 52.4

（辛月，李冬梅）

第53章

下睑缩肌延长巩膜移植

适应证

矫正甲状腺相关眼病或其他原因导致的下睑退缩,尤其下睑缩肌纤维化为主要病因者。

图53.1 用4-0丝线穿过下睑缘做牵引线。用眼睑拉钩翻转眼睑,暴露下睑结膜

图53.2 于睑板下缘1~2mm处,用组织钳夹住结膜和下方的睑囊筋膜,并用剪刀剪断组织。将剪刀尖端深入到下睑缩肌后方,沿全下睑水平长度,将睑板下缘与下睑缩肌剪断。小心地断开内、外角的纤维连接,即从筋膜组织向内外眦韧带延展发出的纤维组织。眶隔应附于下睑缩肌前表面,并位于切口下方数毫米处

图53.3 以组织镊固定下睑缩肌,并将其向上方牵拉,同时向外牵拉下睑缘。锐性分离附着在前下方的眶隔和轮匝肌之间的薄层纤维组织,至Lockwood韧带水平

图53.4 松开下睑缩肌使其向下回退,并将下睑缘

置于距角膜下缘上方2mm处。测量下睑缩肌上缘与睑板下缘的距离。此间隙宽度应为术前巩膜下方露白高度的2.5~3倍

图53.5 自眼球摘除者捐献的巩膜壳上,修剪一个双凸翼型的异体巩膜植片。植片视下睑后层缺损区的宽度和长度为准,需保证适合缺损区大小。此外,也可以用脱细胞猪真皮或其他移植材料

图53.6 以6-0薇乔缝线行连续缝合,将植片缝合于下睑缩肌切口上缘。用另一根6-0薇乔缝线,将植片另一边与睑板下缘连续缝合。无需将结膜覆盖于异体巩膜植片表面,但如果将结膜与下睑缩肌分离,并向睑板方向前徙,可以加快切口愈合

图53.7 用胶带将下睑缘牵引线折叠粘贴固定在额头上,可以使下睑产生轻微张力并展平植片

术后护理

于眼球表面和结膜囊内涂抹抗生素眼膏,并包扎患眼,以保证植片平整。5天后去除敷料,继续使用抗生素眼膏,每天3~4次,连续2周,或直至植片上皮化。

并发症

矫正不足——下睑退缩矫正不足,多由于下睑缩肌与睑板在鼻侧和颞侧分离不完全,或者下睑缩肌与轮匝肌分离不完全所致。完成分离后,需保证

在无张力情况下,下睑缘可回位于距角膜下缘上方2mm处。植片大小应为测量矫正数值的1.5~2倍。植片扭曲也可导致矫正不足发生,多由于术后没有严格用敷料加压所致。

过度矫正——术后反向下睑下垂(即下睑过于上抬)极少发生,但可见于术中异体巩膜植片过大,或者患者术前存在下斜视的情况。一般观察数月后,植片发生收缩可有改善。若效果仍不满意,可通过行下睑缩肌折叠术再次矫正。

图 53.1

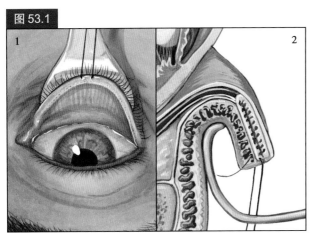

图 53.5

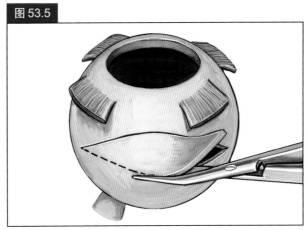

图 53.2

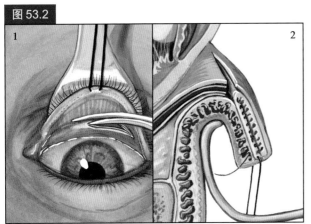

图 53.6

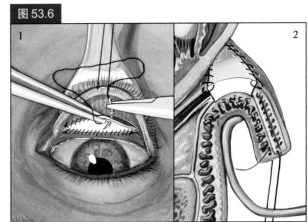

图 53.3

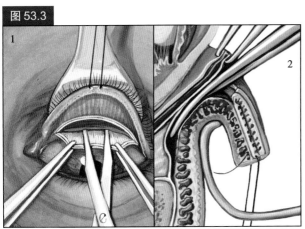

图 53.7

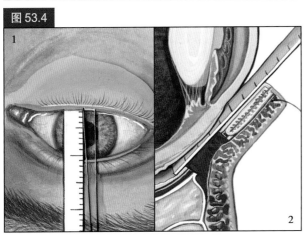

图 53.4

（辛月，李冬梅）

第54章

面中部浅表肌腱膜系统(SMAS)提升和固定

适应证

用于矫正下睑退缩,伴或不伴有眼睑外翻或轻度垂直方向皮肤缩短者。

图54.1 距下睑缘下2~3mm处,自下泪小点外侧至外眦画线标记皮肤切口。然后向颞下方稍延伸1cm,以便行下睑成形术(见第13章)

图54.2 向外侧牵拉下睑,以防止皮肤屈曲。以圆刀沿画线切开皮肤

图54.3 用剪刀剪断轮匝肌,将附着在轮匝肌与睑板和下方眶隔间的薄层筋膜组织分离,制作一个肌皮瓣。沿下眶缘穿过下方的轮匝肌支持韧带,继续分离浅表肌腱膜系统(SMAS)(含轮匝肌),深度约1.5~2cm。进一步用剪刀尖端,在浅表肌腱膜系统SMAS与骨膜间进行垂直分离,有助于手术操作

图54.4 以双针4-0聚丙烯缝线穿过浅表肌腱膜系统 SMAS 行连续锁边缝合。缝合长度约6~8mm,以便于扩大水平接触面积。注意缝合深部的 SMAS 组织,以避免形成面部小凹

图54.5 以水平褥式缝合方式,将聚丙烯缝线两端缝合固定于下眶缘颞下方眶骨膜上。结扎牢固后可将 SMAS 及面颊提升

图54.6 向外上方牵拉下睑肌皮瓣。若有多余皮肤,则以下睑成形方式修剪外眦部三角区的多余皮肤。但因患者下睑皮肤量已经不足,因此需保守去除。颞侧切口闭合,需用 6-0 薇乔缝线进行深部肌层缝合,然后用 6-0 快速吸收肠线间断缝合皮肤表面。下睑缘切口可以用 6-0 肠线行连续缝合

术后护理

用冰袋间歇性加压冰敷伤口区 24 小时。使用抗生素眼膏涂抹缝线伤口,每天 3~4 次,连续 7 天。

并发症

外眦角畸形——骨膜缝合固定于外侧眶缘位置过高,将会导致外眦角上移,从而使外眦角扭曲向上。可通过在闭合切口前仔细检查外眦位置,并在需要时重新定位骨膜缝线位置,可以避免此种情况发生。

下睑外翻矫正不足——患者术前可能存在严重的外眦韧带松弛,术前未作出准确评估,术中未进行矫正所致。若伴有明显的下睑松弛,可以通过眼睑缩短手术进行矫正。

图 54.1

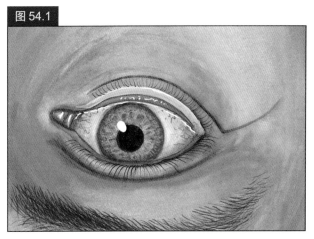

图 54.4

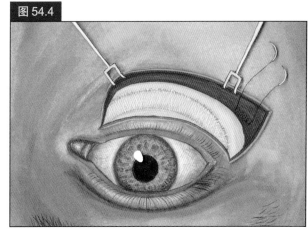

图 54.2

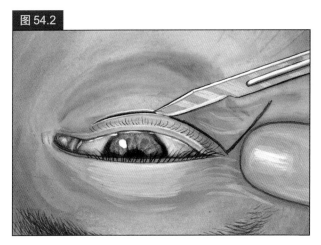

图 54.5

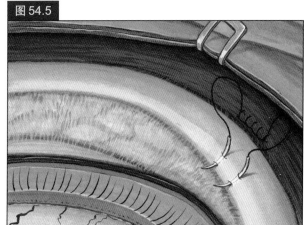

图 54.3

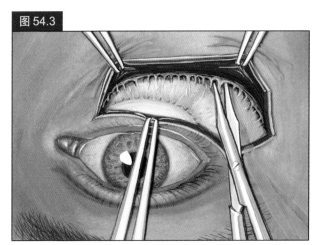

图 54.6

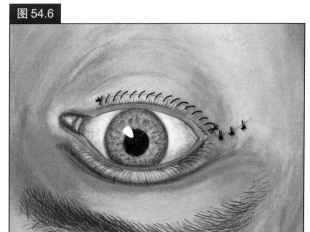

（辛月，李冬梅）

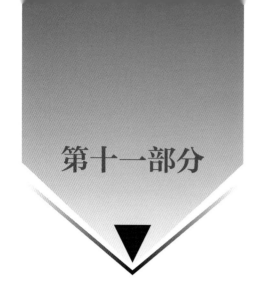

第十一部分

眼睑前层未累及睑缘的眼睑缺损修复

眼睑缺损常由手术或创伤导致，根据累及解剖结构的不同，进行修复时所选择的术式也不同。由于眼睑独特的解剖学和生理学特征，即使看似很小的缺损，其修复方法也比身体其他部位复杂得多。

在修复眼睑缺损时，需着重对眼睑前层和后层、内外眦韧带支撑、眼睑缩肌功能、泪液引流系统和黏膜与皮肤边缘进行细致的修复，这些眼睑修复至关重要。同时，必须消除所有的垂直向张力，以避免眼睑位置异常而影响眼睑闭合。对于前层未累及睑缘的眼睑缺损，可尽量采用直接缝合，这种基本的缝合方法通常效果良好。但同时要注意在伤口边缘充分潜行分离以避免张力过大。切口线应尽可能平行于睑缘及面部自然皱褶线的张力方向。向下牵引下睑会导致巩膜暴露或下睑明显外翻，故所有张力应尽可能处于水平方向，此时做垂直或斜行切口更为有利。

当组织缺损过多而无法直接缝合时，可用局部皮瓣代替缺损组织。皮瓣的设计主要取决于缺损的大小和形状、其在眼睑的位置以及相邻皮肤的厚度和质地。不涉及眼轮匝肌的浅表伤口，采用单纯的皮瓣即可修复，但大多数情况下需用肌皮瓣。在设计和制作皮瓣时，必须遵循张力负荷原则和维持血液供应。随机血供的皮瓣长度不应超过其宽度的2.5～3倍。皮瓣在转位前必须进行充分的潜行分离以消除基底部张力，但同时会使血液供应受损。

对于简单的前徙皮瓣，可沿伤口边缘到供体部位做平行切口。而对于皮瓣较大，皮肤不易拉伸者，在底部做Burow三角将有助于避免前徙时皮瓣尖端产生张力。如果所需皮瓣过长，可在缺损两侧分别做一个前徙皮瓣进行修复。

旋转皮瓣是指将缺损邻近皮肤侧向无张力地旋转至眼睑缺损处。再用移植或直接缝合法修复较小的供区缺损。从而将皮瓣处的张力从睑缘转移，以避免睑外翻。当缺损邻近部位不适合切取皮瓣时，可以采用来自更远部位的转位皮瓣（越过正常组织）。转位角度通常为90°，由于这时皮瓣基底部张力较大，需通过足够深度的分离和轻柔操作，以确保皮瓣血供正常。

菱形皮瓣或Limberg皮瓣是一种独特的旋转皮瓣，可以最大限度地减小皮瓣边缘的张力。它仅在一个方向上产生明显的张力，可在术前仔细地设计定向，以避免产生睑缘的垂直张力。

皮肤移植在眼睑修复中发挥了巨大的作用，可代替范围较大的皮瓣，特别是在无法避免皮瓣张力时。由于眼睑血供丰富，皮肤移植很少失败。下睑的全厚皮片移植手术效果良好，但需注意预留足够的皮片收缩量，移植物应比缺损范围大20%～25%。理想的供皮部位是对侧上睑、耳后和锁骨上皮肤。上睑由于对皮肤活动性要求高，用断层皮片更加合适。皮肤移植的基本方法详见第38章。

Z瓣成形适用于收缩瘢痕切除后眼睑缺损的修复。手术时，Z瓣中间的长臂应与收缩瘢痕平行，并将两肌皮瓣端点交叉换位。这种方法可使中间的长臂长度增加1/3，从而减小了张力。将多个Z瓣成形点对点排列，可使长度增加更多。O～Z成形是Z瓣成形的改进术式，是通过在缺损的两端做方向相反的切口，使圆形缺损转变为Z形切口，再将两皮瓣前徙对合。

当伤口累及睑缘时，需要用特殊的修复方法。如果要恢复睑缘功能，则必须解除水平张力，细致地复原眼睑形态，外翻睑缘以防止睑缘凹陷，并使用合适的缝线仔细分层缝合切口。具体方法详见后面章节。

（秦碧萱，李冬梅）

拓展阅读

眼睑缺损修复

Hudson DA. Achieving an optimal cosmetic result with excision of lesions on the face. *Ann Plast Surg.* 2012;68:320–325.

Madge SN, Malhotra R, Thaller VT, et al. A systematic approach to the oculoplastic reconstruction of the eyelid medial canthal region after cancer excision. *Int Ophthalmol Clin.* 2009;49:173–194.

McCord CD Jr, Lisman RD. Upper eyelid reconstruction. In: Smith BC, Della Rocca RC, Nesi FA, Lisman RD, eds. *Ophthalmic Plastic and Reconstructive Surgery.* St. Louis, MO: Mosby-Year Book; 1987.

McVeigh KA, Caesar R. Upper eyelid reconstruction using a blepharoplasty flap. *Ophthal Plast Reconstr Surg.* 2017;33:147–149.

Mutaf M, Günal E, Temel M. A new technique for closure of the infraorbital defects. *Ann Plast Surg.* 2011;67:600–605.

Schessler MJ, McClellan WT. Lower eyelid reconstruction following Mohs surgery. *W V Med J.* 2009;105:19–23.

Warren SM, Zide BM. Reconstruction of temporal and suprabrow defects. *Ann Plast Surg.* 2010;64:298–301.

皮瓣前徙

Anderson RL, Edwards JJ. Reconstruction by myocutaneous flaps. *Arch Ophthalmol.* 1979;97:2358–2362.

Limberg AA. Designs of local flaps. In: Gibson T, ed. *Modern Trends in Plastic Surgery.* 2nd ed. London, UK: Butterworth; 1966.

Motomura H, Taniguchi LL, Karada NM, et al. A combined flap reconstruction for full-thickness defects of the medial canthal region. *J Plast Reconstr Aesthet Surg.* 2006;59:747–751.

皮瓣旋转

Bertelmann E, Rieck P, Guthoff R. Medial canthal reconstruction by a modified glabellar flap. *Ophthalmologica.* 2006;220: 368–371.

Emsen IM, Benlier E. The use of the super thinned inferior pedicled glabellar flap in reconstruction of small to large medial canthal defect. *J Craniofac Surg.* 2008;19:500–504.

Lister GD, Gibson T. Closure of rhomboid skin defects: the flaps of Limberg and Dufourmental. *Br J Plast Surg.* 1972;25:300–314.

Lu GN, Pelton RW, Humphrey CD, Kriet JD. Defect of the eyelids. *Facial Plast Surg Clin North Am.* 2017;25:377–392.

Maloof AJ, Leatherbarrow B. The glabellar flap dissected. *Eye.* 2000;14: 597–605.

Ng SG, Inkster CF, Leatherbarrow B. The rhomboid flap in medial canthal reconstruction. *Br J Ophthalmol.* 2001;85:556–559.

Perry JD, Taban M. Superiorly based bilobed flap for inferior medial canthal and nasojugal fold defect reconstruction. *Ophthal Plast Reconstr Surg.* 2009;25:276–279.

Putterman AM. Semi-circular skin flap and reconstruction of eyelid, non-marginal skin defects. *Am J Ophthalmol.* 1977;84:708–710.

Shotton FT. Optimal closure of medial canthal surgical defects with rhomboid flaps: "rules of thumb" for flap and rhomboid defect orientations. *Ophthalmic Surg.* 1983;14:46–52.

Tezel E, Sönmez A, Numanoğlu A. Medial pedicled orbicularis oculi flap. *Ann Plast Surg.* 2002;49:599–603.

Turgut G, Ozcan A, Yeşiloğlu N, Baş L. A new glabellar flap modification for the reconstruction of medial canthal and nasal dorsal defects: "flap in flap" technique. *J Craniofac Surg.* 2009;20:198–200.

Wessels WL, Graewe FR, van Deventer PV. Reconstruction of the lower eye eyelid with a rotation-advancement tarsoconjunctival cheek flap. *J Craniofac Surg.* 2010;21:1786–1789.

皮瓣转位

Campbell LB, Ramsey ML. Transposition island pedicle flaps in the reconstruction of nasal and perinasal defects. *J Am Acad Dermatol.* 2008;58:434–436.

Custer PL. Trans-nasal flap for medial canthal reconstruction. *Ophthalmic Surg.* 1994;25:601–603.

Jelks GW, Zide RT. Medial canthal reconstruction using a medially based upper eyelid myocutaneous flap. *Plast Reconstr Surg.* 2002;110: 1636–1643.

Seo YJ, Hwang C, Choi S, Oh SH. Midface reconstruction with various flaps based on the angular artery. *J Oral Maxillofac Surg.* 2009;67:1226–1233.

Zinkernagel MS, Catalano E, Ammann-Rauch D. Free tarsal graft combined with skin transposition flap for full-thickness lower eyelid reconstruction. *Ophthal Plast Reconstr Surg.* 2007;23:228–231.

Z 瓣成形和 V-Y 皮瓣

Borgess AF, Gibson T. The original Z-plasty. *Br J Plast Surg.* 1973;26: 237–246.

Calderón W, Rinaldi B, Ortega J, et al. The V-Y advancement for lower eyelid defect in preventing ectropion. *Plast Reconstr Surg.* 2006;118:557–558.

English FP, Smith B. Restoration of the canthal region by Z-plasty. *Aust N Z J Ophthalmol.* 1989;17:321–322.

Kakudo N, Ogawa Y, Kusumoto K. Success of the orbicularis oculi myocutaneous vertical V-Y advancement flap for upper eyelid reconstruction. *Plast Reconstr Surg.* 2009;123:107e.

Marchac D, de Lange A, Binebine HA. Horizontal V-Y advancement lower eyelid flap. *Plast Reconstr Surg.* 2009;124:1133–1141.

O-Z 成形

Hammond RE. Uses of the O-to-Z plasty in dermatologic surgery. *J Dermatol Surg Oncol.* 1979;5:205–211.

Paris GL. The O-to-Z-plasty. *Ophthalmic Surg.* 1979;10:41–43.

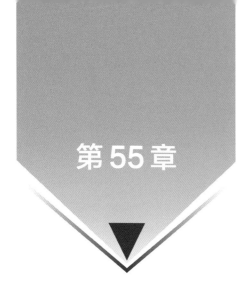

第55章

椭圆形皮肤缺损直接缝合

适应证

适用于除睑缘外眼睑皮肤或皮肤肌肉缺损的一期修复，且缺损较小，可直接缝合而不产生过大张力者。

图 55.1　围绕病变画出双凸椭圆形切口线，应距离良性病变边缘 1 ~ 1.5mm，距离恶性病变边缘 2 ~ 4mm。使椭圆的长轴平行于上睑缘，或垂直于下睑缘。在内、外眦区，切口线应与张力和皮肤纹路的方向一致

图 55.2　用手术刀切开皮肤和轮匝肌，并使切口方向始终垂直于皮肤表面。在皮下组织层分离皮瓣，

并确定基底部没有被横断的肿物组织。对于恶性肿瘤，应在组织病理明确切缘干净后再行修复手术

图 55.3　用剪刀在筋膜层向缺损周围分离，分离范围应为缺损宽度的 1 ~ 2 倍

图 55.4　用 6-0 薇乔缝线反向间断缝合轮匝肌，并用 6-0 丝线或聚丙烯缝线垂直褥式缝合皮肤切口

术后护理

覆盖敷料 24 小时。用抗生素眼膏涂抹切口，每天 3~4 次，连续 7 天。7 天后拆除不可吸收缝线。

并发症

瘢痕性睑外翻——沿切口走行方向的睑缘外翻是由于下睑垂直张力所致，切口方向应尽可能和下睑缘垂直。外翻程度较轻时可以通过用力按摩矫正，程度严重时需进行皮肤移植。

图 55.1

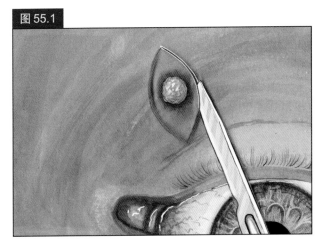

图 55.3

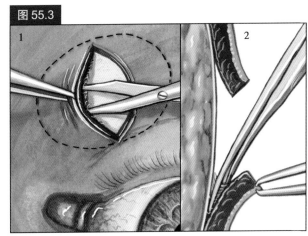

图 55.2

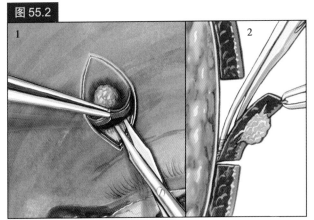

图 55.4

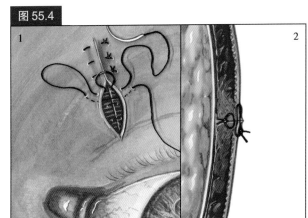

（秦碧萱，李冬梅）

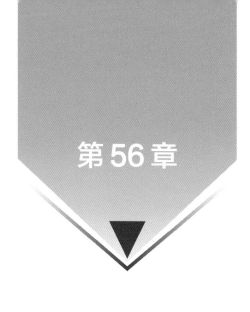

第 56 章

肌皮瓣前徙

适应证

眼睑缺损无法通过直接缝合进行一期修复，而相邻组织可以在很小或无张力的情况下前徙至缺损处。

图 56.1　画出皮瓣区域，使皮瓣长度至少为缺损长度的 2 倍。在皮瓣基底部两侧画出 Burow 三角形区域以减小张力

图 56.2　用手术刀切开皮肤和轮匝肌。将皮瓣与基底部分离，用剪刀剪去 Burow 三角区，确保三角尖端呈锐角而无皮下组织

图 56.3　用剪刀从皮瓣基底部继续向远端分离至少5mm，或分离至皮瓣可以无张力地前徙至缺损处

图 56.4　用 6-0 薇乔缝线间断缝合肌层。用 6-0 薇乔缝线或聚丙烯缝线垂直褥式缝合 Burow 三角区皮肤切口，并间断缝合皮肤切口

图 56.5　对于距睑缘 2mm 的皮肤肌肉缺损，需做水平前徙皮瓣，自缺损上缘，沿下睑缘画一条切口线。在微笑皱纹处向外延伸 1～2cm，使皮瓣更易前徙

图 56.6　用圆刀沿标记线切开皮肤和轮匝肌。双极电凝烧灼止血

图 56.7　用 Westcott 剪刀在轮匝肌和眶隔之间向外侧分离，以游离皮瓣。继续分离至皮瓣可以无张力地前徙至缺损处

图 56.8　将皮瓣转位于缺损处，用 6-0 薇乔缝线间断缝合轮匝肌。用 6-0 快速吸收肠线连续缝合皮肤切口

术后护理

敷料覆盖 24 小时。避免包扎压力过大损害皮瓣血供。用抗生素眼膏涂抹切口，每天 3～4 次，连续 7 天。7 天后拆除不可吸收的皮肤缝线。嘱患者在术后 2 周内不要吸烟。

并发症

皮瓣缺血——手术中，由于血供受损，皮瓣颜色变暗或呈现蓝色，这通常是由皮瓣基底部张力所致。皮瓣颜色发暗常可恢复，但如果缺血严重，则需拆除缝线，复原皮瓣位置，并继续向皮瓣周围广泛分离。

皮瓣坏死——可能是由于张力过大，或者相对其长度皮瓣宽度过窄所致。皮瓣基底部要充分分离，以使其在旋转时不产生扭转。如果早期发现，可以采用高压氧挽救坏死的皮瓣。但如果皮瓣坏死，则必须切除并更换皮肤移植物。

瘢痕性睑外翻——皮瓣走行方向的睑缘外翻是由于下睑的垂直张力。外翻程度较轻时可以通过用力按摩进行二次矫正，程度严重时需进行皮肤移植。

持续皮瓣增厚——常见于靠近睑缘的皮瓣，由于淋巴管损伤或皮瓣过厚所致。水肿通常会在数月内消退。过厚的皮瓣可隆起，在数月后可变薄。

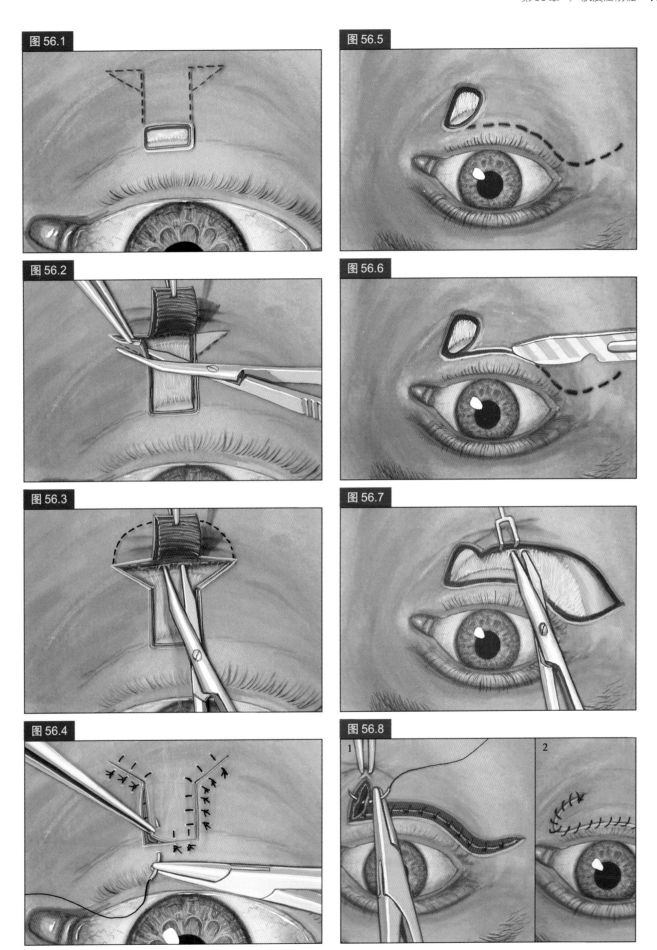

图 56.1

图 56.2

图 56.3

图 56.4

图 56.5

图 56.6

图 56.7

图 56.8

（秦碧萱，李冬梅）

第 57 章

旋转肌皮瓣

适应证

适用于缺损部位相邻组织可直接侧向旋转至缺损处进行一期修复眼睑缺损，或解除直接闭合时睑缘处产生的张力。

图 57.1　在眼睑缺损部位旁设计并画出旋转皮瓣曲线。 曲线长轴应平行于上睑缘或垂直于下睑缘

图 57.2　用手术刀沿标记线切开。 在轮匝肌下轻轻分离以游离肌皮瓣，注意维持肌皮瓣的血液循环。将肌皮瓣从基底部分离出来，并继续向周围分离 5～6mm 的范围

图 57.3　将肌皮瓣旋转至眼睑缺损部位进行修复。 用 6-0 薇乔缝线间断缝合皮瓣深部肌肉，并用 6-0 薇乔缝线或聚丙烯缝线缝合皮肤切口

图 57.4　必要时可在皮瓣切取处切除一个三角形皮瓣。 用 6-0 薇乔缝线间断缝合供区深层，并用 6-0 薇乔缝线或聚丙烯缝线缝合皮肤

术后护理

敷料覆盖 24 小时。避免包扎压力过大损害皮瓣血供。用抗生素眼膏涂抹切口，每天 3～4 次，连续 7 天。7 天后拆除不可吸收的皮肤缝线。嘱患者在术后 2 周内不要吸烟。

并发症

皮瓣缺血——手术中，由于血供受损，皮瓣颜色变暗或呈现蓝色，这通常是由皮瓣基底部张力所致。皮瓣颜色发暗常可恢复，但如果缺血严重，则需拆除缝线，复原皮瓣位置，并充分分离皮瓣。

皮瓣坏死——可能是由于张力过大或相对其长度皮瓣宽度过窄所致。皮瓣基底部要充分分离，以使其在旋转时不产生扭转。如果早期发现，可以采用高压氧挽救坏死的皮瓣。但如果皮瓣坏死，则必须切除并更换皮肤移植物。

瘢痕性睑外翻——皮瓣走行方向的睑缘外翻是由于下睑的垂直张力。外翻程度较轻时可以通过用力按摩进行矫正，程度严重时需行皮肤移植。

持续皮瓣增厚——常见于靠近睑缘的皮瓣，由于淋巴管损伤或皮瓣过厚所致。水肿通常会在数月内消退。过厚的皮瓣可隆起，在数月后可变薄。

图 57.1

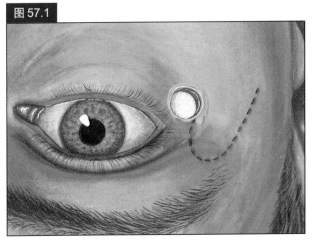

图 57.3

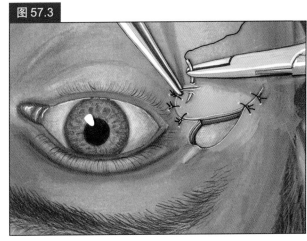

图 57.2

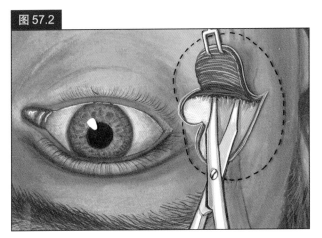

图 57.4

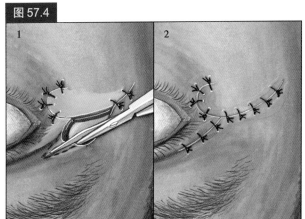

（秦碧萱，李冬梅）

第58章

肌皮瓣转位

适应证

适用于当眼睑缺损邻近部位不适合切取皮瓣时,而需从远隔部位切取皮瓣转位至缺损区进行一期修复。

图 58.1 画一个舌形皮瓣标记线,根据受区植床的深度决定皮瓣是否需要包含轮匝肌。皮瓣的基底部应与受区缺损边缘相连,如可能应位于颞侧。如果皮瓣取自上睑,则应将皮瓣下缘的位置设计于上睑皱襞上

图 58.2 用手术刀沿标记线切开皮肤,并用剪刀剪开下方的轮匝肌。用镊子提起皮瓣尖端,将肌肉与下面的眶隔和骨膜轻轻分开

图 58.3 从皮瓣基底部向切口周围分离 1～2cm

图 58.4 将皮瓣转位至缺损处。这时基底部张力应非常小,以确保血供正常。用 6-0 薇乔缝线间断缝合皮瓣与缺损边缘。用 6-0 薇乔缝线间断缝合取皮瓣处的皮下组织,并用 6-0 薇乔缝线或聚丙烯缝线间断缝合皮肤

术后护理

敷料覆盖 24 小时。避免包扎压力过大损害皮瓣血供。用抗生素眼膏涂抹切口,每天 3～4 次,连续 7 天。7 天后拆除不可吸收的皮肤缝线。嘱患者在术后 2 周内不要吸烟。

并发症

皮瓣缺血——手术中,由于血供受损,皮瓣颜色变暗或呈现蓝色,这通常是由皮瓣基底部张力所致。皮瓣颜色发暗常可恢复,但如果缺血严重,则需拆除缝线,复原皮瓣位置,并充分分离皮瓣。

皮瓣坏死——可能是由于张力过大,或相对其长度皮瓣宽度过窄所致。皮瓣基底部要充分分离,以使其在旋转时不产生扭转。如果早期发现,可以采用高压氧挽救坏死的皮瓣。但如果皮瓣坏死,则必须切除并更换皮肤移植物。

瘢痕性睑外翻——皮瓣走行方向的睑缘外翻是由于下睑的垂直张力。外翻程度较轻时可以通过用力按摩进行矫正,程度严重时需进行皮肤移植。

持续皮瓣增厚——常见于靠近睑缘的皮瓣,由于淋巴管损伤或皮瓣过厚所致。水肿通常会在数月内消退。过厚的皮瓣可隆起,数月后可变薄。

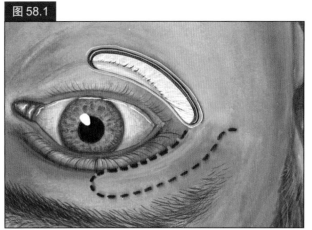

图 58.1

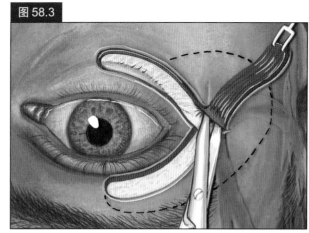

图 58.3

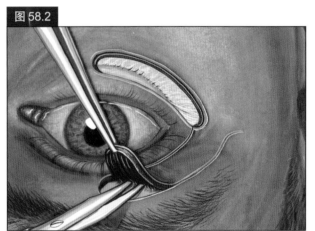

图 58.2

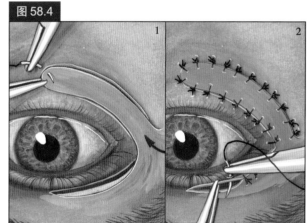

图 58.4

（秦碧萱，李冬梅）

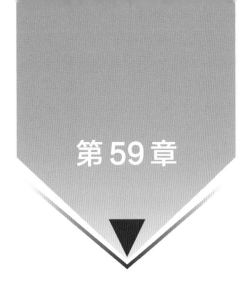

第 59 章

菱 形 皮 瓣

适应证

适用于利用邻近组织修复四边形的眼睑缺损,而皮瓣边缘无张力者。

图 59.1 将缺损修剪为菱形,使其两个对角分别为 60° 和 120°。也可使四个角均为 90°

图 59.2 从菱形缺损其中一个 120° 角的顶点开始,画一条与菱形缺损边缘等长的线,这条线与 120° 角两边的夹角应相等。使第二条线与第一条线成 45°～60° 角,并与菱形的一边平行。最大张力方向是跨越这两条线构成的 V 形区域。设计两切口线的方向,使 V 形的方向尽可能与下睑保持水平,以免产生垂直张力。用手术刀沿标记线切开

图 59.3 小心地游离肌皮瓣。向周围广泛分离直到皮瓣可轻易旋转至缺损处而没有张力

图 59.4 将皮瓣旋转至缺损处。首先用 6-0 薇乔缝线深部缝合闭合三角 V 形缺损,以缓解皮瓣转位的张力。用 6-0 聚丙烯缝线将供区切口皮肤垂直褥式缝合几针。用 6-0 薇乔缝线或聚丙烯缝线间断缝合浅表皮肤剩余的伤口

术后护理

敷料覆盖 24 小时。避免包扎压力过大损害皮瓣血供。用抗生素眼膏涂抹切口,每天 3～4 次,连续 7 天。7 天后拆除不可吸收的皮肤缝线。嘱患者在术后 2 周内不要吸烟。

并发症

皮瓣缺血——手术中,由于血供受损,皮瓣颜色变暗或呈现蓝色,这通常是由皮瓣基底部张力所致。皮瓣颜色发暗常可恢复,但如果缺血严重,则需拆除缝线,复原皮瓣位置,并充分分离皮瓣。

皮瓣坏死——可能是由于张力过大,或相对其长度皮瓣宽度过窄所致。皮瓣基底部要充分分离,以使其在旋转时不产生扭转。如果早期发现,可以采用高压氧挽救坏死的皮瓣。但如果皮瓣坏死,则必须切除并更换皮肤移植物。

瘢痕性睑外翻——皮瓣走行方向的睑缘外翻是下睑的垂直张力。外翻程度较轻时可以通过用力按摩进行矫正,程度严重时需进行皮肤移植。

持续皮瓣增厚——常见于靠近睑缘的皮瓣,由于淋巴管损伤或皮瓣过厚所致。水肿通常会在数月内消退。过厚的皮瓣可隆起,数月后可变薄。

图 59.1

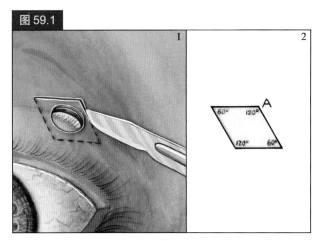

图 59.3

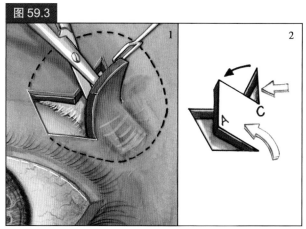

图 59.2

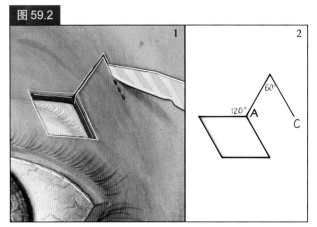

图 59.4

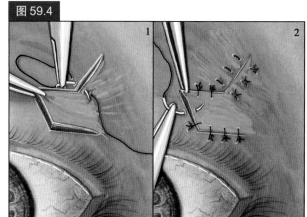

（秦碧萱，李冬梅）

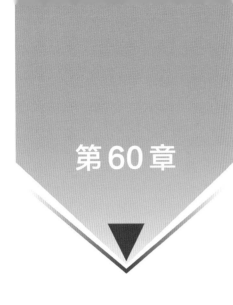

第60章

Z 瓣 成 形

适应证

适用于延长切除的创面、减少张力、改变应力线方向的眼睑缺损修复。也可以用来结构重置,如眦角。

图 60.1 沿瘢痕或收缩线标记 Z 瓣的中心臂,并勾勒出要切除的椭圆形区域。与中心臂成 45°~60° 角标记完成 Z 瓣的交叉臂,较大的角度可更大地延长创面,但同时也增加了关闭创面的难度

图 60.2 用手术刀沿着中心椭圆线切除瘢痕(或者如果没有瘢痕则沿收缩线切开),并沿着交叉臂切开。用剪刀在两个三角皮肌瓣下进行分离。用皮钩轻轻钩住皮瓣,以免损伤三角形尖端

图 60.3 从分离创面切除所有皮下或肌肉瘢痕组织以松解收缩。用剪刀在皮肌瓣基底部周围充分分离并将皮肌瓣交换位置

图 60.4 用 6-0 薇乔缝线缝合肌肉层,并用 6-0 薇乔缝线或聚丙烯缝线间断缝合皮肤

术后护理

敷料覆盖 24 小时。避免包扎压力过大损害皮瓣的血供。用抗生素眼膏涂抹切口,每天 3~4 次,连续 7 天。7 天后去除任何不可吸收的皮肤缝线。嘱患者在术后 2 周内禁止吸烟。

并发症

皮瓣缺血——手术中,由于血流受损,皮瓣颜色变暗或呈现蓝色,这通常是由皮瓣基底部的张力所致。皮瓣颜色变暗常可自行恢复而没有后遗症。如果缺血严重,则需拆除缝线,将皮瓣复位并充分分离皮瓣。

皮瓣坏死——这可能是由于张力过大,或相对其长度皮瓣宽度过窄所致。皮瓣基底部要充分分离,以使其在旋转时不产生扭转。如果早期发现,可以使用高压氧挽救坏死的皮瓣。但如果皮瓣坏死,则必须切除并更换皮肤移植物。

瘢痕性睑外翻——皮瓣走行方向的睑缘外翻是下睑的垂直张力。外翻程度较轻时可以通过用力按摩进行矫正,程度严重时则需进行皮肤移植。

持续皮瓣增厚——常见于靠近睑缘的皮瓣,由于淋巴管损伤或皮瓣过厚所致。水肿通常会在数月内消退。过厚的皮瓣可隆起,数月后可变薄。

图 60.1

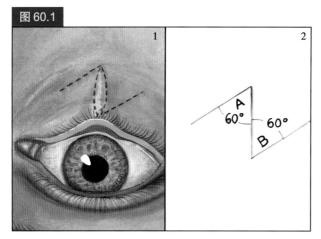

图 60.3

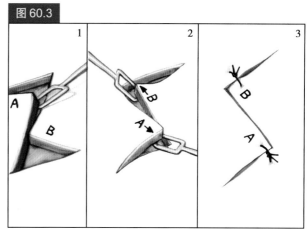

图 60.2

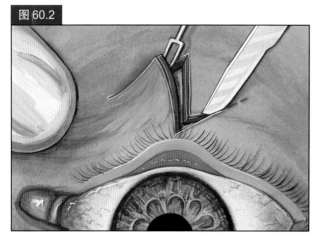

图 60.4

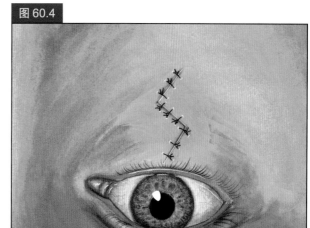

（秦碧萱，李冬梅）

第61章

O-Z 成 形

适应证

适用于除睑缘之外的眼睑和眉部皮肤以及肌肉的小圆形缺损。

图 61.1 **画线标记出需要切除的病灶范围**。沿切除范围的上边界画线,形成一个尖角形皮瓣。并尽可能使切口线与眉或微笑皱纹走行一致。再沿切除范围的下边界向相反方向画第二条线。用含肾上腺素的局部麻醉药沿切口线和切除边缘浸润麻醉

图 61.2 **用圆刀切开皮肤和其下肌肉,切至肿物周围的皮下结缔组织或脂肪并将肿物切除**。沿切口线切至皮下脂肪。烧灼止血

图 61.3 **用 Westcott 剪刀将皮瓣从基底部分离**。并分离缺损边缘周围的皮肤和肌肉

图 61.4 **使两皮瓣前徙靠近,覆盖缺损处并形成 Z 形切口线**。用 6-0 薇乔缝线间断缝合深层肌肉

图 61.5 **用 6-0 快速吸收肠线连续缝合皮肤切口**

术后护理

敷料覆盖 24 小时。用抗生素眼膏涂抹切口,每天 3～4 次,连续 7 天。7 天后拆除不可吸收缝线。

并发症

瘢痕明显——尽可能使切口与眉、上睑皱襞或其他皮肤纹路走行一致,有助于隐藏瘢痕。

图 61.1

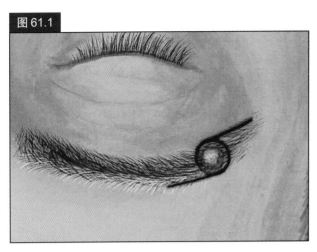

图 61.4

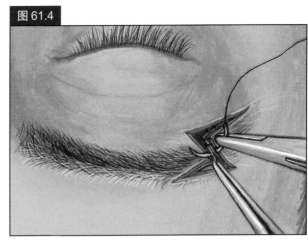

图 61.2

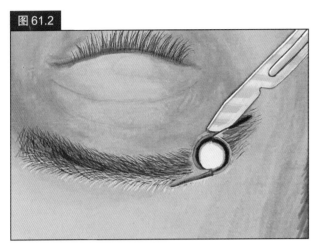

图 61.5

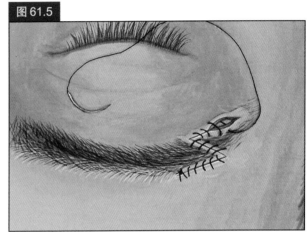

图 61.3

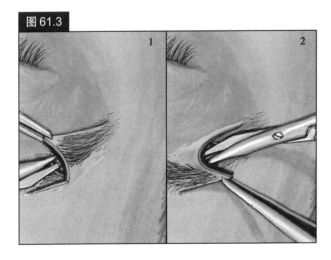

（秦碧萱，李冬梅）

上 睑 重 建

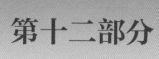

上睑的全层缺损可能源于机械性损伤或热损伤、眼睑肿瘤切除或先天性眼睑缺损。在修复缺损重建眼睑时，不仅要恢复眼睑的解剖完整性，还要恢复其生理功能。外科医生必须特别注意保护眼睑各层的结构功能，保证眼睑正常的活动并保护眼球。

根据眼睑的松弛程度，25%～30% 的较小全层缺损可以直接分层缝合。对于老年人，当眼睑足够松弛，能提供足量皮肤时，40% 甚至更大的缺损也可用该方法进行修复。其功能和外观修复效果优于其他术式，且手术顺利时，直接分层缝合可保持完整的睑缘和睫毛根部。

在更复杂的重建手术中，上睑的前层缺损必须进行薄层皮片移植，移植的皮肤要足够松弛，使眼睑可以完全闭合，同时要薄而柔韧，使睁眼时眼睑可以形成正常皱襞。上睑需含有环形肌层以防止眼睑闭合不全和角膜暴露。同时需用提上睑肌或适当的替代物帮助上睑回缩，并将眼睑提高到视轴上方。睑板替代物或其他坚韧组织可以提供眼睑的内部支撑，使其在注视各个方向时保持睑缘的稳定性及与角膜的紧密接触。相比于下睑，眦韧带的重建此时并不那么重要，因为重力的作用会稳定上睑而不是对抗它。眼睑内表面的黏膜对于防止角膜磨损至关重要。睑缘重建必须谨慎细致，去除角化上皮，并防止凹角畸形和倒睫。

许多手术可用于部分或完全性上睑重建。手术方法的选择取决于多种因素，且通常需要多种方法联合使用以进行适当的修复。在创伤性损伤尤其热烧伤或化学烧伤后，组织血供可能受损。这时游离皮瓣移植可能效果不佳，采用带蒂皮瓣则更为合适。严重照射组织的修复情况类似。眼睑重建时局部皮瓣的取材需要具有一定的松弛度，这在年轻患者或皮肤存在瘢痕患者中较难获取。

我们无法针对特定缺损给出严格而精确的重建方法。手术方法需要根据缺损的大小和位置来确定，还需考虑缺损涉及的眼睑深层结构，例如提上睑肌腱膜或内外眦韧带，相邻或远处组织的可用性，以及外科医生的手术技术。在尝试修复之前，必须对眼睑缺损和功能性结构的损伤进行仔细评估。接下来我们将介绍几种基本的手术方法，但只有合理的应用并在必要时联合各种手术方法，才能达到良好的功能和外观修复的效果。

尽可能从同侧或对侧眼睑获取修复眼睑的组织。多种方法可对下列正常眼睑组织进行转位，包括皮肤、轮匝肌、睑板和结膜。当无法利用上述方法时，我们不得不选择颞侧、颊部以及额部的皮肤，虽然这些部位从功能方面并不适合眼睑，但都可提供皮肤和肌肉。当局部皮瓣不易获取时，也可选择游离皮片移植。

维持眼睑内侧稳定性的睑板替代物可选择眼库保存的异体巩膜、自体耳郭或鼻软骨、异体筋膜或软骨。黏膜通常可从口腔获取，除非存在口腔黏膜疾病，例如瘢痕性黏膜类天疱疮。有时也可采用阴道黏膜。对侧上睑作为良好的组织来源，可提供游离的睑板结膜瓣，含有正常的睑板和结膜。内外眦韧带需用筋膜瓣、移植物或眶外侧缘骨膜进行重建。

（秦碧萱，李冬梅）

拓展阅读

睑缘缺损直接分层缝合

Grover AK, Chaudhuri Z, Malik S, et al. Congenital eyelid colobomas in 51 patients. *J Pediatr Ophthalmol Strabismus.* 2009;46:151–159.

Lu GN, Pelton RW, Humphrey CD, Kriet JD. Defect of the eyelids. *Facial Plast Surg Clin North Am.* 2017;25:377–392.

Malik A, Shah-Desai S. Sliding tarsal advancement flap for upper eyelid reconstruction. *Orbit.* 2014;33:124–126.

Tenzel RR. Eyelid reconstruction. In: Smith BC, Della Rocca RC, Nesi FA, Lisman RD, eds. *Ophthalmic Plastic and Reconstructive Surgery.* Vol. 1. St. Louis, MO: Mosby-Year Book; 1987.

外侧半圆形旋转皮瓣

Anderson RI, Edwards JJ. Reconstruction by myocutaneous eyelid flaps. *Arch Ophthalmol.* 1979;97:2358–2362.

Espinoza GM, Prost AM. Upper eyelid reconstruction. *Facial Plast Surg Clin North Am.* 2016;24:173–182.

Tenzel RR, Stewart WB. Eyelid reconstruction by semicircular flap technique. *Trans Am Soc Ophthalmol Otol.* 1978;85:1164–1169.

水平睑板结膜瓣转位

Alghoul M, Pacella SJ, McClellan WT, Codner MA. Eye reconstruction. *Plast Reconstr Surg.* 2013;132:288e–302e.

Bergin DJ, McCord CD. Reconstruction of the upper eyelid: major defects. In: Hornblass A, ed. *Oculoplastic, Orbital and Reconstructive Surgery.* Baltimore, MD: Lippincott Williams & Wilkins; 1988.

Leone CR Jr. Tarsal-conjunctival advancement flaps for upper eyelid reconstruction. *Arch Ophthalmol.* 1983;101:945–948.

Tenzel RR. Eyelid reconstruction. In: Smith BC, Della Rocca RC, Nesi FA, Lisman RD, eds. *Ophthalmic Plastic and Reconstructive Surgery.* Vol. 1. St. Louis, MO: Mosby-Year Book; 1987.

游离睑板结膜移植

Lisman RD, Smith BC. Eyelid surgery for thyroid ophthalmopathy. In: Smith BC, Della Rocca RC, Nesi FA, Lisman RD, eds. *Ophthalmic Plastic and Reconstructive Surgery.* Vol. 1. St. Louis, MO: Mosby-Year Book; 1987.

Obear M, Smith BC. Tarsal grafting to elevate the lower eyelid margin. *Am J Ophthalmol.* 1965;59:1088–1090.

Shaw GY, Khan J. The management of ectropion using the tarsoconjunctival composite graft. *Arch Otolaryngol Head Neck Surg.* 1996;122:51–55.

下睑单桥上睑全层重建（Cutler Beard 术式）

Baylis HI, Perman KI, Fett DR, Sutcliffe RT. Autogenous auricular cartilage grafting for lower eyelid retraction. *Ophthal Plast Reconstr Surg.* 1985;1:23–27.

Baylis HI, Rosen N, Neuhaus RW. Obtaining auricular cartilage for reconstructive surgery. *Am J Ophthalmol.* 1981;93:709–712.

Cutler N, Beard C. A method for partial and total upper eyelid reconstruction. *Am J Ophthalmol.* 1955;39:1–7.

Fischer T, Noever G, Langer M, Kammer E. Experience in upper eyelid reconstruction with the Cutler-Beard technique. *Ann Plast Surg.* 2001;47:338–342.

Holloman EL, Carter KD. Modification of the Cutler-Beard procedure using donor Achilles tendon for upper eyelid reconstruction. *Ophthal Plast Reconstr Surg.* 2005;21:267–270.

Hsuan J, Selva D. Early division of a modified Cutler-Beard flap with a free tarsal graft. *Eye.* 2004;18:714–717.

Kadoi C, Hayasaka S, Kato T, Nagaki Y, et al. The Cutler-Beard bridge flap technique with use of donor sclera for upper eyelid reconstruction. *Ophthalmologica.* 2000;214:140–142.

Lu GN, Pelton RW, Humphrey CD, Kriet JD. Defect of the eyelids. *Facial Plast Surg Clin North Am.* 2017;25:377–392.

Sa HS, Woo KI, Kim YD. Reverse modified Hughes procedure for upper eyelid reconstruction. *Ophthal Plast Reconstr Surg.* 2010;26:155–160.

Smith B, Obear MF. Bridge flap technique for reconstruction of large upper eyelid defects. *Plast Reconstr Surg.* 1966;38:45–48.

Wesley RE, McCord CD. Transplantation of eye bank sclera in the Cutler-Beard method of upper eyelid reconstruction. *Ophthalmology.* 1980;87:1022–1028.

下睑双桥上睑全层重建

Dutton JJ, Fowler AM. Double-bridged flap procedure for non-marginal, full-thickness, upper eyelid reconstruction. *Ophthal Plast Reconstr Surg.* 2007;23:459–462.

翼状瓣上睑重建

Vrcek I, Chou E, Blaydon S, Shore J. Wingtip flap for reconstruction of full-thickness upper and lower eyelid defects. *Ophthal Plast Reconstr Surg.* 2017;33:144–146.

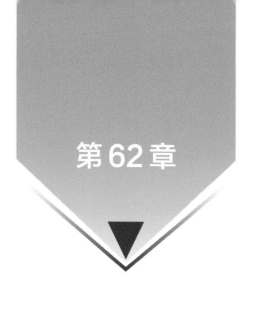

第62章

睑缘缺损直接分层缝合

适应证

适用于修复较小或中等的眼睑缺损，包括睑缘全层缺损，伤口可直接缝合而无过大张力。

图 62.1 **将上睑缺损修剪成五边形。**使其垂直方向的的两边垂直于睑缘，长度跨越整个睑板。上方两斜边在近上穹窿处汇于一点

图 62.2 **用 6-0 丝线垂直褥式缝合睑缘处睑板。**将深部缝线以相同的深度缝于伤口两侧的睑缘，而浅部缝线则通过切口边缘即可

图 62.3 **轻拉两侧伤口边缘使其对合。**如果伤口在没有过大张力的情况下仍不能对合，则将外侧眼睑向内拉，使外眦韧带伸展，并用剪刀在眶缘行外眦切开。切断外眦韧带上支，从而使眼睑可向内侧移动

图 62.4 **用 6-0 薇乔缝线间断缝合睑板的垂直切口 3 针，**注意只穿过睑板 2/3 的厚度，以免磨损角膜

图 62.5 **用 6-0 丝线沿睫毛根部垂直褥式缝合，**系紧缝线使伤口边缘稍外翻。并留出较长的边缘缝线

图 62.6 **用 6-0 薇乔缝线缝合轮匝肌层，用 6-0 丝线间断缝合皮肤。**将长末端缝线合在一起，并远离角膜

图 62.7 **如果修复后眼睑有向上的牵拉力，或者存在外伤撕裂，需在切口处睑缘缝合一个反向 Frost 牵引线。**在缝线下垫硅胶或橡胶垫，以防止缝线切割皮肤，并将其粘在面颊上，使眼睑垂直向下拉伸

术后护理

用抗生素眼膏涂抹切口，每天 3～4 次，连续 7 天。3～4 天后拆除 Frost 缝线，1 周后拆除皮肤缝线。需将睑缘缝线留置 7～10 天。

并发症

眼睑凹角——主要原因是边缘闭合时其缺损形状不是五边形。垂直切口应与睑缘成 90°角。眼睑凹角也可能由于垂直切口未跨越整个睑板，导致缝合切口时睑板扭曲。

上睑下垂——是由于眼睑缺损较大，眼睑缝合后较紧张所致，通常经过数周或数月，当眼睑再次拉长后症状缓解。

图 62.1

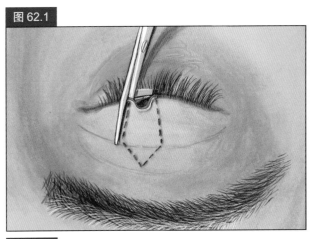

图 62.5

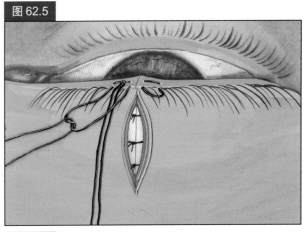

图 62.2

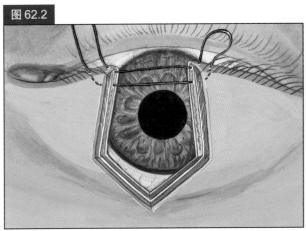

图 62.6

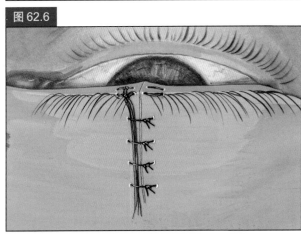

图 62.3

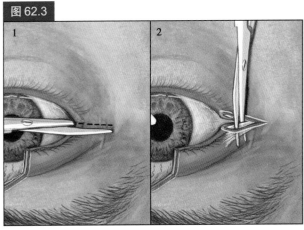

图 62.7

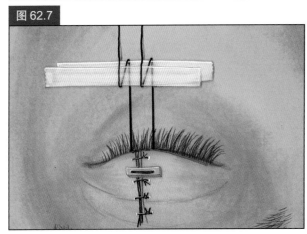

图 62.4

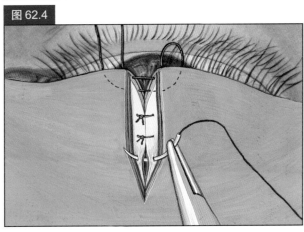

（秦碧萱，李冬梅）

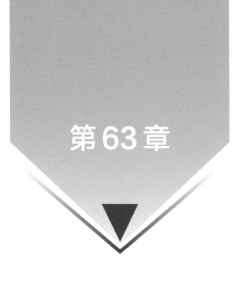

第63章

外侧半圆形旋转皮瓣（Tenzel术式）

适应证

适用于修复缺损范围为30%～50%，无法直接缝合的上睑缺损。

图63.1　切除病灶或修剪伤口边缘，在上睑形成五边形缺损。从睑缘到睑板上缘做垂直切口，并将切口延伸至近上穹窿

图63.2　自外眦角做一条向下弯曲的半圆形切口线，起点处切口线方向应与睁眼时上睑缘的方向一致，延伸至距外眦角外侧2～3cm处转向上方，并终止于眉外下方

图63.3　用手术刀沿标记线切开皮肤。用剪刀切开眼轮匝肌，沿切口外侧缘分离肌皮瓣

图63.4　游离肌皮瓣，暴露外眦韧带。用剪刀切开一个切口，将韧带分成上下支。切断上支使外侧眼睑移位

图63.5　如果缺损小于眼睑的1/3，皮瓣的黏膜面不需要覆盖。如果大于1/3，则需游离皮瓣，将结膜瓣移位至皮瓣处覆盖轮匝肌。如果结膜移位不可行，则需用黏膜移植物覆盖皮瓣的裸露部分

图63.6　将眼睑和皮瓣向内侧推移，与内侧眼睑对合修复缺损。睑缘缺损直接分层缝合，缝合方法详见第62章图62.2～图62.6

图63.7　将皮瓣外侧的轮匝肌固定在外侧眶缘骨膜和外眦韧带下支上，用5-0薇乔缝线间断缝合重建外眦角。如果在皮瓣外侧留有狗耳，可从伤口夹角外侧切除一个小的Burow三角形的皮肤和肌肉

图63.8　用6-0薇乔缝线间断缝合皮瓣深层切口，用6-0薇乔缝线或聚丙烯缝线缝合皮肤切口

术后护理

牢固包扎24小时。用抗生素眼膏涂抹切口缝线处，每天3～4次，连续7天。5～7天后拆除皮肤缝线，睑缘处褥式缝线保留至术后7～10天。

并发症

睑缘形态不佳——画线时，外眦角处切口线方向应与睁眼时上睑缘的方向一致，且延伸方向应为向下弯曲的曲线而非水平线，否则会出现睑缘成角。

上睑下垂——术后出现一定程度的上睑下垂是正常的，但通常在数周或数月内恢复。注意修复缺损时预留足量的皮瓣，防止上睑产生过大的张力。

伤口裂开——伤口裂开是由于伤口边缘张力过大造成的。用5-0薇乔缝线深层缝合，将颞侧皮瓣的眼轮匝肌固定在眶缘外侧的骨膜上，以减小伤口张力。

外眦角圆钝——外眦角圆钝可能是由于眼睑与外眦韧带缝合固定不佳所致，未能维持外眦角的尖锐形态。

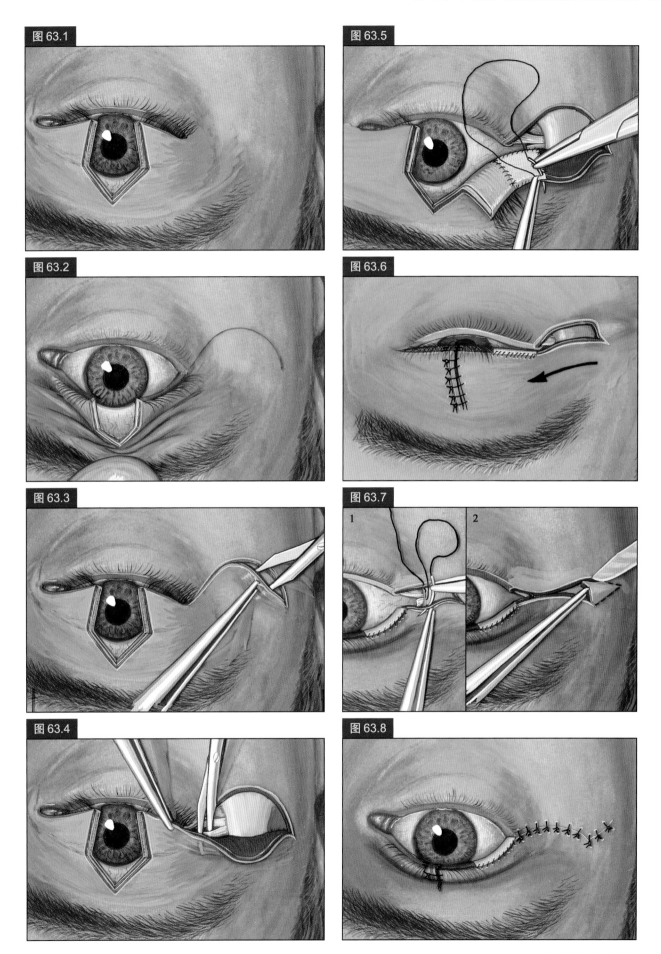

图 63.1

图 63.5

图 63.2

图 63.6

图 63.3

图 63.7

1

2

图 63.4

图 63.8

（秦碧萱，李冬梅）

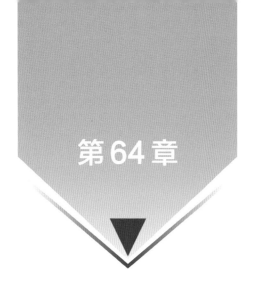

第64章

水平睑板结膜瓣转位

适应证

适用于修复缺损范围为40%~50%，而邻近组织松弛度不足以制作肌皮瓣的上睑缺损。

图64.1 用4-0丝线在缺损邻近部位睑缘的睑板上缝1针。用Desmarres眼睑拉钩辅助翻转眼睑，暴露睑板表面

图64.2 从睑缘处以平行于睑缘的方向水平切开长3~4mm的结膜和睑板。在保证伤口缝合后张力不大的前提下，继续水平切开与缺损宽度相同范围的睑板

图64.3 在水平切口的末端，垂直切开睑板至睑板上缘。用显微剪将睑板结膜瓣与其下的提上睑肌腱膜分离

图64.4 在睑板上缘切断Müller肌。并继续向上分离结膜和Müller肌至上穹窿。沿睑板垂直切口切开结膜至上穹窿，睑板结膜瓣制作完成

图64.5 将睑板结膜瓣水平移位至缺损处，并用6-0薇乔缝线将睑板边缘间断缝合到残存的眼睑

上。注意不要将缝线穿透结膜。用褥式缝合法缝合睑缘对齐睑板表面，方法类似图62.2的直接分层缝合法

图64.6 用6-0薇乔缝线将睑板瓣的另一侧缘缝合至眼睑缺损对侧缘或残余的外眦韧带上

图64.7 下拉提上睑肌腱膜的切缘，并用6-0薇乔缝线间断缝合至睑板上缘，缝合1~2针。如果只有向下牵拉眼睑的情况下提上睑肌腱膜才可以前徙时，则可使其回缩并用6-0线间断缝合至睑板上方的结膜上。如果为局麻手术，嘱患者向上注视以确定合适的睑缘高度

图64.8 用滑行或旋转肌皮瓣或皮片修复前层皮肤缺损。使皮肤边缘位于睑板瓣边缘后1mm处，并用7-0铬制肠线连续缝合睑板和皮肤。将褥式缝线打结，并间断缝合皮肤边缘。睑缘暂时缝合以保持眼睑闭合并加压包扎以保持眼睑平坦

术后护理

5天后拆除暂时性睑缘缝合线。用抗生素眼膏涂抹皮肤边缘，直至皮肤缝线降解。7~10天后拆除所有不可吸收的皮肤缝线。

并发症

睑缘内翻——可能由于切取睑板瓣时切口距睑缘过近，使该处眼睑结构功能受损。所以睑缘应至少保留3~4mm的睑板用以支撑眼睑。

眼睑退缩——注意重新缝合固定外眦韧带以防止眼睑向上退缩。提上睑肌腱膜必须在无张力的情况下前徙至睑板瓣上。

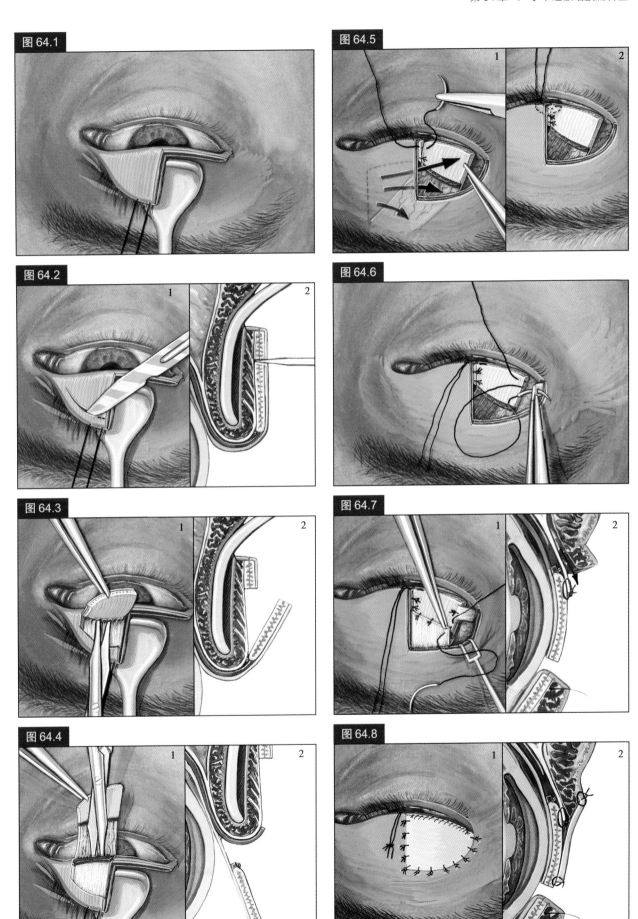

（秦碧萱，李冬梅）

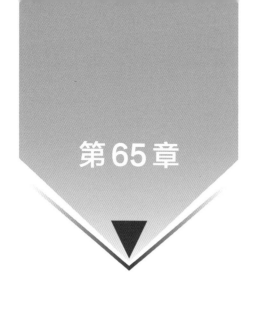

第 65 章

游离睑板结膜移植

适应证

用于缺损为浅至中等深度的上睑或下睑的重建,需要 2/3 的眼睑后层睑板结膜重建者。供区组织可采用同侧或对侧上睑。

图 65.1　用 4-0 丝线在供区睑缘上做牵引线,用 Desmarres 眼睑拉钩翻转上睑。距睑缘 4mm 处做一个水平切口,切口长度为边缘在轻微拉力下与受区缺损长度相等的最小长度

图 65.2　在切口的两端,垂直睑板方向延长切口。用细剪刀分离睑板和提上睑肌腱膜

图 65.3　平行睑板上缘切口做第二个水平切口,制作带有结膜的矩形植片。烧灼出血点。无须关闭供区伤口

图 65.4　置供区睑板结膜植片于受区的缺损处,黏膜面朝向眼球,睑板腺残端朝向睑缘。将植片与缺损内外侧创缘以 6-0 薇乔缝线间断缝合。缝线仅穿过睑板厚度的 3/4。将 6-0 丝线穿过睑板缘对齐睑缘,以便直接分层缝合(见第 62 章)

图 65.5　如眼睑缺损范围延至睑板上缘,向下前徙提上睑肌腱膜,将其与睑板植片的上缘以 6-0 聚丙烯线缝合

图 65.6　从缺损外侧到外眦角画一条沿上睑缘弧度的切口线至外眶缘处,延伸至颞下方,呈半圆形皮瓣。沿标记线切开皮肤

图 65.7　用剪刀分离轮匝肌层,从颞侧筋膜和骨膜下分离肌皮瓣。如有必要,为防止皮瓣褶皱,可于缺损的鼻下角切除一个 Burow 三角

图 65.8　向内侧推移皮瓣覆盖缺损和植片。稍稍削薄睑板结膜植片覆盖皮瓣的部分肌肉。将皮瓣在移植缘处后徙约 1mm,以 7-0 铬制肠线缝合皮肤边缘防止皮肤位于睑缘内。以 6-0 薇乔缝线间断缝合轮匝肌,以 6-0 薇乔缝线或聚丙烯缝线间断缝合皮肤

术后护理

敷料覆盖 24 小时。缝线处和供区涂抹抗生素眼膏,每天 3～4 次,连续 7 天。7 天后拆除皮肤缝线。必要时,再用无菌绷带加压包扎颞侧伤口 3 天。

并发症

角膜擦伤——由于缝线穿过结膜表面造成。注意只穿过部分厚度的睑板。

眼睑退缩——常见于缺损范围延至眶缘,提上睑肌腱膜向下前徙至睑板植片,而使提上睑肌缩短。在这种情况下,应将缺损上缘的结膜前徙到缺损处,并缝合于睑板植片上。其次,适当前徙腱膜,以 6-0 铬制肠线直接缝合至结膜。

上睑下垂——由于水平张力的作用,重建后出现一定程度的上睑下垂是正常的。这通常会在几个星期到几个月内恢复。

图 65.1

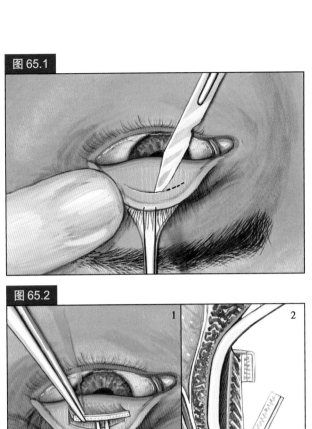

图 65.5

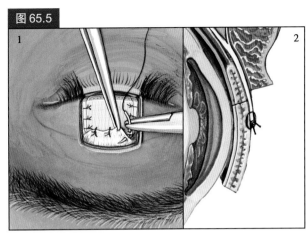

图 65.2

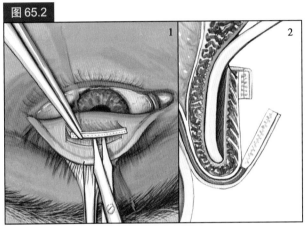

图 65.6

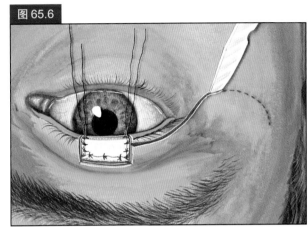

图 65.3

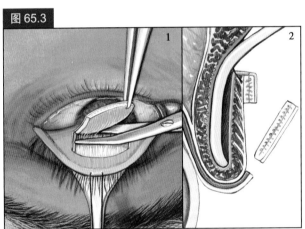

图 65.7

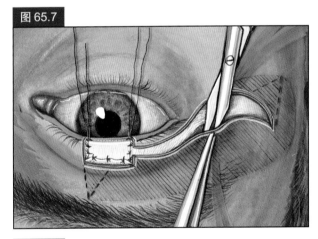

图 65.4

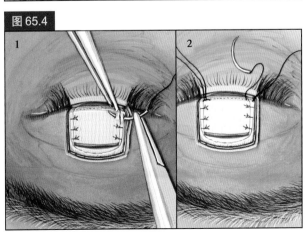

图 65.8

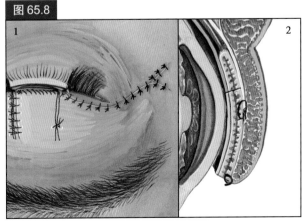

（姜雪，李冬梅）

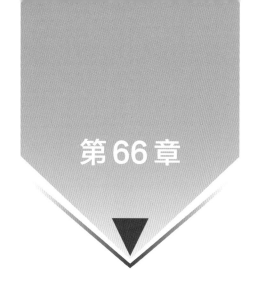

第 66 章

下睑前徙瓣单边对接行上睑全层缺损修复（Cutler Beard 术式）

适应证

水平方向达 60%～100% 的上睑缺损重建。

图 66.1 将上睑缺损修剪成近似矩形。在距下睑缘 4mm 处沿下睑画一水平切口线。宽度与上睑缺损相等，如有明显的皮肤松弛，则宽度略小一些。将眼睑垫板置于下睑下方，手术刀沿标记线中央处切开全层，用剪刀剪开内侧和外侧切口，注意不要损伤眼睑动脉。确保切口的皮肤侧和结膜侧与睑缘距离相等

图 66.2 于水平切口末端垂直切开全层眼睑约 15mm 至下穹窿。用剪刀将结膜 Müller 肌与睑囊筋膜分离，至下穹窿

图 66.3 结膜瓣穿过下睑缘桥下前徙，对接上睑缺损结膜残端，以 6-0 普通肠线连续缝合

图 66.4 制作与缺损相匹配的自体耳软骨或异体巩膜。将植片与睑板残端或眦角韧带以 6-0 薇乔缝线于内、外侧缝合。前徙提上睑肌腱膜边缘，将其与植片上缘以 6-0 薇乔缝线连续缝合

图 66.5 眶隔层面分离肌皮瓣，于睑缘桥下穿过，前徙覆盖缺损区植片。以 6-0 薇乔缝线将其与轮匝肌和皮肤层缝合。如有必要，为减少前徙对接的张力，可沿下睑皮瓣底部切除两个 Burow 三角形皮肤

图 66.6 2～3 周后切开皮瓣。Desmarres 眼睑拉钩下拉下睑桥，放一个有槽探针于皮瓣下方。在新上睑缘下 2mm 处，用手术刀切开皮瓣

图 66.7 修剪新上睑缘 2mm 的皮肤和肌肉，结膜瓣不做修剪。将结膜翻转到睑缘，以 7-0 铬制肠线将其与皮肤边缘连续缝合

图 66.8 切除下睑桥下边缘上皮和瘢痕组织，露出全部板层。修剪面颊切口的内、外侧边缘。如有必要，切除一部分拉伸的下睑皮瓣。以 6-0 铬制肠线将结膜和下睑缩肌连续缝合至眼睑桥的睑板下缘。以 6-0 薇乔缝线缝合肌肉层，6-0 快速吸收肠线缝合皮肤

术后护理

一期及二期手术后，用抗生素眼膏涂于切口缝线处，每日 3～4 次，连续 7 天。

并发症

角膜擦伤——多由角化上皮或新睑缘细小的皮肤纤毛导致。二期重建时，应在皮肤边缘翻卷一小块结膜组织，以使黏膜边缘变得光滑。

上睑下垂——二期切开术后此症状并不少见，比眼睑退缩更多见。可能会随着时间的延长而恢复。如未恢复，则可行二期边缘修剪术或上睑下垂矫正术。

眼睑退缩——多由二期重建时，皮瓣分离过高引起。必须保留足够长度的眼睑以完全闭合眼睑。

持续性水肿——眼睑重建皮瓣切开术后水肿通常会持续几个月。多随着时间的推移而恢复。

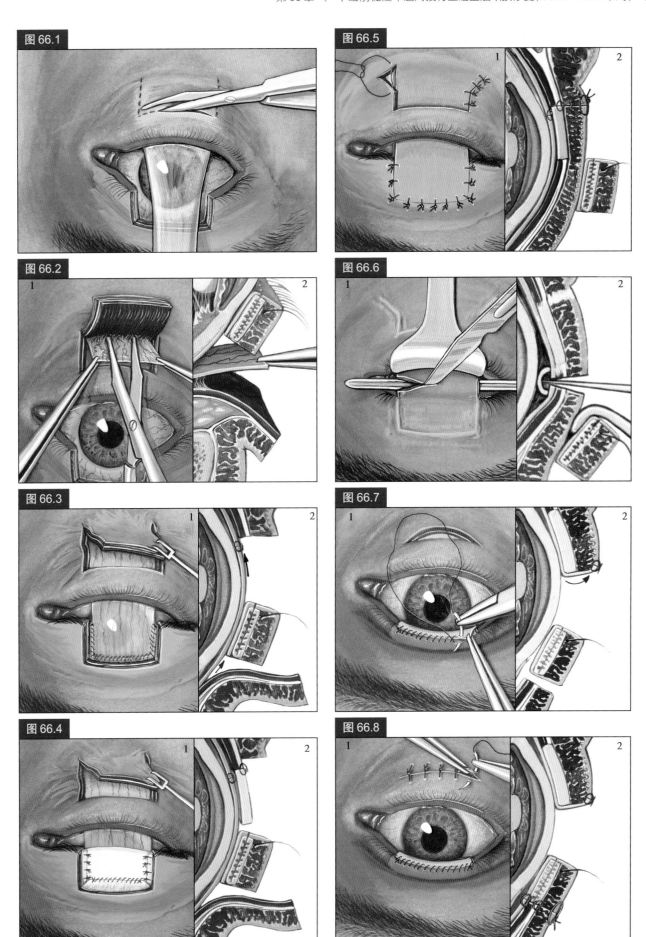

图 66.1

图 66.5

图 66.2

图 66.6

图 66.3

图 66.7

图 66.4

图 66.8

（姜雪，李冬梅）

第67章

下睑前徙瓣双边对接行上睑全层缺损修复

适应证

保留下睑缘和睫毛的上睑缺损或瘢痕性收缩的重建。

图 67.1 准备下睑皮瓣作为下睑单桥皮瓣(第66章,图 66.1和图 66.2)

图 67.2 如果上睑中央退缩,将眼睑垫板放在眼睑下方,在睑板上缘内、外侧,从皮肤到结膜做水平方向的全层眼睑切开

图 67.3 下睑全层皮瓣从上、下睑缘桥下方穿过,以 6-0 普通肠线缝合结膜层

图 67.4 以 6-0 薇乔缝线缝合眼轮匝肌和皮肤层。如有需要,为减少张力并有适当的上提作用,可沿

下睑皮瓣底部切除两个 Burow 三角形皮肤

图 67.5 2~3 周后分离皮瓣。用 Desmarres 拉钩分开上、下睑缘桥,放一个有槽探针于皮瓣下方。睑裂中间处用手术刀切开皮瓣

图 67.6 切除下睑桥下缘和上睑桥上缘的上皮和瘢痕组织,露出所有层次。必要时,切除一小部分拉伸的上、下睑皮瓣。以 6-0 的普通肠线缝合结膜,6-0 薇乔缝线缝合肌肉,6-0 快速吸收的普通肠线缝合皮肤

术后护理

一期和二期手术后,用抗生素眼膏涂抹于眼球表面和眼睑缝线上,每日 3~4 次,连续 7 天。

并发症

上睑下垂——多出现于二期手术切开皮瓣后。

如果严重且持续存在,通常需要进行上睑下垂矫正术。

下睑退缩——多由二期眼睑重建时皮瓣分离过低引起。最好不要修剪太多的皮瓣,必要时,可行二期眼睑缩短矫正术。

持续性水肿——眼睑重建皮瓣切开术后水肿通常会持续几个月。多随着时间的推移而消退。

图 67.1

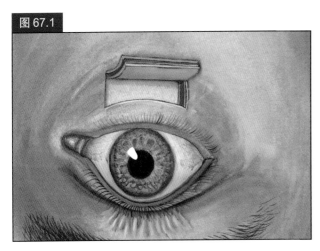

图 67.4

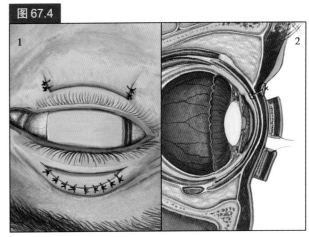

图 67.2

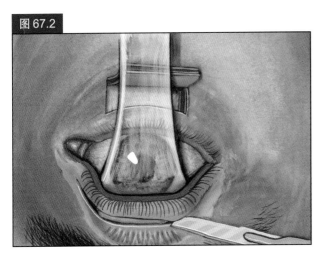

图 67.5

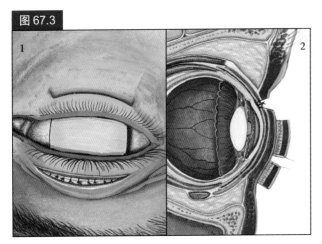

图 67.3

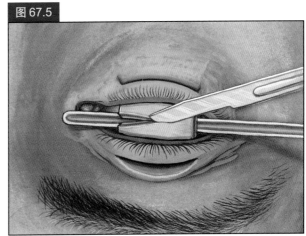

图 67.6

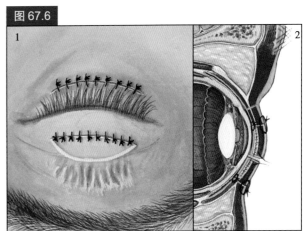

（姜雪，李冬梅）

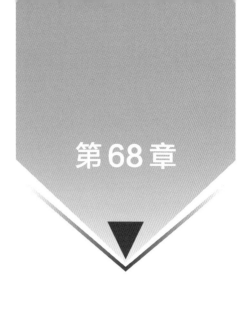

第68章

翼状瓣上睑重建

适应证

适用于睑缘处眼睑全层缺损直接缝合时，外侧基底部存在皮肤冗余者。

图 68.1　沿睑缘肿物切除范围画标记线。另外，在眼睑皱襞处画一条切口线。于切口线外侧画一个与睑缘缺损近似宽度的 Burow 三角。皮下浸润麻醉，于睑板上缘结膜下浸润麻醉

图 68.2　用圆刀沿眼睑褶襞处切开皮肤和轮匝肌，进入皮下脂肪层面。烧灼出血点。从眶隔到距睑板上缘约 5mm 处，用 Westcott 剪刀分离肌皮瓣

图 68.3　采用五边形设计，沿缺损边缘切除包括睑板的全层眼睑

图 68.4　睑缘的缝合采用睑缘缺损直接分层缝合方式（见第 62 章）

图 68.5　沿切口外侧做一个三角形皮肤切除，对宽度进行调整，使眼睑前后层长度相等。以 6-0 薇乔缝线间断缝合以闭合三角缺损

图 68.6　近睫毛根部睑缘处另行褥式缝合。以 6-0 薇乔缝线缝合创缘处皮肤和肌肉，6-0 快速吸收肠线缝合眼睑皱襞处的皮肤和肌肉

术后护理

连续冰敷 1 小时，此后间歇冰敷 24 小时，每小时 15～20 分钟。将抗生素眼膏涂抹于切口，每天 4 次，连续 7～10 天。

并发症

眼睑凹角——缺损切除术后，眼睑缺损应呈五边形，做两条垂直于睑缘的切口线，而两切口线不得相互平行。此外，应切除全部睑板以防止缝合时扭曲。

水平方向皮肤冗余——切除睑缘缺损后，做 Burow 三角形切除，三角形的宽度等于眼睑缺损的水平宽度。如术后仍有多余的皮肤，可以行小的外侧眼睑成形术。

图 68.1

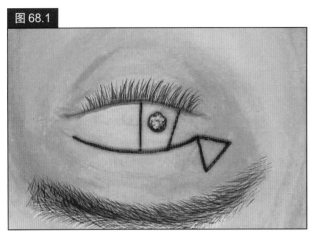

图 68.4

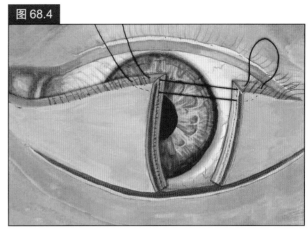

图 68.2

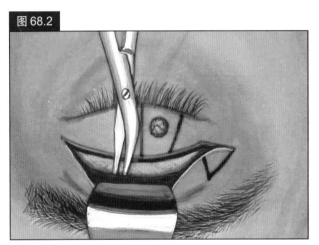

图 68.5

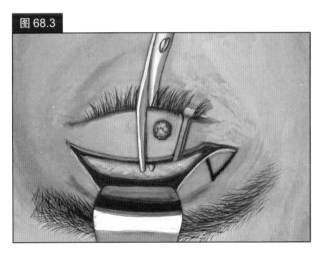

图 68.3

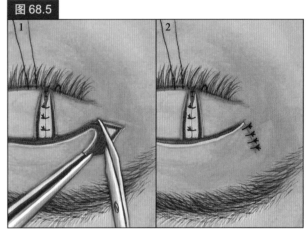

图 68.6

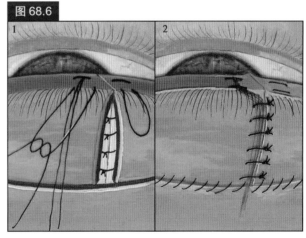

（姜雪，李冬梅）

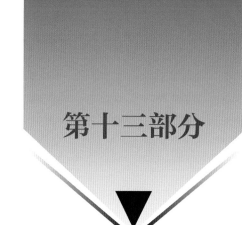

第十三部分

下 睑 重 建

上睑重建的外科和解剖学原理同样适用于下睑。选取合适的组织分别重建眼睑前后层。注意下睑的垂直悬吊，眼睑后层固定和外眦韧带的支撑是至关重要的，甚至比上睑更加重要。重力作用使眼睑位置变形，即使是最小的垂直张力或松弛也可导致眼睑退缩、巩膜外露或瘢痕性睑外翻。

睑缘缺损直接缝合时与上睑缺损重建同样应注意睑缘的修复。由于此处过大的水平向张力不是决定性因素，因此稍大的眼睑缺损也可以直接修复。如果缺损为30%～40%，可能需要进行外眦切开和外眦松解术。对于较大的缺损，半圆形皮瓣（Tenzel瓣）可最多修复水平眼睑长度60%的缺损。此时，采用筋膜或骨膜瓣重建外眦至关重要。

对于80%～100%的非常大的下睑缺损，多采用上睑板结膜瓣转位至下睑（Hughes瓣）与游离皮片移植或肌皮瓣相结合的方法，达到良好的功能和美容的效果。然而，此为分期手术，需缝合眼睑2～3周。不适用于单眼患者或有发生弱视倾向年龄组的儿童。

与上睑重建相同，复杂的下睑重建手术通常需要多种技术的结合，包括各种皮瓣移植、游离皮片移植和直接缝合。下面未描述完整的操作过程，只是描述了可根据需要组合术式以实现任何重建的各个策略。根据功能需求和解剖，最终的修复策略必须留给外科医生的聪明才智和技巧。

（姜雪，李冬梅）

拓展阅读

外侧半圆形皮瓣旋转（Tenzel术式）联合骨膜固定

Hawes MJ. Free autogenous grafts in eyelid reconstruction. *Ophthal Surg.* 1987;18:37–41.

Holds JB. Lower eyelid reconstruction. *Facial Plast Surg Clin North Am.* 2016;24:183–191.

Leone CR Jr. Periosteal flap for lower eyelid reconstruction. *Am J Ophthalmol.* 1992;114:513–514.

Levine MR, Buckman G. Semicircular flap revisited. *Arch Ophthalmol.* 1986;104:915–917.

Perry CB, Allen RC. Repair of 50%-75% full-thickness lower eyelid defects: lateral stabilization as a guiding principle. *Indian J Ophthalmol.* 2016;64:563–567.

Tenzel RR, Steward WB. Eyelid reconstruction by semicircular flap technique. *Ophthalmology.* 1978;85:1164–1169.

游离睑板结膜移植联合肌皮瓣前徙

Bartley GB, Messenger MM. The dehiscent Hughes flap: outcomes and implications. *Trans Am Ophthalmol Soc.* 2002;100:61–65.

Ceis WA, Bartlett RE. Modification of the Mustarde and Hughes methods of reconstruction of the lower eyelid. *Ann Ophthalmol.* 1975;7:1497–1502.

Hawes MJ, Grove AS Jr, Hink EM. Comparison of free tarsoconjunctival grafts and Hughes tarsoconjunctival grafts for lower eyelid reconstruction. *Ophthal Plast Reconstr Surg.* 2011;27:219–223.

Hughes WL. Reconstruction of the eyelid. *Am J Ophthalmol.* 1945;28:1203.

Hughes WL. Total lower eyelid reconstruction: technical details. *Trans Am Ophthalmol Soc.* 1976;74:321–329.

Leibovitch I. Modified Hughes flap: division at 7 days. *Ophthalmology.* 2004;111:2164–2167.

Leone CR Jr. Tarsal-conjunctival advancement flaps for upper eyelid reconstruction. *Arch Ophthalmol.* 1983;101:945–948.

McNab AA. Early division of the conjunctival pedicle in modified Hughes repair of the lower eyelid. *Ophthalmic Surg Lasers.* 1996;27:422–424.

Skippen B, Hamilton A, Evans S, Benger R. One-stage alternatives to the Hughes procedure for reconstruction of large lower eyelid defects: surgical techniques and outcomes. *Ophthal Plast Reconstr Surg.* 2016;32:145–149.

上睑板结膜瓣转位下睑全层缺损再造（Hughes术式）

Glatt HJ. Tarsoconjunctival flap supplementation: an approach to the reconstruction of large lower eyelid defects. *Ophthal Plast Reconstr Surg.* 1997;13:90–97.

Leone CR Jr, Van Gemert JV. Lower eyelid reconstruction using tarsoconjunctival grafts and bipedicle skin-muscle flap. *Arch Ophthalmol.* 1989;107:758–760.

Oestreicher JH, Pang NK, Liao W. Treatment of lower eyelid retraction by retractor release and posterior lamellar grafting: an analysis of 659 eyelids in 400 patients. *Ophthal Plast Reconstr Surg.* 2008;24:207–212.

Stephenson CM, Brown BZ. The use of tarsus as a free autogenous graft in eyelid surgery. *Ophthal Plast Reconstr Surg.* 1985;1:43–50.

颊部旋转皮瓣

Lu GN, Pelton RW, Humphrey CD, Kriet JD. Defect of the eyelids. *Facial Plast Surg Clin North Am.* 2017;25:377–392.

Raschke GF, Rieger UM, Bader R-D. Cheek rotation flap reconstruction—an anthropometric appraisal of surgical outcomes. *Clin Oral Invest.* 2014;18:1251–1257.

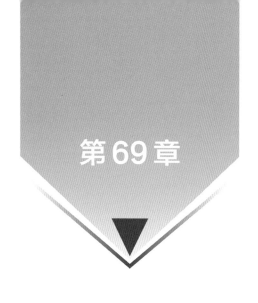

第 69 章

外侧半圆形旋转皮瓣(Tenzel 术式)联合骨膜固定

适应证

达眼睑全长 30%～50% 的水平下睑缺损的重建,特别是位于眼睑外侧或中央 1/3 的眼睑缺损。

图 69.1 将下睑缺损修整为五边形,垂直于睑缘至睑板下缘,然后于下穹窿处会合

图 69.2 从外眦角开始,沿着下睑缘的弧度向颞上方画一条弧形切口线。这条线应该向眉的外侧末端延伸,然后向外和向下弯曲,止于外眦角外侧 2～3cm 处

图 69.3 将外侧眼睑残端向内拉直,拉直外眦韧带,在眶缘向外侧做水平切口。将剪刀向上倾斜,对准垂直标记的切口线。用剪刀剪断韧带下支,使下睑从眶缘游离

图 69.4 手术刀沿标记的皮肤线切开,用剪刀剪断眼轮匝肌。从眶外缘和颞肌筋膜上分离皮肌瓣,长度为向内侧推进皮瓣可以闭合缺损为适宜

图 69.5 于眶缘骨膜处做两个相距 8mm 的平行切

口,并延伸至颞肌上方的颞深筋膜。从眶缘结节开始,向外侧延长 10～15mm

图 69.6 将筋膜-骨膜瓣与其下的颞肌和骨分离至眶外侧缘内。将皮瓣向缺损处内旋 180°

图 69.7 将外侧眼睑皮瓣向鼻侧滑行,分层缝合眼睑缺损,详见睑缘缺损直接分层缝合(见第 62 章,图 62.1～图 62.6)。沿修复后的缺损区外侧灰线切开 3～4mm,露出睑板前表面。横向向外侧轻拉眼睑使其与骨膜瓣重叠。剪去多余的部分,以两条 6-0 的薇乔缝线将皮瓣与睑板缝合。将骨膜瓣与睑缘对齐

图 69.8 缝合半圆形皮瓣,以 6-0 薇乔缝线缝合皮下,以 6-0 薇乔缝线或聚丙烯缝线缝合皮肤。如有必要,做一个 Burow 三角形皮肤切除,以去除侧面狗耳。通过从上睑到下睑的缝合来修复重建眦角

术后护理

加压包扎 24 小时。将抗生素眼膏涂抹于眼球表面及眼睑缝线上,每天 3～4 次,连续 7 天。7 天后拆除皮肤缝线,10～14 天后拆除睑缘褥式缝线。

并发症

眼睑松弛——多由于外拉眼睑附着骨膜时不牢固,使眼睑水平张力较低,此时会出现下睑松弛性外翻。

睑缘不规则——如骨膜瓣未与睑缘对齐,或皮肤切口未遵循睑缘的弧度,均可导致切口或睑缘不规则。

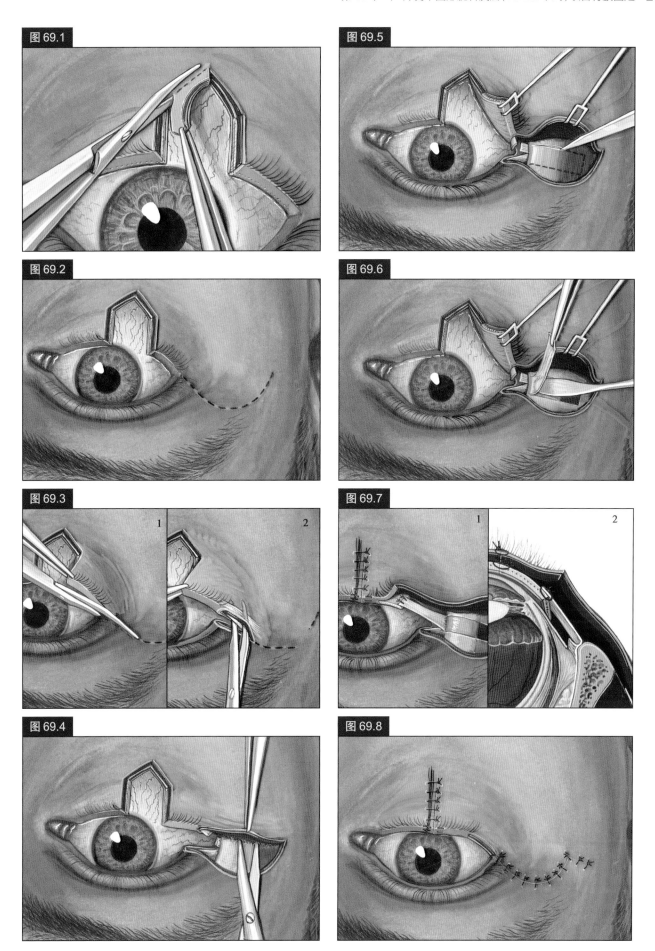

图 69.1

图 69.2

图 69.3

图 69.4

图 69.5

图 69.6

图 69.7

图 69.8

（姜雪，李冬梅）

第70章

游离睑板结膜移植联合肌皮瓣前徙

适应证

达眼睑全长40%～60%的下睑缺损的眼睑后层修复。

图70.1　将4-0丝线穿过同侧或对侧供区上睑缘的睑板做牵引线，以Desmarres眼睑拉钩翻转上睑

图70.2　从距睑缘4mm的睑板处做一个水平切口，使切口长度等于将睑缘轻轻牵拉后的下睑缺损区的长度

图70.3　从水平切口的两残端垂直切开睑板至睑板上缘。用显微剪小心地将睑结膜瓣与下面的提上睑肌腱膜分离，沿睑板上缘水平切除完整的矩形。轻轻烧灼出血点。不必闭合供区

图70.4　将植片置于眼睑缺损区，黏膜面朝向眼球。以6-0薇乔缝线，将植片与部分厚度的缺损区睑板残端间断缝合。植片边缘应与睑缘对齐

图70.5　前徙结膜和睑囊筋膜，以6-0薇乔缝线将

其与植片下缘缝合。为防止眼睑退缩，确保眶隔与睑囊筋膜完全分离

图70.6　沿眶隔向下至眶缘，分离轮匝肌与肌皮瓣。在眼睑缺损的内、外侧边缘垂直切开，形成一个矩形滑行肌皮瓣。为减少垂直张力，在皮瓣基底部外角各做一个Burow三角形皮肤切除。或者采用水平的肌皮瓣

图70.7　皮瓣边缘切除一个轮匝肌条使其变薄，将皮瓣向上滑行覆盖于睑板植片上

图70.8　以6-0薇乔缝线缝合Burow三角形。以6-0薇乔缝线间断缝合皮瓣肌层，6-0快速吸收普通肠线缝合皮肤创缘。将皮瓣后徙至移植物睑缘后1mm，以7-0铬制肠线将其与睑板连续缝合

术后护理

术后加压包扎48小时。用抗生素眼膏涂抹切口缝线处，每天3～4次，连续7天。

并发症

眼睑松弛——多见于植片远远大于缺损区范围。植片应略小于缺损区范围，并在轻微水平张力下缝合。

睑外翻——多见于滑行皮肌瓣的垂直张力过大。为解除张力，设计的皮瓣应有足够的垂直长度和足够大的Burow三角，如不能实现，可设计成水平单侧或双侧滑行皮瓣来修复缺损区。

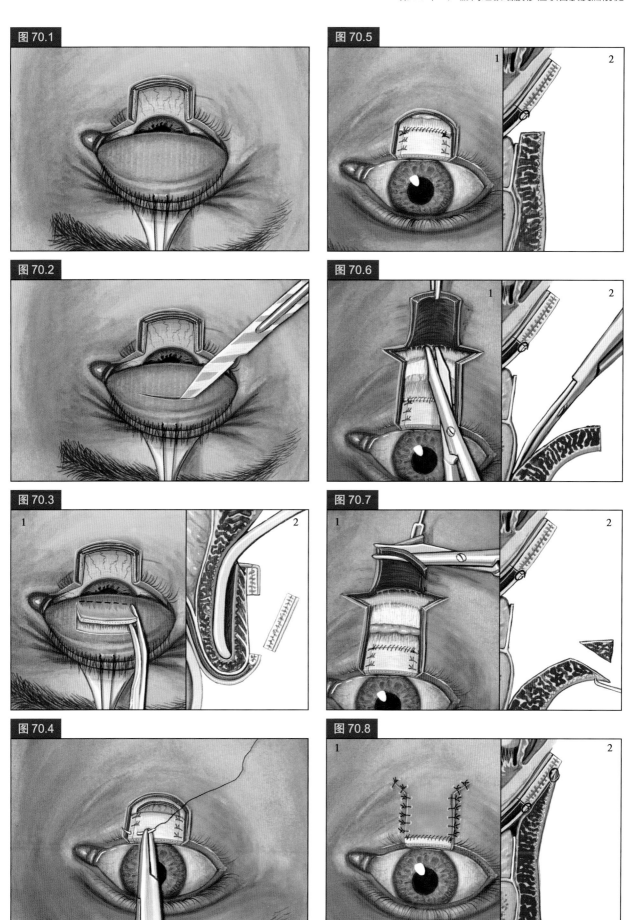

图 70.1

图 70.2

图 70.3

图 70.4

图 70.5

图 70.6

图 70.7

图 70.8

（姜雪，李冬梅）

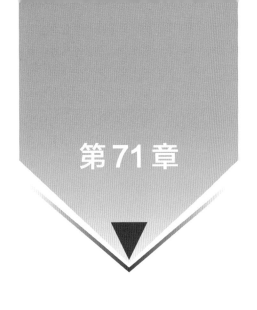

第71章

上睑板结膜瓣转位下睑全层缺损再造(Hughes 术式)

适应证

达眼睑全长 60%～100% 的下睑水平缺损的修复。

禁忌证

独眼眼睑缺损的修复,因为需要患者闭合眼睑 2～3 周。

图 71.1　重塑型下睑缺损,使睑板边缘与睑缘垂直。将下睑缺损两侧向中央轻拉,测量要重建的眼睑缺损区的长度

图 71.2　在同侧上睑板边缘置 4-0 丝线做牵引线,以 Desmarres 眼睑拉钩翻转上睑。距睑缘 4mm 处水平切开睑板,其长度与下睑缺损的长度一致

图 71.3　于水平切口两残端垂直切开睑板至睑板上缘。用显微剪分离睑板和提上睑肌腱膜。将结膜与 Müller 肌和提上睑肌腱膜分离至上穹窿部。注意不要损伤结膜的细小血管。垂直切口长度与缺损区的垂直长度相同

图 71.4　将睑板瓣向下滑行于下睑缺损区。小心地将睑板瓣上缘与下睑缘对齐,以 6-0 薇乔缝线将其与缺损区两侧的睑板残端间断缝合

图 71.5　于下穹窿处轻轻上拉结膜和睑囊筋膜,以 6-0 薇乔缝线将其与睑板瓣下缘作连续缝合

图 71.6　缺损下方分离眶隔前和眶部眼轮匝肌,分离一个临时肌瓣。向上滑行肌瓣覆盖睑板瓣,以 6-0 薇乔缝线缝合。肌肉覆盖睑板不是必需的,因此,此步骤可略去

图 71.7　从对侧上睑或耳后或锁骨上取全厚皮片。切除皮下脂肪和筋膜使皮片变薄。以 6-0 薇乔缝线将皮片与缺损区两侧残端缝合。以 7-0 铬制肠线将皮片上缘与睑板瓣上缘作连续缝合

图 71.8　如下睑缺损范围较小,可行下睑滑行皮瓣修复。详见游离睑板结膜移植联合肌皮瓣前徙(见第 70 章,图 70.6～图 70.8)

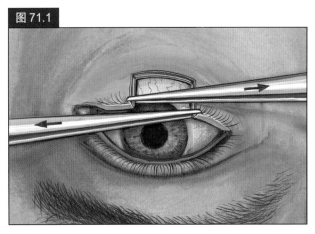

图 71.1

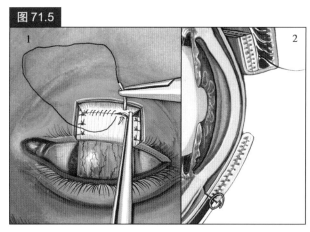

图 71.5

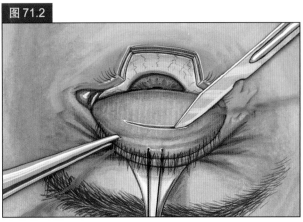

图 71.2

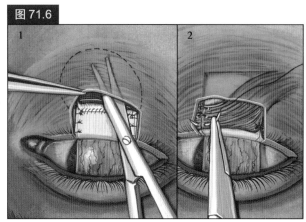

图 71.6

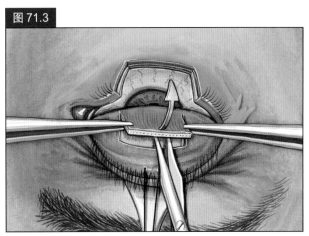

图 71.3

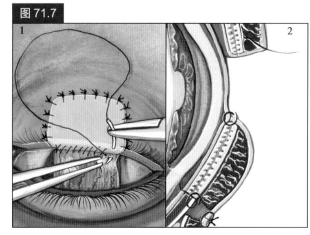

图 71.7

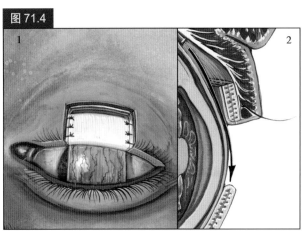

图 71.4

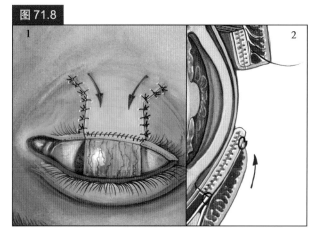

图 71.8

图 71.9　2~3 周后，翻转上睑，用剪刀将结膜瓣从睑板连接处剪开。把多余的结膜留在下睑

图 71.10　沿移植的皮肤水平去除结膜瓣的肉芽组织。切除皮片的一条边缘薄条以获得新的边缘。修剪结膜，使其比睑板瓣长 1~2mm

图 71.11　将结膜瓣卷到睑缘的睑板上，以 7-0 铬制肠线缝合于皮肤上。或者，沿着所需的下睑缘修剪结膜瓣。不需要用结膜瓣覆盖新的睑缘

术后护理

如采用皮片移植，在植皮片上放置 Telfa 敷料或非黏附垫，并加压包扎。4 天后更换敷料，10 天后拆除敷料。如用滑行皮瓣，加压包扎 24 小时，用抗生素眼膏涂抹切口缝线处，每天 3~4 次，连续 7 天。

并发症

睑缘结膜肥厚——多由于睑缘结膜或肉芽增生过度所致。可采用双极电凝或激光烧灼术切除增生的结膜。

上睑退缩——多由于未将 Müller 肌与结膜完全分离，使其与结膜瓣一起向缺损区滑行所致。可通过二期皮瓣分离后，通过分离 Müller 肌使其向上回缩以矫正眼睑退缩。

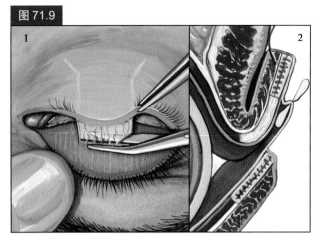

图 71.9

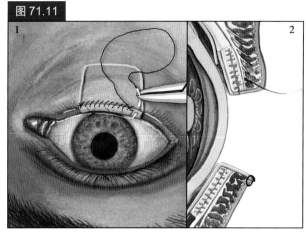

图 71.11

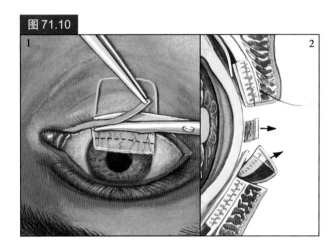

图 71.10

（姜雪，李冬梅）

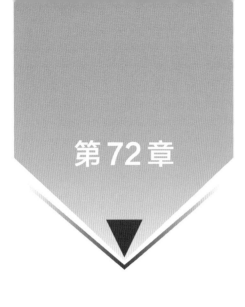

第72章

颊部旋转皮瓣

适应证

颊部作为一个独立的美学单元,用于面颊、眶周和颞侧的大范围未累及睑缘的缺损修复。

图 72.1　自面颊缺损的上缘开始向外眦方向画一个弧形切口线,延至耳前皮肤皱襞处,向下画出切口线,注意皮肤松弛张力线。沿标记线皮下注射肾上腺素局部麻醉。沿标记线用圆刀切开皮肤。掀起皮瓣边缘,用剪刀轻轻地沿皮下分离附着在真皮上的脂肪

图 72.2　仔细检查每条血管后,剪刀剪断附着的脂肪。根据需要行双极电凝烧灼止血

图 72.3　继续分离形成足够长的皮瓣以覆盖缺损。对于较大的皮瓣,可能需要在耳小叶下做一个 Burow 三角形皮肤切除

图 72.4　将皮瓣旋转至面颊缺损区。如有必要,向下延伸扩大切口

图 72.5　在缺损区行皮瓣真皮层数针深层缝合,将其固定在颊部缺损区

图 72.6　在皮瓣区域行埋藏缝合法固定

图 72.7　以 6-0 薇乔缝线将皮瓣边缘行紧密的连续皮下缝合

图 72.8　以 6-0 尼龙或聚丙烯缝线行皮肤连续缝合

术后护理

间歇冰敷 48 小时,每小时 15～20 分钟。将抗生素眼膏涂抹于缝线上,每天 4 次,连续 7～10 天。10 天后拆除不可吸收的皮肤缝线。

并发症

下睑退缩或外翻——多由于下睑垂直张力过度所致。皮瓣切口在外眦角处应向上延伸,以使眦角处的张力向上。如发生下睑退缩或外翻,可能需要再次行皮片移植手术。

皮下出血——常由于皮瓣分离的范围过大,大范围的面部分离甚至延伸至颈部。在整个手术过程中必须保持细致的止血。如果出现明显的血肿,可能需要掀起皮瓣进行引流和烧灼止血。

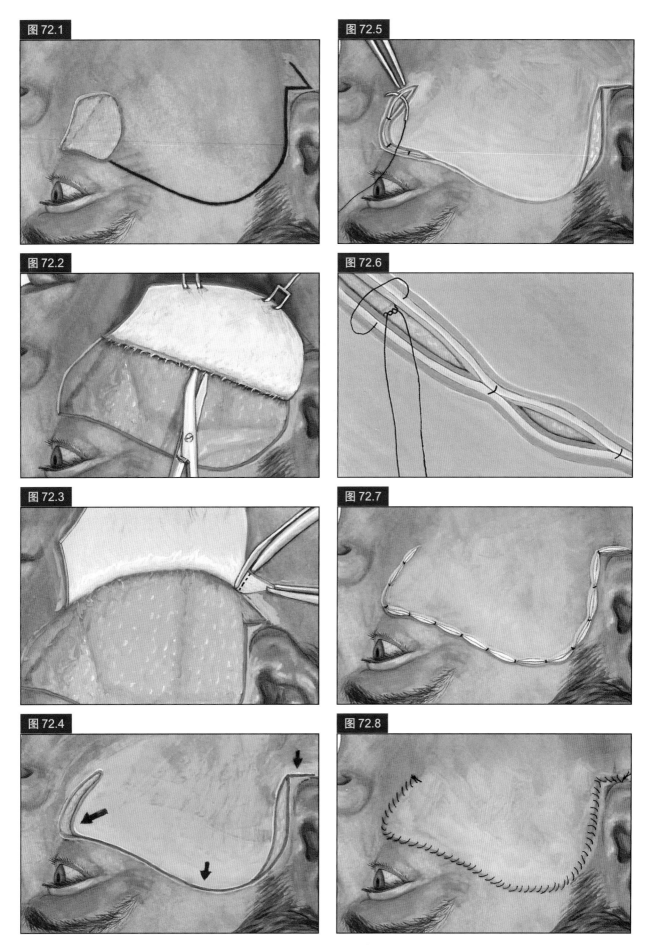

图 72.1

图 72.5

图 72.2

图 72.6

图 72.3

图 72.7

图 72.4

图 72.8

（姜雪，李冬梅）

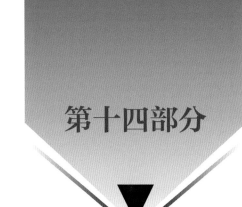

内外眦重建

第十四部分

眦角畸形可能是由于先天发育异常造成，例如内眦赘皮、内眦间距过宽，也可由外伤引起的眦部韧带损伤及瘢痕收缩造成。在某些情况下，可以通过简单的皮瓣转位来修复畸形。然而有些复杂的畸形重建，需要切除骨质。

内、外眦部组织缺损多由眶周肿瘤切除手术及外伤造成。包括单纯的眦部组织缺损和累及上、下睑等周围组织的缺损。在第二种情况下，由于眼睑与眦部组织解剖及功能的区别，组织重建尤为困难。术者必须能够利用多种重建技术，经常需要通过不同重建技术的组合来实现对眦部组织缺损的充分修复。修复的方法取决于：①伤口的程度和深度；②其他结构，如眦部韧带和泪液引流系统；③眶周皮肤松弛程度；④邻近组织是否可用于形成皮瓣。

眦部缺损区的肉芽增生通常可以用于皮肤与皮下组织粘连紧密的区域。因为总是存在一定程度的组织收缩，应用毗邻的眼睑组织可能造成明显的眼睑位置异常。对于较深的伤口，尤其位于鼻梁和外眦处，先待肉芽组织增生填补缺损区域，然后再移植全厚皮片以防止收缩，可获得很好的治疗效果。当眼睑周围组织也存在缺损时，可采用上述的任一种眼睑重建方式来修复眼睑和眦部韧带，余下的眦部缺损可以肉芽组织修复。

当眦部缺损区域较表浅并包含足够的血管床时，可用全厚皮片修复缺损。当缺损较深或缺乏血供时，例如裸露的骨质，采用局部肌皮瓣可获得更好的矫正效果。相对较厚的皮瓣，例如额中部皮瓣，修复内眦深部缺损效果很好，但用于上睑重建时，活动度不佳。必须考虑张力的影响因素尤其是在下睑周围，即使很小的垂直方向张力也可能导致眼睑收缩和外翻。

在恶性肿瘤切除术后进行缺损重建时，具体手术方式的选择要考虑到肿瘤潜在的复发概率。采用厚皮瓣修复可能会掩盖复发的肿瘤，而无法发现向球后蔓延的肿瘤。这种情况下，通常采用薄的皮片移植可达到较好的整复效果。

（张寒峭，李冬梅）

拓展阅读

内眦赘皮矫正术

Callahan MA, Callahan A. *Ophthalmic Plastic and Orbital Surgery.* Birmingham, UK: Aesculapius; 1979.

Choi HY, Kwag DR. Simple, safe, and tension-free epicanthoplasty. *J Korean Soc Plast Reconstr Surg.* 1998;25:1370–1374.

Del Campo AF. Surgical treatment of the epicanthal fold. *Plast Reconstr Surg.* 1984;73:566–570.

English FP, Smith B. Restoration of the canthal region by Z plasty. *Aust N Z J Ophthalmol.* 1989;17:321–322.

Jin Y, Lyu D, Chen H, et al. Invisible scar medial epicanthoplasty: a novel approach. *J Plast Reconstr Aesthet Surg.* 2017;70:952–958.

Jordan DR, Anderson RL. Epicanthal folds. *Arch Ophthalmol.* 1989;107:1532–1535.

Jung JH, Kim HK, Choi HY. Epiblepharon correction combined with skin redraping epicanthoplasty in children. *J Craniofac Surg.* 2011;22:1024–1026.

Khan JA, Garden VS. Combined flap repair of moderate lower eyelid defects. *Ophthal Plast Reconstr Surg.* 2002;18:202–204.

Kim MS, Lee DS, Woo KI, et al. Changes in astigmatism after surgery for epiblepharon in highly astigmatic children: a controlled study. *J AAPOS.* 2008;12:597–601.

Mustarde JC. *Repair and Reconstruction in the Orbital Region.* 2nd ed. Edinburgh, UK: Churchill Livingstone; 1980.

Park JI. Root Z-epicanthoplasty in Asian eyelids. *Plast Reconstr Surg.* 2003;111:2476–2477.

Park JW, Hwang K. Anatomy and histology of an epicanthal fold. *J Craniofac Surg.* 2016;27:1101–1103.

Roveda JM. Epicanthus et blepharophimosis: notre technique de correction. *Ann d'Oculist.* 1967;200:551–555.

Wang S, Shi F, Luo X, et al. Epicanthal fold correction: our experience and comparison among three kinds of epicanthoplasties. *J Plast Reconstr Aesthet Surg.* 2013;66:682–687.

眦成形术

Alfano C, Chiummariello S, De Gado F, et al. Lateral canthoplasty—10-year experience. *Acta Chir Plast.* 2006;48:85–88.

Carmine A, Stefano C, Cristiano M, et al. Lateral canthoplasty by the Micro-Mitek Anchor System: 10-year review of 96 patients. *J Oral Maxillofac Surg.* 2011;69:1745–1749.

Chae SW, Yun BM. Cosmetic lateral canthoplasty: lateral canthoplasty to lengthen the lateral canthal angle and correction of the outer tail of the eye. *Arch Plast Surg.* 2016;43:321–327.

Dailey RA, Chavez MR. Lateral canthoplasty with acellular cadaveric dermal matrix graft (AlloDerm) reinforcement. *Ophthal Plast Reconstr Surg.* 2012;28:e29–e31.

Glat PM, Jelks GW, Jelks EB, et al. Evolution of the lateral canthoplasty: techniques and indications. *Plast Reconstr Surg.* 1997;100:1396–1405.

Shin YH, Hwang K. Cosmetic lateral canthoplasty. *Aesthetic Plast Surg.* 2004;28:317–320.

Shorr N, Goldberg RA, Eshaghian B, Cook T. Lateral canthoplasty. *Ophthal Plast Reconstr Surg.* 2003;19:345–352.

Taban M, Nakra T, Hwang C, et al. Aesthetic lateral canthoplasty. *Ophthal Plast Reconstr Surg.* 2010;26:190–194.

Turk JB, Goldman A. SOOF lift and lateral retinacular canthoplasty. *Facial Plast Surg.* 2001;17:37–48.

Yi SK, Paik HW, Lee PK, et al. Simple epicanthoplasty with minimal scar. *Aesthet Plast Surg.* 2007;31:350–353.

Yuanyuan Z, Aiguo X, Dong Y. Aesthetic lateral canthoplasty: a gray line split approach. *J Craniofac Surg.* 2017;28:e491–e494.

眉间皮瓣转位

Bertelmann E, Rieck P, Guthoff R. Medial canthal reconstruction by a modified glabellar flap. *Ophthalmologica.* 2006;220:368–371.

Chahal HS, Allen RC. Combination lateral rotational and glabellar flaps for medial canthal defects. *JAMA Facial Plast Surg.* 2016;18:491–492.

Emsen IM, Benlier E. The use of the super thinned inferior pedicled glabellar flap in reconstruction of small to large medial canthal defect. *J Craniofac Surg.* 2008;19:500–504.

Koch CA, Archibald DJ, Friedman O. Glabellar flaps in nasal reconstruction. *Facial Plast Surg Clin North Am.* 2011;19:113–122.

Maloof AJ, Leatherbarrow B. The glabellar flap dissected. *Eye.* 2000;14:597–605.

Tenzel RR. Eyelid reconstruction. In: Smith BC, Della Rocca RC, Nesi FA, Lisman RD, eds. *Ophthalmic Plastic and Reconstructive Surgery.* Vol. 1. St. Louis, MO: Mosby-Year Book; 1987.

额中部皮瓣转位

Bennett SP, Richard BM, Graham KE. Median forehead flaps for eyelid reconstruction. *Br J Plast Surg.* 2001;54:733–734.

Dortzbach RK, Hawes MJ. Midline forehead flap in reconstructive procedures of the eyelids and exenterated socket. *Ophthal Surg.* 1981;12:257–268.

Güzel MZ. The turnover subdermal-periosteal median forehead flap. *Plast Reconstr Surg.* 2003;111:347–350.

Kazanjian VH, Roopenian J. Median forehead flaps and the repair of defects of the nose and surrounding areas. *Trans Am Acad Ophthalmol.* 1956;60:557–566.

Kleintjes WG. Forehead anatomy: arterial variations and venous link of the midline forehead flap. *J Plast Reconstr Aesthet Surg.* 2007;60:593–606.

McCarthy JG, Lorenc ZP, Cutting C, Rachesky M. The median forehead flap revisited: the blood supply. *Plast Reconstr Surg.* 1985;76:866–869.

Mombaerts I, Gillis A. The tunneled forehead flap in medial canthal and eyelid reconstruction. *Dermatol Surg.* 2010;36:1118–1125.

Sharma RK. Supratrochlear artery island paramedian forehead flap for reconstructing the exenterated patient. *Orbit.* 2011;30:154–157.

第73章

Y-V 法内眦赘皮矫正术

适应证

适用于轻、中度非外伤性先天性内眦赘皮者。

图 73.1　标记一条水平的 V 形切口线,使 V 形的顶点位于内眦角内侧约 5～7mm 处,V 形的两臂平行于上下睑缘,长度为 8～10mm。从 V 形顶点画一条水平线,向鼻侧延伸 5mm,形成一个 Y 形切口

图 73.2　用尖刀沿标记线切开皮肤,分离皮下组织,直至暴露内眦韧带

图 73.3　如果存在轻度的内眦间距过宽,可将 5-0 聚丙烯缝线先穿过近内眦角的内眦韧带,而后穿过上颌骨前表面,缝合固定缩短韧带。必要时,切除多余的皮下组织使内眦角向内移位

图 73.4　将皮瓣牵拉至切口的内侧顶点,成人用 6-0 薇乔缝线缝合切口,儿童则用 6-0 铬制肠线缝合切口

术后护理

在切口上涂抗生素类固醇眼膏。必要时,可以在内眦处加压包扎 24 小时,但通常情况下不需要。

并发症

瘢痕形成——手术后 4～6 周,幼年儿童可能会出现明显的瘢痕增生。涂类固醇眼膏或去瘢痕凝胶后热敷按摩可减少瘢痕形成。

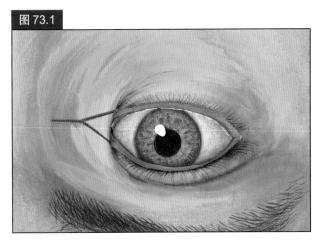

图 73.1

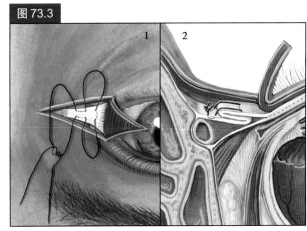

图 73.3

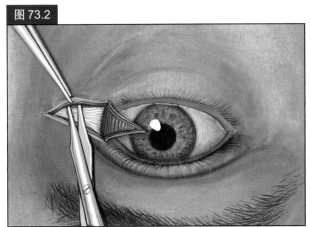

图 73.2

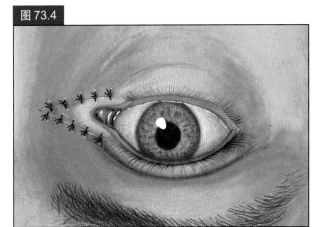

图 73.4

（张寒峭，李冬梅）

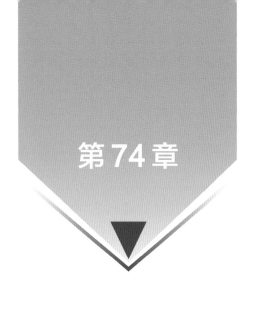

第74章

四瓣法内眦赘皮矫正术

适应证

适用于中、重度先天性内眦赘皮者。

图 74.1　**通过向内牵拉使内眦赘皮处皮肤平整**。在现有的内眦角（A）处做一个标记。松开牵拉的皮肤，在新的内眦角（B）的所在位置做第二个标记。在这两个标记（A—B）之间画一条直线

图 74.2　**其余的皮瓣切口长度均较水平切口短2mm**。在水平切口的中点，分别向上睑、下睑方向做与水平切口成60°角的切口。之后于这两条切口的末端分别再做与之成45°角的向鼻侧走行的切口。从实际内眦点（A 点），距睑缘 2mm 处做两条平行于睑缘的

切口。实际就是 Y-V 成形和两个 Z 成形的切口设计

图 74.3　**用尖刀沿所设计的标记线切开**。分离并轻轻掀起皮瓣，根据需要切除皮下组织，然后将内眦角向鼻侧移位。必要时，可用 5-0 聚丙烯缝线缝合折叠内眦韧带以矫正轻度的内眦间距过宽，如 Y-V 成形（第 73 章，图 73.3）

图 74.4　**将四个皮瓣转位，并用 6-0 快速吸收肠线间断缝合皮瓣切口**

术后护理

在切口上涂抗生素类固醇眼膏。必要时，可以在内眦处加压包扎 24 小时，但通常情况下不需要。

并发症

瘢痕形成——在幼年儿童中更为明显。涂抹类固醇药膏或凝胶并联合按摩可以有助于减少瘢痕形成。

图 74.1

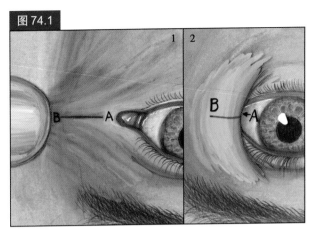

图 74.3

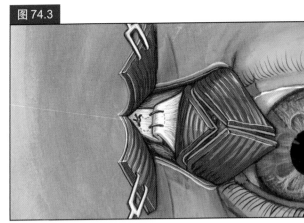

图 74.2

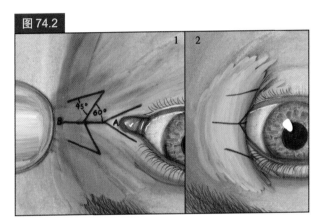

图 74.4

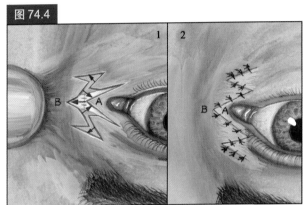

（张寒峭，李冬梅）

第75章

外眦开大术

适应证

睑缘粘连和严重的睑裂狭小者，或有美容需求，需要延长睑裂水平长度者。

图 75.1　向内侧轻轻牵拉眼睑使外眦韧带拉伸。用剪刀切开适当长度的外眦以满足睑裂延长的需求

图 75.2　沿着切开的睑缘分离结膜，以形成 1~2mm 宽的黏膜瓣

图 75.3　为使眼睑轮廓平整光滑，必要时可切除睑缘和外眦切口连接处的小的三角形皮肤和肌肉组织。保留未修整的结膜瓣

图 75.4　将结膜瓣翻转到新形成的睑缘，然后用 7-0 铬制肠线将结膜瓣与眼睑皮肤做连续缝合

术后护理

间歇冰敷 24 小时。用抗生素眼膏涂抹切口，每天 3~4 次，连续 5~7 天。

图 75.1

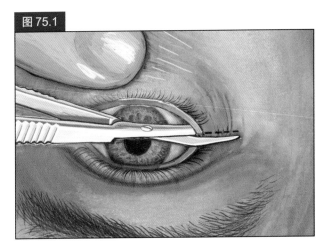

图 75.3

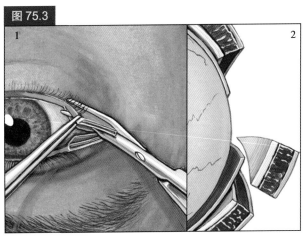

图 75.2

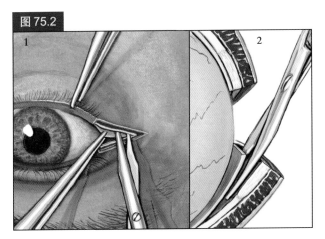

图 75.4

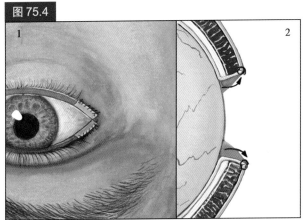

（张寒峭，李冬梅）

第76章

外眦缩短术

适应证

　　宽睑、轻度先天性睑外翻综合征以及甲状腺相关眼病眼球突出需要缩短睑裂水平长度者。

图76.1　从外眦角开始，沿下睑灰线做长度约5mm，深度为2mm的切口。根据需要调整切口的长度以矫正畸形。继续于上睑做与下睑相似的切口

图76.2　去除外眦部眼睑后层睑缘的结膜上皮，并沿着劈开眼睑处的睑板暴露出外眦韧带和睑板的裸露边缘。剪除上、下睑肌皮瓣前层睑缘处的皮肤

上皮及全部睫毛

图76.3　上、下睑睑板切缘用6-0薇乔缝线间断缝合3～4针以缩短睑裂

图76.4　用6-0薇乔缝线间断缝合外眦切口处的眼轮匝肌，用6-0快速吸收肠线缝合皮肤

术后护理

　　间歇冰敷24小时。用抗生素眼膏涂抹切口，每天3～4次，连续5～7天。

图 76.1

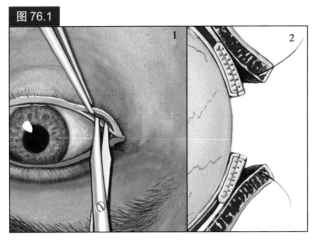

图 76.3

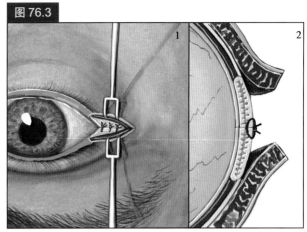

图 76.2

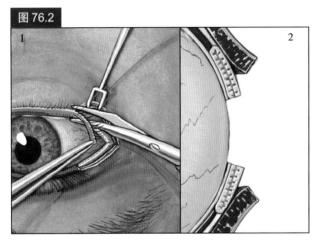

图 76.4

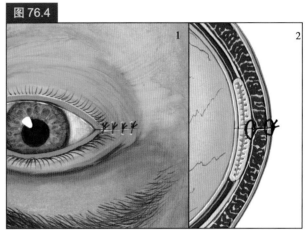

（张寒峭，李冬梅）

第 77 章

垂直向眦角移位的矫正术

适应证

用于矫正先天性或外伤性垂直向眦角的移位。

图 77.1　于外眦部设计一个 Z 形切口，使外眦角的当前位置位于三角形皮瓣的顶点（A）。而相对应的另一个三角形皮瓣则远离眼睑，其游离臂的末端为新的外眦点（B）

图 77.2　用尖刀沿画线切开，然后用剪刀分离轮匝肌。钝性联合锐性的方式充分分离皮瓣，松解与周围组织的联系

图 77.3　明确外眦韧带后，在靠近骨膜处将其切断。必要时，可通过切除瘢痕组织或用眼睑拉钩向下牵拉外眦部眼睑以进一步松解切口处的张力。用 4-0 聚酯纤维缝线或聚丙烯缝线缝合外眦韧带的断端，然后于新外眦点位置，将其缝合固定于该处眶外缘内侧面的骨膜

图 77.4　两个皮瓣交错换位，用 6-0 薇乔缝线间断缝合轮匝肌并用 6-0 快速吸收肠线缝合皮肤切口

术后护理

间歇冰敷 24 小时。用抗生素眼膏涂抹切口缝线处，每天 3～4 次，连续 7 天。

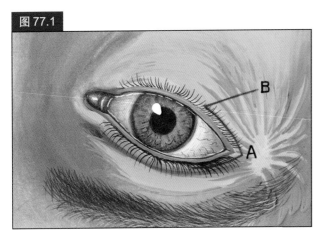

图 77.1

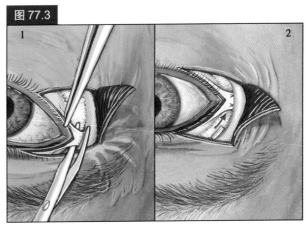

图 77.3

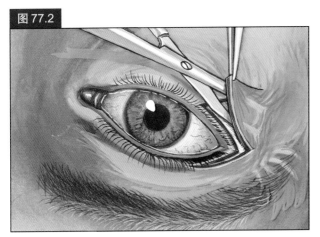

图 77.2

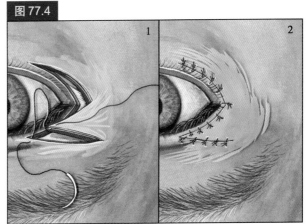

图 77.4

（张寒峭，李冬梅）

第78章

眉间皮瓣转位术

适应证

中等大小未累及睑缘的内眦缺损的重建。

图 78.1 在眉间区设计一个顶点位于上方的 V 形切口，其中一个臂延长至内眦缺损区

图 78.2 用尖刀切开皮肤，分离皮瓣。松解鼻梁周围及眉间的皮下组织

图 78.3 分离眉间皮瓣周围 2cm 宽度的区域，然后将皮瓣滑向中线。旋转 90° 转位至内眦缺损区。必要时可将皮瓣修剪为适合的大小

图 78.4 首先拉拢缝合供区切口。用 4-0 薇乔缝线间断缝合近深筋膜层及真皮层。用 5-0 聚丙烯缝线外翻垂直褥式缝合眉间皮肤切口。同样，皮瓣与缺损区做层间缝合

术后护理

间歇冰敷 24 小时。用抗生素眼膏涂抹切口缝线处，每天 3~4 次，连续 7 天。

图 78.1

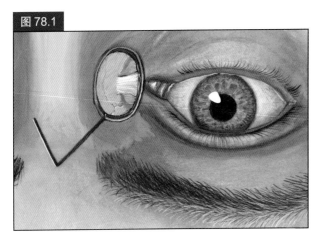

图 78.3

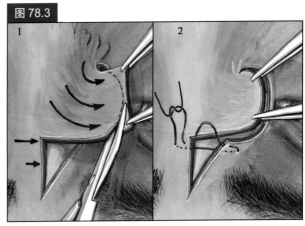

图 78.2

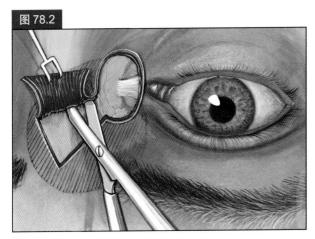

图 78.4

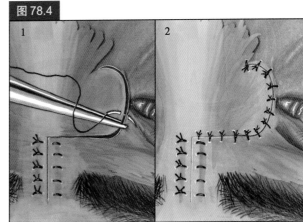

（张寒峭，李冬梅）

第79章

额中部皮瓣转位术

适应证

较大范围的内眦和下睑缺损的重建。

图 79.1　在眉间到发际线区域做前额中部皮瓣标记，根据缺损范围设计长度为 4～8cm，宽度为 1.5～3cm 的皮瓣。不要向下延长眉间切口，以免损伤内眦血供。用尖刀沿标记切开至帽状腱膜下层

图 79.2　用剪刀分离皮瓣。充分分离皮瓣周围、鼻梁部及前额供区边缘的 4～5cm 区域。将皮瓣从眉间向上翻转，然后转位至内眦缺损区，并根据需要修剪皮瓣

图 79.3　用 4-0 薇乔缝线缝合前额部供区筋膜及真皮层，用 5-0 聚丙烯缝线外翻垂直褥式缝合皮肤切口。切口不能有过大的张力

图 79.4　用 5-0 薇乔缝线缝合皮瓣与缺损区边缘的皮下组织，用 5-0 聚丙烯缝线缝合皮肤。必要时可将转位于下睑的皮瓣削薄，注意不要破坏皮瓣的血供。通常在鼻梁部会存在一个管状隆起区

图 79.5　2～3 周后，从管状隆起顶端向旁侧做一个垂直切口，然后环形切开上方基底部。沿原切口方向向上延长切开 1～2cm

图 79.6　分离皮瓣，将其向上旋转至眉间缺损区。根据需要修剪皮瓣。用 6-0 薇乔缝线分层缝合切口，必要时还可修剪隆起区域的多余组织

术后护理

皮瓣包扎 24 小时，用抗生素眼膏涂抹切口，每天 3～4 次，连续 7 天。7～10 天后拆除皮肤缝线。

并发症

皮瓣坏死——皮瓣的长度过长或分离过程中破坏了蒂部血供可造成皮瓣坏死。必须注意不要在皮瓣的基底部过于扭转，这样会压迫供给血管。

图 79.1

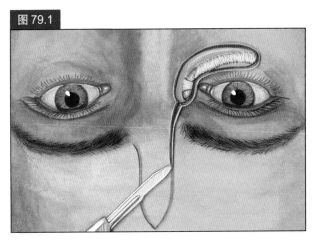

图 79.4

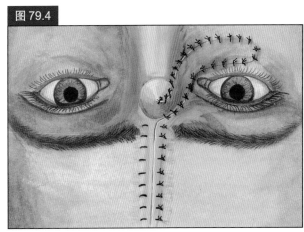

图 79.2

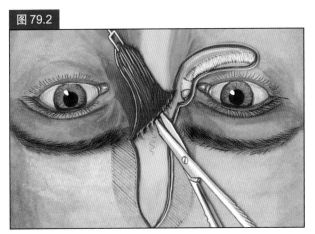

图 79.5

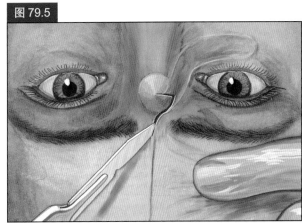

图 79.3

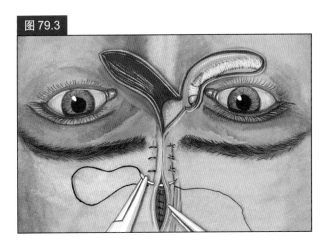

图 79.6

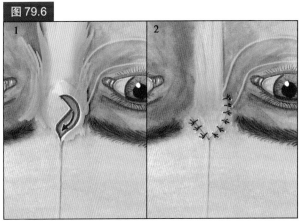

（张寒峭，李冬梅）

眼睑痉挛

面部痉挛是面部肌肉不受控制的运动。通常是反复发作，可导致异常的颜面部表情。有时面部痉挛呈持续状态并伴有疼痛感。此类痉挛可能会影响正常进食、阅读和工作。眼睑肌肉痉挛的发病原因很多，包括迟发性运动障碍、面部抽动、肌强直、精神性面部痉挛、原发性眼睑痉挛和面肌痉挛等。

眼睑痉挛是指眼轮匝肌的痉挛，可能与角膜暴露、睑缘炎、倒睫或异物引起的眼部刺激有关。主要针对这些病因进行对症治疗。

原发性眼睑痉挛是由神经系统运动障碍或肌张力障碍引起。它是一种病因不明的慢性、多发性、双侧、无意识的局灶性面部运动障碍，其特征是眼轮匝肌、降眉肌和皱眉肌的轻度至重度的间歇性或持续性收缩。

目前，眼睑痉挛被视为一种神经性疾病。多数证据表明，是由于位于苍白球的多巴胺2受体异常导致的基底神经节功能异常。症状以眨眼频率增加始发，但通常会发展为更频繁且持续的眼睑痉挛。50%的眼睑痉挛患者可能逐渐发展而累及邻近区域，包括中、下颌面部，颈肌或喉肌。眼睑痉挛患者常因睁眼困难进而影响视功能。

由于眼睑痉挛的患者对视觉刺激较敏感，因此建议配戴深色眼镜，对于存在畏光症状的患者非常有帮助。经常使用人工泪液可减少眼部刺激症状。由于基底节功能障碍，药物治疗可对部分病例有效。但是这往往是"突击疗法"，而这种治疗的效果较为局限。对于运动肌肉的收缩，应用肉毒杆菌来治疗眼轮匝肌和其他伸张肌的化学去神经法已被证明是最有效的。

少数患者对肉毒素完全无反应，或一段时间后治疗效果不佳。在这种情况下，眼轮匝肌切除术通常可以帮助患者恢复近乎正常的功能。早期，眼轮匝肌切除术切除范围较大，包括下睑、内、外眦范围内的全部眼轮匝肌。目前我们建议采用的是一种局限性的方法，仅切除上睑缘至眉下范围的眼轮匝肌，包括睑部和眶部轮匝肌。尽管手术可以使瞬目减少，但由于并没有去除所有的肌纤维，而且随着时间的推移，残存的肌肉会增生肥大，因此睑裂闭合不全将消失。

这种手术在选择性病例中疗效显著，但多数患者仍需要注射肉毒素，对于肌肉量已减少的病例，疗效更显著。

(张寒峭，李冬梅)

拓展阅读

Dutton JJ. Botulinum-A toxin in the treatment of craniocervical muscle spasms: short- and long-term, local and systemic effects. *Surv Ophthalmol.* 1996;41:51–65.

Georgescu D, Vagefi MR, McMullan TE, et al. Upper eyelid myectomy in blepharospasm with associated apraxia of eyelid opening. *Am J Ophthalmol.* 2008;145:541–547.

Hallet M. Blepharospasm: recent advances. *Neurology.* 2002;59:1306–1312.

Hurwitz JJ, Kazdan M, Codère F, Pashby RC. The orbicularis stripping operation for intractable blepharospasm: surgical results in eighteen patients. *Can J Ophthalmol.* 1986;21:167–169.

Jankovic J, Orman J. Blepharospasm: demographic and clinical survey of 250 patients. *Ann Ophthalmol.* 1984;16:371–376.

Kent TL, Petris CK, Holds JB. Effect of upper eyelid myectomy on subsequent chemodenervation in the management of benign essential Blepharospasm. *Ophthal Plast Reconstr Surg.* 2015;31:222–226.

McCann JD, Gauthier M, Morschbacher R, et al. A novel mechanism for benign essential blepharospasm. *Ophthal Plast Reconstr Surg.* 1999;15:384–389.

Pariseau B, Worley MW, Anderson RL. Myectomy for blepharospasm 2013. *Curr Opin Ophthalmol.* 2013;24:488–493.

Schmidt KE, Linden DE, Goeble R, Zanella FE, et al. Striatal activation during blepharospasm revealed by fMRI. *Neurology.* 2003;60:1738–1743.

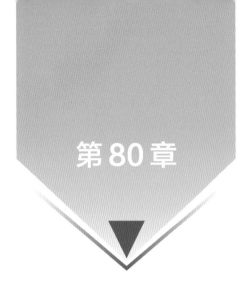

第80章

局限性眼轮匝肌切除术

适应证

适用于难治性眼睑痉挛且不适合肉毒素及药物治疗者。

图 80.1 在距离睑缘 8～10mm 的上睑皱襞做标记。沿标记的切口线局部注射 2% 利多卡因注射液混合 1∶200 000 浓度肾上腺素的麻醉药

图 80.2 用圆刀沿标记线切开皮肤，暴露轮匝肌。小心不要切开肌肉

图 80.3 用细尖的虹膜剪，在皮肤和轮匝肌之间向上分离至眉下缘。采用钝性和锐性分离相结合的方式，并根据需要烧灼止血

图 80.4 以相似的方法，沿着皮肤下缘向睑缘方向在皮肤和轮匝肌之间进行分离。注意不要破坏睫毛毛囊，这些毛囊沿着睑缘呈一排黑色小点排列

图 80.5 沿眉下缘，剪开轮匝肌至眶隔水平。不要打开眶隔，以免脂肪脱出进入切口

图 80.6 用剪刀，继续从眶隔、提上睑肌腱膜和前部睑板至睑缘处分离轮匝肌。注意不要损伤上睑缘周围动脉血管弓

图 80.7 垂直切开轮匝肌的内侧和外侧，使肌瓣仅沿睑缘附着。用剪刀沿着睑缘剪断肌瓣，注意不要损伤睫毛毛囊

图 80.8 烧灼肌肉中的出血点以确保充分止血。用 6-0 普通肠线缝合皮肤切口。在切口处涂抹抗生素眼膏，眼睑覆盖纱布并冰敷

术后护理

持续冰敷 48 小时。在切口处涂抹抗生素眼膏，每天 4 次，连续 7～10 天。

并发症

血肿——眼轮匝肌富含血管，术后出血是一个持续的风险。冰敷可降低出血风险。如果进行单侧手术，加压包扎将是可选的方法。

睑裂闭合不全——因为不可能去除所有的眼轮匝肌纤维，因此睑裂闭合不全很少见。不过偶尔也会出现这种情况，因为残存的肌肉纤维会发生增生肥大，所以睑裂闭合不全即使出现也往往是暂时的。对于睑裂闭合不全的患者推荐局部使用润滑药物，夜间使用眼膏。

皮肤坏死——非常罕见，可能是由于过度分离损伤了眼睑毛细血管，或加压包扎压迫了血供。第一种情况下，可以用高压氧治疗。部分病例可能需要植皮。

持续的眼睑痉挛——在眼轮匝肌和其上的皮肤及其下的眶隔分离时，可能会留下一层薄的肌纤维，肌纤维增生和神经支配重新恢复，进而致眼睑痉挛复发。这种情况用肉毒素治疗通常有效，但某些病例可能需要再次行眼轮匝肌切除术。

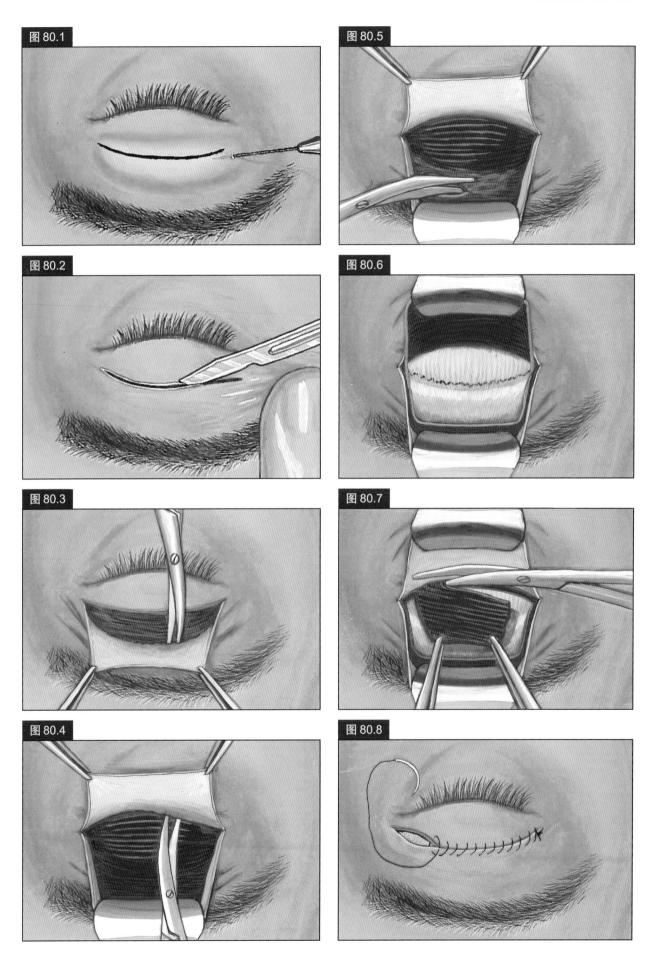

图 80.1

图 80.2

图 80.3

图 80.4

图 80.5

图 80.6

图 80.7

图 80.8

（张寒峭，李冬梅）

面神经麻痹

面神经神经麻痹（第Ⅶ对脑神经）无论是先天性还是获得性都不常见，此病有多种致病因素，可为核上病变，例如内囊或面神经核的腔隙性梗死或桥脑动脉梗塞导致。然而大多数还是由核下病变引起，按照病因可分为以下几类：特发性、外伤性、感染性、肿瘤性和医源性。无论在何种情况下，眼部并发症均需格外关注，保护视功能至关重要。

Bell 麻痹是一种特发性面瘫，占面瘫发生率的 50%～70%。通常为单侧发病，起病突然，多数情况下可在 6 个月内自行好转。外伤是导致面瘫的第二常见病因，发生率占 10%～20%。Bell 麻痹可由产道或产钳损伤、面部创伤或颞骨骨折引起。在这种情况下，更有可能因神经横断损伤而导致神经功能的永久丧失。感染性病因包括带状疱疹病毒引起的拉姆齐·亨特综合征（Ramsay Hunt syndrome），通常与距离听神经较近的前庭－听觉结构有关。其他引起面神经麻痹的感染性病因包括中耳炎、莱姆病、结核病、腮腺炎、巨细胞病毒、单核细胞增多症、麻风病、猫抓热和 HIV 感染。肿瘤性病因包括毗邻第Ⅷ对脑神经的听神经瘤、位于小脑桥脑角的肿瘤以及沿第Ⅶ对脑神经通路的肿瘤。恶性腮腺肿瘤及面神经的良性神经肿瘤已被证实与手术后或原发灶引起的医源性面瘫有关。

在临床评估中，由于缺乏与提上睑肌和 Müller 肌提升上睑作用的拮抗力量，经常出现上睑退缩。瞬目力量弱，通常会出现睑缘炎，甚至进一步导致角膜暴露，如果治疗不及时，会致角膜溃疡或穿孔。中、重度眉下垂，可能导致继发性上睑皮肤松弛及上方视野缺失。由于眼轮匝肌失去张力而致下睑松弛，尤其是伴有外眦韧带松弛的老年患者可表现出明显的麻痹性下睑外翻。随着鼻唇沟的加深，面中部下垂，进一步加剧了下睑退缩和外翻。

面神经麻痹早期治疗的重点在于保护角膜免于暴露和损伤。对于存在 Bell 征的患者，白天需要频繁地使用人工泪液进行局部润滑，晚上则用眼膏涂抹。不建议采用眼睑贴胶带的保护方式，因为胶带下方的睑裂可能会分开，对角膜表面造成额外的损伤。夜间也可以使用湿房保护角膜。当面瘫持续不改善或者被诊断为永久性面瘫时，可以选择眼睑内植入金片进行矫正。虽然可以使用匹配肤色的双面胶带将金片固定于眼睑外表面使用，但将金片植入上睑的操作很简单，并且如果肌肉功能恢复良好，也很容易去除。

植入金片的过程包括术前评估合适的金片重量。试验金片的重量范围为 0.1～2.6g。将金片用双面胶带固定在上睑前表面，或者使用 Mastisol 液体黏合剂更方便固定。让患者保持直立坐位，逐渐增加金片重量，直到眼睑闭合良好，并且上睑下垂不超过 1～2mm。

在手术过程中，可以将植入物直接缝合于睑缘上方 4～5mm 处的睑板，或者直接固定于提上睑肌腱膜下方的睑板。将植入物固定于较高位置，其美容效果更好，并可减少眼睑膨隆，但需行提上睑肌腱膜从睑板分离后再固定于睑板。很重要的一点是，植入物一定要缝合固定到位以防止移位和脱出。对于已知或疑似金属过敏的患者，可以用类似的方式植入铂金材料。

对于下睑松弛或外翻，可采用多种方法矫正，包括外侧睑板条固定眼睑缩短术（见第 32 章），外侧睑缘缝合术（见第 31 章）或内眦韧带折叠术（见第 36 章）。

（张寒峭，李冬梅）

拓展阅读

Amer TA, El-Minawi HM, El-Shazly MI. Low level versus high level placement of gold plates in the upper eyelid in patients with facial palsy. *Clin Ophthalmol.* 2011;5:891–895.

Caesar RH, Fiebel J, McNab AA. Upper eyelid loading with gold weights in paralytic lagophthalmos: a modified technique to maximize the long-term functional and cosmetic success. *Orbit.* 2004;23:27–32.

Doyle E, Mavrikakis I, Lee EJ, et al. Type IV hypersensitivity reactions to upper eyelid gold weight implants—is patch testing necessary? *Orbit.* 2005;24:205–210.

Lee V, Currie Z, Collin JR. Ophthalmic management of facial nerve palsy. *Eye.* 2004;18:1225–1234.

Lessa S, Nanci M, Sebastia R, Flores E. Treatment of paralytic lagophthalmos with gold weight implants covered by levator aponeurosis. *Ophthal Plast Reconstr Surg.* 2009;25:189–191.

Marenda SA, Olsson JE. The evaluation of facial paralysis. *Otolaryngol Clin North Am.* 1997;30:669–682.

Mavrikakis I. Facial nerve palsy: anatomy, etiology, evaluation, and management. *Orbit.* 2008;27:466–474.

Rozen S, Lehrman C. Upper eyelid postseptal weight placement for treatment of paralytic lagophthalmos. *Plast Reconstr Surg.* 2013;131:1253–1265.

Seiff SR, Boerner M, Cater SR. Treatment of facial nerve palsies with external eyelid weights. *Am J Ophthalmol.* 1995;120:652–627.

Snyder MC, Johnson PJ, Moore GF, Ogren FP. Early versus late gold weight implantation for rehabilitation of the paralyzed eyelid. *Laryngoscope.* 2001;111:2109–2113.

第81章

上睑金片植入术

适应证

用于改善面神经（第Ⅶ对脑神经）麻痹导致的睑裂闭合不全。

图 81.1　用双面胶带或医用黏合剂（例如 Mastisol）将试验金片放在上睑表面，以确定植入物的最佳重量。调整金片重量，以便最大程度地在减少诱发上睑下垂的可能和改善眼睑闭合不全之间取得良好的平衡

图 81.2　在上睑皱襞处设计手术切口，长度约 2cm。用混合肾上腺素的局麻药物行局部浸润麻醉

图 81.3　用圆刀沿标记线做皮肤切口。用 Westcott 剪切开轮匝肌，并用双极电凝烧灼止血

图 81.4　用剪刀在轮匝肌和眶隔之间向上分离至睑板上方约 1cm 处。如果将金片放在睑板上，需在轮匝肌和睑板之间向下分离至距睑缘 3mm 以内的范围。如果要将植入物放在提上睑肌腱膜上，需打开相同长度的眶隔，然后用棉签向上推腱膜前脂肪以暴露腱膜

图 81.5　将适当重量的金片置于睑板或提上睑肌腱膜上，用 7-0 聚丙烯缝线或尼龙缝线穿过金片的三个孔并将其缝合固定

图 81.6　将肌皮瓣覆盖于金片表面，然后用 6-0 快速吸收铬制肠线连续缝合切口

术后护理

术后连续冰敷 1 小时，然后间歇冰敷 24 小时，每小时 15～20 分钟。在缝线处涂抹抗生素眼膏，每天 4 次，连续 7～10 天。

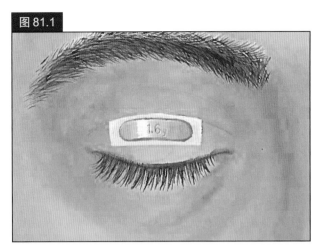

图81.1

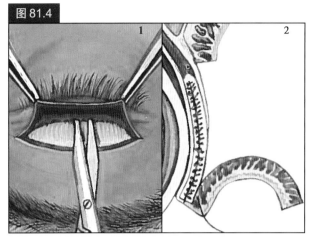

图81.4

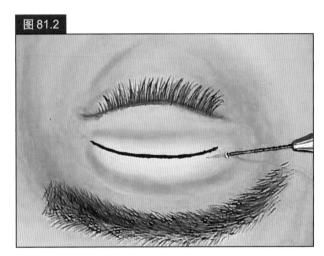

图81.2

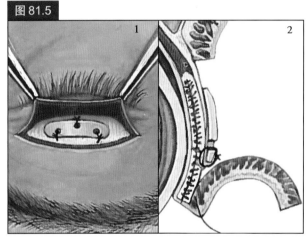

图81.5

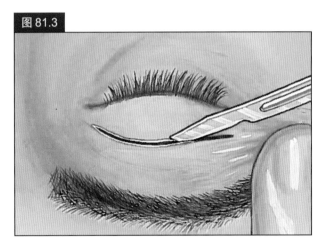

图81.3

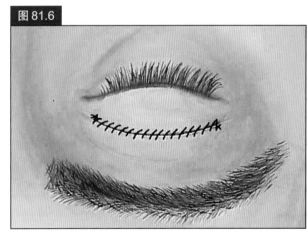

图81.6

（张寒峭，李冬梅）

第二篇

泪液引流
系统手术

泪器系统是一组复杂的结构，负责调节泪液分泌、跨角膜流动和泪液引流，维持其功能主要依赖于正常泪液的质和量、眼睑位置和泪液泵功能，以及通畅的泪液排出通道。此系统发生任何异常都可能打破泪液生成和引流的平衡，从而引起明显的症状。在引流正常的情况下，泪液分泌过多可导致溢泪，因此治疗应为去除眼表刺激或其他引起继发性泪液生成过多的因素。当泪液分泌正常或减少，根据泪液排出的状况，患者可能没有症状或有溢泪或表现为干眼症。即使合并严重的泪道阻塞，亦可出现明显的干眼症状。

泪器系统功能障碍的正确治疗需要对病因进行细致的评估。检查时应注意眼表、前节、眼睑位置、泪液泵功能和泪液引流系统的阻塞情况。睑缘炎、结膜炎、角膜炎和虹膜炎都可能引起继发性泪液分泌增多，上述情况通常采取药物治疗。下睑内翻伴倒睫引起的角膜擦伤和下睑外翻引起的角膜暴露也可以出现刺激性流泪，这些因眼睑位置异常导致泪液过度分泌的病例则需要手术治疗。

泪液泵功能的影响因素较多，包括眼睑轮匝肌松弛、面神经麻痹、眼睑瘢痕和眼睑肿物等。下睑位置异常即使不刺激角膜，也可能因为泪点外翻或颞侧眼睑下移阻碍泪液引流。这些情况需要通过眼睑重建手术来矫正。

泪道阻塞可能发生在自泪点到鼻泪管下口的任何部位。荧光染料消失时间延迟，泪囊膨大，按压泪囊有黏脓性分泌物反流，超声检查显示扩张的泪囊和鼻泪管都提示鼻泪管阻塞。一些特殊的检查如Jones染料试验和泪小管探查能帮助确定阻塞的位置。

荧光染料消失试验可准确评估泪液的排出情况。在下方结膜囊内点数滴2%荧光素染料，5分钟后观察染料残余的量并进行分级（0～4+），0级为染料清除干净，4+为所有染料都存留。在正常情况下，5分钟之后应该没有或极少染料存留。Jones I 试验是在局部点用荧光素，5～10分钟后从下鼻道内检查是否有染料。然而，有20%的正常人在试验20分钟后，下鼻道内仍然没有发现染料。Jones I 试验阴性，荧光染料消失时间延迟以及溢泪症状均提示鼻泪管阻塞的可能性。Jones II 试验是鼻泪管通畅程度的非生理评估方法，在荧光染料消失试验和 Jones I 试验之后，冲洗泪道观察是否有冲洗液进入鼻咽部，如果加压后，冲洗液可以进入鼻腔提示鼻泪管不全阻塞，加压后不能进入鼻腔则说明鼻泪管完全阻塞。进入鼻腔的冲洗液中含有荧光染料表明泪点、泪小管和泪液泵功能正常，如没有荧光染料则提示泪点或泪小管可能发生阻塞或者泪液泵功能下降从而使得荧光素不能进入泪囊。

（丁静文，李冬梅）

拓展阅读

Becker BB. Tricompartment model of the lacrimal pump mechanism. *Ophthalmology*. 1992;99:1139–1145.

Benger R. Surgical management of the lacrimal drainage system. *Aust N Z J Ophthalmol*. 1988;16:281–290.

Camara JG, Santiago MD, Rodriguez RE, et al. The Micro-Reflux Test: a new test to evaluate nasolacrimal duct obstruction. *Ophthalmology*. 1999;106:2319–2321.

Doane M. Blinking and the mechanics of the lacrimal drainage system. *Ophthalmology*. 1981;88:844–851.

Dutton JJ. Diagnostic tests and imaging techniques. In: Linberg JV, ed. *Lacrimal Surgery*. New York: Churchill Livingstone; 1988:19–48.

Dutton JJ. Standardized echography in the diagnosis of lacrimal drainage dysfunction. *Arch Ophthalmol*. 1989;107:1010–1012.

Haefliger IO, Keskinaslan I, Piffaretti JM, Pimentel AR. Improvement of chronic epiphora symptoms after surgery in patients with different preoperative Schirmer-test values. *Klin Monatsbl Augenheilkd*. 2011;228:318–321.

Huang J, Malek J, Chin D, et al. Systematic review and meta-analysis on outcomes for endoscopic versus external dacryocystorhinostomy. *Orbit*. 2014;33:81–81.

Jawaheer L, MacEwen CJ, Anijeet D. Endonasal versus external dacryocystorhinostomy for nasolacrimal duct obstruction. *Cochrane Database Syst Rev*. 2017;2:CD007097.

Lee MJ, Kyung HS, Han MH, et al. Evaluation of lacrimal tear drainage mechanism using dynamic fluoroscopic dacryocystography. *Ophthal Plast Reconstr Surg*. 2011;27:164–167.

Li AE, Chang YC, Lin MY, et al. Comparison of treatment for congenital nasolacrimal duct obstruction: a systematic review and meta-analysis. *Can J Ophthalmol*. 2016;51:34–40.

Mandeville JT, Woog JJ. Obstruction of the lacrimal drainage system. *Curr Opin Ophthalmol*. 2002;13:303–309.

Maurice DM. The dynamics and drainage of tears. *Int Ophthalmol Clin*. 1973;13:103–116.

Meyer DR. Lacrimal disease and surgery. *Curr Opin Ophthalmol*. 1993;4:86–94.

Mishra K, Hu KY, Kamal S, et al. Dacryolithiasis: a review. *Ophthal Plast Reconstr Surg*. 2017;33:83–89.

Petris C, Liu D. Probing for congenital nasolacrimal duct obstruction. *Cochrane Database Syst Rev*. 2017;7:CD011109.

Rose GE. Lacrimal drainage surgery in a patient with dry eyes. *Dev Ophthalmol*. 2008;41:127–137.

Weil D, Aldecoa JP, Heidenreich AM. Diseases of the lacrimal drainage system. *Curr Opin Ophthalmol*. 2001;12:352–356.

Yeatts RP. Current concepts in lacrimal drainage surgery. *Curr Opin Ophthalmol*. 1996;7:43–47.

泪液引流系统外科解剖

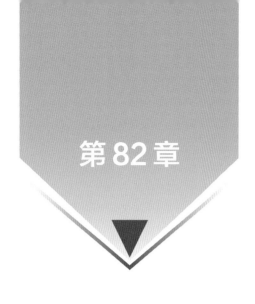

第一部分

第82章

泪液引流系统外科解剖

泪液引流系统位于前眶部和鼻部之间。泪囊位于眼睑和眼眶之间的泪囊窝内，与周围组织有着密切的解剖联系，如眼轮匝肌、内眦韧带和眶隔，这些结构都与泪液泵功能有关。

泪道起始于上、下睑的泪点，直径为0.2～0.3mm，位于皮肤黏膜交界处的泪乳头。上、下泪点与内眦角的距离分别为5mm和6mm，上、下泪小管初起垂直向上或向下走行2mm，此处扩张形成直径为2mm的不规则壶腹部，接着泪小管以近乎直角转为水平向内，与睑缘平行走行8mm。大概90%的人上、下泪小管以25°角汇总成3～5mm长的泪总管，另外10%的人上、下泪小管分别各自通向泪囊。在进入泪囊前，泪总管轻微膨大形成Maier窦，其内的黏膜皱襞结构被称为Rosenmüller瓣膜。该瓣膜的功能个体差异较大，随着年龄的增长而下降。发生急性泪囊炎时，良好的Rosenmüller瓣膜功能常常导致泪囊显著扩张和疼痛，而瓣膜功能不全则可以引起黏脓性分泌物的反流。

泪囊位于泪前嵴和泪后嵴之间的泪囊窝内，泪囊窝由上颌骨额突和泪骨共同组成，中央可见垂直走向的泪颌缝。部分人群特别是亚裔的泪颌缝更靠后，从而骨质较厚的上颌骨可能构成了整个泪囊窝的底部，这就增加了泪道手术进入鼻腔的难度。正常情况下，前组筛窦前界位于泪后嵴水平，然而约10%～15%的人群前组筛窦发育靠前至泪前嵴，鼻腔检查可发现中鼻道狭窄，外侧壁与中鼻甲毗邻，在行鼻腔泪囊吻合术制作骨窗时很可能进入前组筛窦。取一根棉签插入中鼻道内，向外侧轻推时，通过骨窗不能看到棉签，这是由于泪囊窝的鼻腔面几乎被前组筛窦占据，造瘘口必须穿过前组筛窦才能达到引流入鼻腔的目的。

泪囊筋膜始于眶骨膜，由泪后嵴向泪前嵴包绕泪囊，在后方加入内眦韧带后支、Horner肌和眶隔前轮匝肌纤维。在前部，内眦韧带经过泪囊附着于上颌骨额突，睑板前和眶隔前轮匝肌前束肌纤维止于泪前嵴和泪囊筋膜。泪囊被覆黏膜上皮，大小约长12～15mm、宽2～3mm、深4～6mm。由于泪囊通常处于部分塌陷的状态，在泪囊鼻腔吻合术时从泪小管置入探针撑起泪囊将有助于其顺利切开。

泪囊向下延续为膜性鼻泪管，其外的骨性管腔长12mm，宽3～5mm，前壁、外壁和后壁为上颌骨，鼻上方为筛骨，鼻下方为上颌骨的下鼻甲。骨性鼻泪管在鼻腔内形成泪嵴，垂直走行于中鼻甲和筛骨迷路内侧壁前部。泪嵴可能不完整，仅被骨膜和鼻黏膜覆盖。鼻窦手术和鼻息肉切除术可能损伤鼻泪管，造成鼻泪管中段阻塞。成年人的鼻泪管较陡直，向后形成15°～30°角，向外距正中矢状面成5°角，后者与内眦间距有关而变异较大。儿童鼻泪管在泪囊鼻泪管交界处角度更大，在出口远端形成J形转角，由此可导致先天性鼻泪管阻塞，泪道探通时易造成组织损伤和失败。

膜性泪道走行于骨性泪道内并通向下鼻道，开口于Hasner瓣膜前，在鼻腔外侧壁黏膜内走行约3～5mm。鼻泪管下口位置变异很大，多位于下鼻甲附着处后15mm，鼻前孔外缘后30～35mm，鼻底上方4～18mm处。

上、下睑内侧动脉组成了眼动脉的终末分支，这些动脉从眼睑鼻侧进入，终止于距睑缘4～5mm处睑板，一般泪道手术不涉及。内眦血管是面动脉和面静脉的分支，穿行于皮肤和骨膜之间，自下颌经过面部垂直到达内眦韧带附着处附近。行泪囊手术的切口邻近这些血管，因此可能导致难以控制的出血。平行于内眦血管的表浅切口和钝性分离轮匝肌可避免损伤血管，但是有时仍不可避免会伤及肌支小血管。

（丁静文，李冬梅）

拓展阅读

Anderson RL. Medial canthal tendon branches out. *Arch Ophthalmol.* 1977;95:2051–2052.

Bailey JH. Surgical anatomy of the lacrimal sac. *Am J Ophthalmol.* 1923;6:665.

Busse H, Muller KM, Kroll P. Radiologic and histology findings of the lacrimal passages of newborns. *Arch Ophthalmol.* 1980;98:528–532.

Dutton JJ. Standardized echography in the diagnosis of lacrimal drainage dysfunction. *Arch Ophthalmol.* 1989;107:1010–1012.

Dutton JJ. *Atlas of Clinical and Surgical Orbital Anatomy.* 2nd ed. London, UK: Elsevier Saunders; 2011:165–174.

Heichel J, Struck HG, Viestenz A, et al. Anatomic landmarks in lacrimal surgery from an ophthalmologist's point of view: clinical findings of external dacryocystorhinostomy and dacryoendoscopy. *Clin Anat.* 2017;30:1034–1042.

Jones LT. Anatomy of the tear system. *Int Ophthalmol Clin.* 1973;13:3–22.

Linberg JV. Surgical anatomy of the lacrimal system. In: Linberg JV, ed. *Lacrimal Surgery.* New York: Churchill Livingstone; 1988:1–18.

Shams PN, Wormald PJ, Selva D. Anatomical landmarks of the lateral nasal wall: implications for endoscopic lacrimal surgery. *Curr Opin Ophthalmol.* 2015;26:408–415.

Takahasi Y, Kakizaki H, Nakano T, et al. Anatomy of the vertical lacrimal canaliculus and lacrimal punctum: a macroscopic study. *Ophthal Plast Reconstr Surg.* 2011;27:384–386.

Werb A. The anatomy of the lacrimal system. In: Milder B, Weil BO, eds. *The Lacrimal System.* Norwalk, CT: Appleton-Century-Crofts; 1982.

图 82.1　**泪液引流系统正面观**。1. 上泪小管；2. 上壶腹部；3. 上泪乳头；4. 上、下泪点；5. 下泪乳头；6. 泪总管；7. 泪囊；8. 膜性泪道；9. Hasner 瓣膜；10. 下鼻道；11. 额骨；12. 内眦韧带后支；13. 泪骨；14. 内眦韧带前支；15. 鼻骨；16. 上颌骨；17. 中鼻甲；18. 下鼻甲

图 82.1

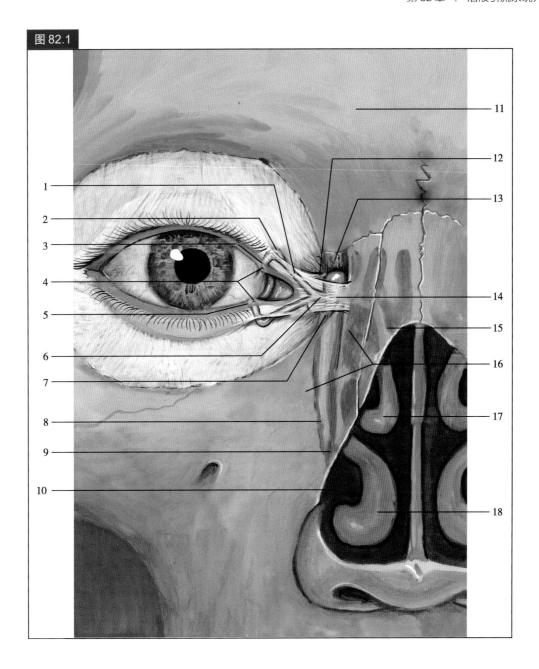

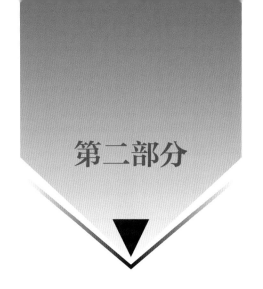

第二部分

泪点与泪小管手术

泪道系统上段阻塞是引起溢泪的常见原因。泪点可能发生狭窄或完全的上皮性膜性闭塞，眼睑外翻也可引起继发性的泪点阻塞。治疗方法包括单纯穿通或泪点扩张、二剪法或三剪法泪点成形术，必要时可同时矫正眼睑位置异常如内侧外翻或水平松弛。

泪小管狭窄或阻塞可由多种原因引起，如外伤、真菌或病毒感染、局部用药如肾上腺素类或某些可存在于泪液中的化疗药物如他莫昔芬。本病亦好发于老年人，可能与鼻泪管下段阻塞有关。先天性泪点和泪小管发育不全较罕见，通常需要采用更复杂的手术重建。泪小管狭窄可通过渐进性扩张和泪道置管治疗，当发生重度节段性阻塞时，可行局部切除吻合术，当合并鼻泪管下段阻塞时可行泪小管泪囊鼻腔吻合术。更广泛的阻塞特别是累及泪总管时，则需要行结膜泪囊鼻腔吻合术联合植入 Jones Pyrex 管或其他旁路人工泪管。

外伤性泪小管断裂在临床上比较常见，尽管单一泪小管损伤较少引起溢泪，但仍然尽可能进行一期修复。吻合泪小管同时需要植入人工泪管以防止狭窄粘连导致手术失败，术中应小心操作避免伤及正常泪小管。

内眦肿物切除时常常会累及泪点或部分泪小管，有必要进行一期重建修复，根据情况有时需要二期植入 Jones 人工泪管，如果肿瘤复发，可能会影响手术方案的选择。

泪道手术可在局麻或全麻下进行，儿童手术一般采用全麻或吸入麻醉。用含 4% 可卡因和 0.5% 肾上腺素的脑棉片填塞鼻腔可有效收缩鼻黏膜以利于操作和止血，对局麻患者还有充分的鼻腔局部麻醉作用。可卡因有全身毒性，儿童患者应慎用。内眦部骨膜层注射 1ml 含肾上腺素的局麻药可达到止血和局部麻醉的作用。

鼻黏膜出血是泪道手术的并发症之一。术前应指导患者停用抗凝药物如阿司匹林等，然而对于一些全身情况复杂的患者可能难以控制抗凝药物的使用。

（丁静文，李冬梅）

拓展阅读

泪点成形术

Caesar RH, McNab AA. A brief history of punctoplasty: the 3-snip revisited. *Eye.* 2005;19:16–18.

Chak M, Irvine F. Rectangular 3-snip punctoplasty outcomes: preservation of the lacrimal pump in punctoplasty surgery. *Ophthal Plast Reconstr Surg.* 2009;25:134–135.

Guercio B, Keyhani K, Weinberg DA. Snip punctoplasty offers little additive benefit to lower eyelid tightening in the treatment of pure lacrimal pump failure. *Orbit.* 2007;26:15–18.

Jones LT. Epiphora. II. Its relation to the anatomic structures and surgery of the medial canthal region. *Am J Ophthalmol.* 1957;43:203–212.

Kashkouli MB. 3-Snip punctoplasty. *Eye.* 2006;20:517.

Murdick J, Lee WW, Zatezalo CC, Ballin A. Three-snip punctoplasty outcome rates and follow-up treatments. *Orbit.* 2015;34:160–163.

Port AD, Chan YT, Lelli GJ. Histopathologic changes in punctal stenosis. *Ophthal Plast Reconstr Surg.* 2013;29:201–204.

Shahid H, Sandhu A, Keenan T, Pearson A. Factors affecting outcome of punctoplasty surgery: a review of 205 cases. *Br J Ophthalmol.* 2008;92:1689–1692.

泪小管裂伤修复术

Chu YC, Ma L, Wu SY, Tsai YJ. Comparing pericanalicular sutures with direct canalicular wall sutures for canalicular laceration. *Ophthal Plast Reconstr Surg.* 2011;27:422–425.

Della Rocca DA, Ahmad SM, Della Rocca RC. Direct repair of canalicular lacerations. *Facial Plast Surg.* 2007;23:149–155.

Dortzbach RK, Anguist RA. Silicone intubation for lacerated canaliculi. *Ophthalmic Surg.* 1985;16:639–642.

Gupta VP, Gupta P, Gupta R. Repair of canalicular lacerations using monostent and Mini-Monoka stent. *Ann Plast Surg.* 2011;66:216.

Hawes MJ, Segrest DR. Effectiveness of bicanalicular silicone intubation in the repair of canalicular lacerations. *Ophthal Plast Surg.* 1985;1:185–190.

Jordan DR, Gilberg S, Mawn LA. The round-tipped, eyed pigtail probe for canalicular intubation: a review of 228 patients. *Ophthal Plast Reconstr Surg.* 2008;24:176–180.

Jordan DR, Mawn L. Repair of canalicular lacerations. *Am J Ophthalmol.* 2008;146:792–793.

Leibovitch I, Kakizaki H, Prabhakaran V, Selva D. Canalicular lacerations: repair with the Mini-Monoka® monocanalicular intubation stent. *Ophthalmic Surg Lasers Imaging.* 2010;41:472–477.

Neuhaus RW. Silicone intubation of traumatic canalicular lacerations. *Ophthal Plast Reconstr Surg.* 1989;5:256–260.

Saunders DH, Shannon CM, Flanagan JC. The effectiveness of the pigtail probe method of repairing canalicular lacerations. *Ophthal Surg.* 1978;9:33–40.

Singh S, Ganguly A, Hardas A, et al. Canalicular lacerations: factors predicting outcome at a tertiary eye care centre. *Orbit.* 2017;36:13–18.

Tavakoli M, Karimi S, Behdad B, et al. Traumatic canalicular laceration repair with a new monocanalicular silicone tube. *Ophthal Plast Reconstr Surg.* 2017;33:27–30.

泪小管重建术

Hurwitz J. The slit canaliculus. *Ophthal Surg.* 1982;13:572–575.

McCord CD Jr. Canalicular resection and repair by canaliculostomy. *Ophthal Surg.* 1980;11:440–445.

Pratt DV, Patrinely JR. Reversal of iatrogenic punctal and canalicular occlusion. *Ophthalmology.* 1996;103:1493–1497.

Zoumalan CI, Maher EA, Lelli GJ Jr, Lisman RD. Balloon canaliculoplasty for acquired canalicular stenosis. *Ophthal Plast Reconstr Surg.* 2010;26:459–461.

第 83 章

二剪法泪点成形术

适应证

泪点阻塞引起的溢泪。

图 83.1　用含有 4% 利多卡因的棉签麻醉泪点。棉签按压内眦部 3～5 分钟

图 83.2　向外侧牵拉眼睑使泪小管拉直，泪点扩张器扩张泪点。用 Westcott 显微剪在泪点后唇做切口，刀尖略微斜向鼻侧垂直剪开泪点约 2mm 深

图 83.3　泪点和泪小管成形。将显微剪轻轻移向外侧，使刀尖朝向第一个切口的位置做第二个切口，去除泪点和泪乳头后壁三角形组织。三剪法则是在做第二个切口时自泪点鼻侧沿着睑缘剪开泪小管约 2～3mm，第三个切口再剪除多余的三角形组织瓣

术后护理

术后用含抗生素和类固醇的复合眼药滴眼，每天 3 次，连续 1 周。

图 83.1

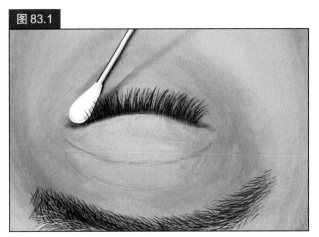

图 83.3

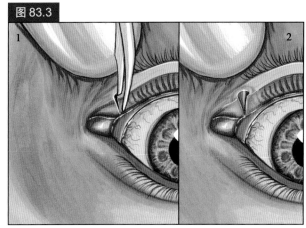

图 83.2

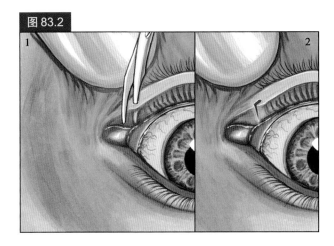

（丁静文，李冬梅）

第84章

泪小管裂伤修复

适应证

泪小管裂伤（不包括泪总管）。

图 84.1　用含有 1%~2% 利多卡因和肾上腺素的局麻药行内眦局部麻醉。显微镜下轻轻分离内眦部撕裂的组织，探查泪小管鼻侧断端。自对侧泪点冲洗泪道有助于寻找断端，组织明显肿胀时可局部冰敷数日后再行手术

图 84.2　用泪点扩张器扩张泪点，确定泪小管的断端

图 84.3　自泪点通过颞侧和鼻侧断端，顺行置入带人工泪管的泪道探针。必要时可扩张泪小管鼻侧断端，人工泪管通过鼻泪管进入鼻腔，同样将另一端人工泪管置入对侧泪小管再从鼻腔引出。Minoka 单管或其他人工泪管也可用于修复泪小管

图 84.4　分层修复眼睑裂伤（参考睑缘直接分层缝合，第 62 章，图 62.1~图 62.6）。如果条件允许，用 7-0 可吸收线吻合断端处泪小管黏膜。如条件不允许，可直接吻合人工泪管周围的组织

图 84.5　另一种方法是利用猪尾针从同侧完好的泪点和泪小管探查断端。向鼻侧牵拉上、下睑使泪总管的角度变大。在内眦处轻轻旋转猪尾针使之顺利通过泪总管和泪小管鼻侧断端，避免加压。一旦探针难以通过或反复进入泪囊，则应考虑其他修复方法

图 84.6　在猪尾针末端穿一根 6-0 尼龙线，退出针时使缝线从断裂的泪小管穿入，从正常泪小管端穿出

图 84.7　扩张裂伤眼睑的泪点，插入猪尾针至颞侧断端出针。再将鼻侧断端的 6-0 尼龙线穿过猪尾针从泪点穿出

图 84.8　将一段中空的硅胶管末端剪成一个斜面，穿入尼龙线 4~5cm。用持针器夹住硅胶管以固定缝线

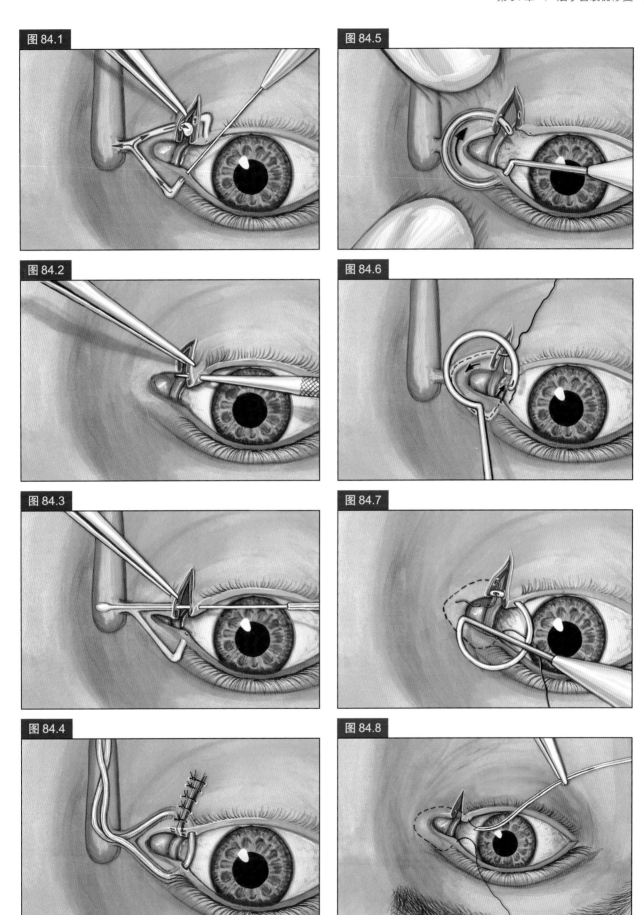

图 84.1

图 84.5

图 84.2

图 84.6

图 84.3

图 84.7

图 84.4

图 84.8

图 84.9　轻拉尼龙缝线和硅胶管使之穿过上、下泪小管

图 84.10　松开持针器。将硅胶管一端放置于较硬的表面上如镊子手柄。用刀片小心切断硅胶管的一端,避免碰到尼龙线

图 84.11　分层修复眼睑伤口,详见睑缘缺损直接分层缝合(第 62 章),确保泪小管的断端处于合适的位置

图 84.12　拉动硅胶管,使其仅从泪小点伸出 2mm。如图 84.10 所示,从另一个泪小点切下长 2mm 的硅胶管,使内部缝合线保持完整。系紧尼龙缝线,使硅胶管两端接触,并将在接近线结的位置剪断线尾

图 84.13　旋转硅胶环,使缝合结位于泪总管或泪囊内。这样可以防止角膜磨损和不适

术后护理

用含抗生素和类固醇的复方制剂滴眼,用抗生素眼膏涂抹皮肤缝合部位,每天 3～4 次,连续 7 天。2～3 个月后取出硅胶管。

并发症

断裂处泪小管狭窄——这是由于在修复时,未在泪小管中置入人工泪管。即使是显微吻合,人工泪管置入也是成功的必要条件。

同侧完好的泪小管损伤——应小心探查或冲洗同侧完好的泪小管。必须极为小心地使用猪尾探针,如果有造成损伤的可能,宁可放弃。

泪小点糜烂和泪小管撕裂——这是由于把人工泪管固定得太紧造成的。如果只有轻微糜烂,应该移除人工泪管防止进展。如果裂口较大,可以沿着边缘的皮肤黏膜边界进行修剪,然后对裂口进行修复。

角膜损伤——由于内眦部硅胶环过松,接触角膜可能会出现不适和磨损。注意调整硅胶环的大小,使其不足以紧到撕裂泪点,也不能太松而摩擦角膜。

图 84.9

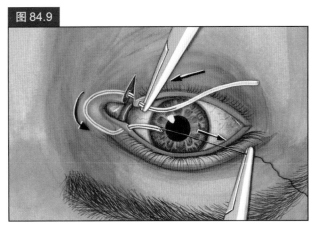

图 84.12

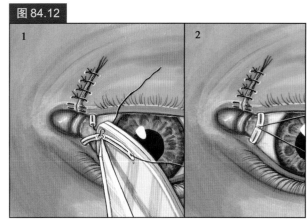

图 84.10

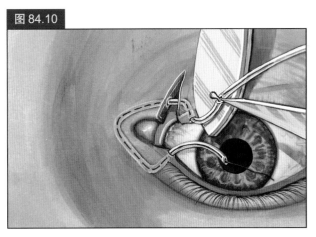

图 84.13

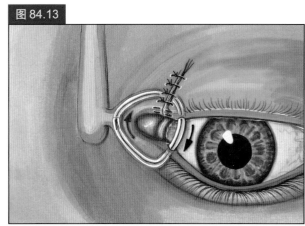

图 84.11

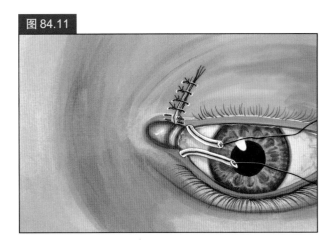

（丁静文，李冬梅）

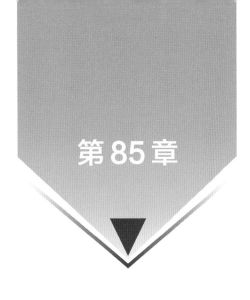

第85章

泪小管重建术

适应证

由于外伤或肿瘤切除术引起一处或多处泪小管缺失。

图 85.1   眼睑鼻侧缺损可直接缝合修复,分别从同侧正常泪小管和损伤的泪小管残端置入人工泪管。必要时可用猪尾针,具体方法参考泪小管裂伤修复章节(见第 84 章,图 84.5～图 84.11)

图 85.2   用尖刀沿眼睑鼻侧断端灰线切开,切口长3～4mm,深 3mm。分离泪小管残端的局部组织并向外侧牵拉

图 85.3   向泪后嵴分离暴露内眦韧带后支。用 5-0薇乔缝线将睑板断端拉向鼻侧与内眦韧带后支或残余睑板间断缝合 2 针

图 85.4   将人工泪管置于眼睑前后层之间。用 6-0薇乔缝线将泪小管断端缝合到睑板浅层 1～2 针。泪小管可能还无法与再造的新泪点之间进行连接

图 85.5   人工泪管一端置于睑缘灰线切口处。向鼻侧牵拉眼睑,用 6-0 薇乔缝线缝合 2 针将眼轮匝肌固定于内眦韧带前支

图 85.6   以 6-0 薇乔缝线间断缝合皮肤,以 7-0 肠线连续缝合睑缘。将人工泪管放置于新造的泪点处

图 85.7   在距离泪点 2mm 处剪断人工泪管,保留中间 6-0 尼龙线(参考泪小管断裂修复章节,第 84章,图 84.12)

图 85.8   如果采用其他眼睑前层修复方法如利用肌皮瓣,则可将人工泪管置于原来的睑板和重建的眼睑前层之间

术后护理

术后睑缘和切口涂抹抗生素眼膏,每天 4 次,连续 1 周。3～4 个月后取出人工泪管。

并发症

泪小管阻塞——手术成功率仅有 50%,但是可作为不同于 Jones 管植入术的另一种选择。

泪小管撕裂——当人工泪管在内眦处对泪点产生的拉力过大时可发生。置管时保证一定的松弛度以消除张力。

角膜刺激——如果人工泪管环过于松弛,可能摩擦角膜。通过旋转尼龙缝线的线结使其远离结膜可以缓解不适的症状。

泪小管阻塞——包绕人工泪管的新泪小管组织将逐渐发生上皮化,但是眼睑重建部位的瘢痕形成可能达数月时间。人工泪管的留置时间需要 3～4个月,当泪小管撕裂或其他并发症发生时则应该提前取出。

图 85.1

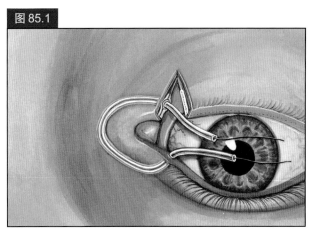

图 85.5

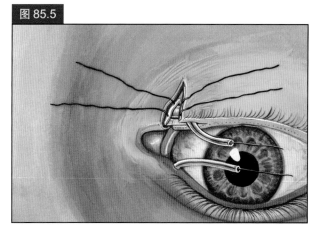

图 85.2

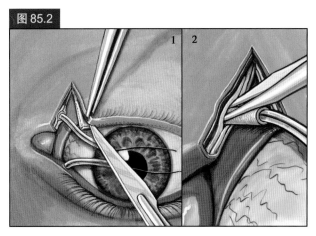

图 85.6

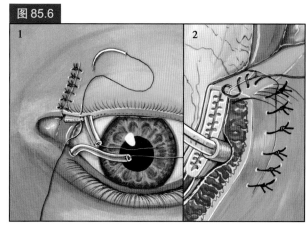

图 85.3

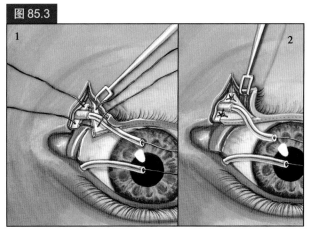

图 85.7

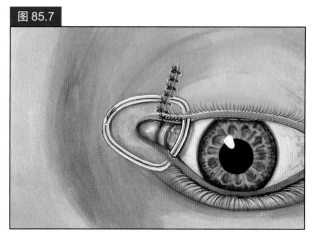

图 85.4

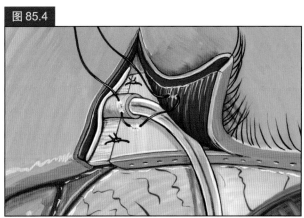

图 85.8

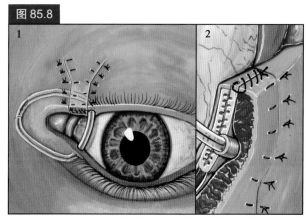

（丁静文，李冬梅）

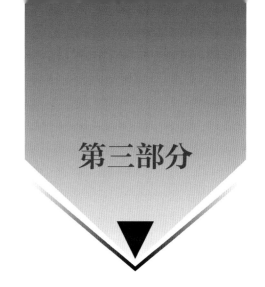

泪囊和鼻泪管手术

泪囊部位阻塞并不常见，但是可能与肿瘤有关，如交界细胞、鳞状细胞和其他未分化细胞癌。在病程早期，肿瘤阻塞泪囊囊腔可以引起溢泪。然而，最终整个泪囊和鼻泪管可能都会被肿瘤占满，甚至侵犯泪道系统的周围组织。治疗通常需要手术切除，必要时联合放疗或化疗。泪囊阻塞也可能见于炎性病变，如肉芽肿性多血管炎、特异性炎症、结节病或继发于严重的泪囊炎。这些情况一般可以通过药物治疗。泪囊结石是由于慢性，常常是无症状的泪囊炎产生，即使泪道冲洗尚通畅也可能引起溢泪。

成年人鼻泪管阻塞更常发生于其中段或下段。病因通常是鼻泪管管壁慢性轻度炎症导致的纤维化。在炎症早期，直接在泪囊内注入类固醇药膏可能会暂时缓解溢泪症状。泪道探通联合置管也可以暂时恢复泪液引流，但是远期效果并不理想。对于一些早期病例，泪道球囊成形术能够扩张泪道，然而大部分也只是延缓病情发展，纤维化的过程仍然在进展。一旦鼻泪管阻塞纤维化发生，只能采取重建手术治疗。泪囊鼻腔吻合术（dacryocystorhinostomy，DCR）是在泪囊和中鼻道之间造瘘，建立新的泪液引流通道。常规泪道置管并非必需，但是据临床观察有助于提高成功率到 85%～90%。除了下段泪道阻塞以外，术者还需要关注是否合并眼睑松弛、眼睑位置异常、泪点或泪小管阻塞等。因术前漏诊而没有进行矫正将影响手术效果。

鼻泪管阻塞也可继发于面部外伤或鼻窦手术。一些病例泪道置管可能有效，但是通常需要做旁路手术。

先天性鼻泪管阻塞在新生儿中发病率为 2%～4%。除了少见的骨性鼻泪管解剖异常以外，最常见的原因是鼻泪管下口 Hasner 瓣膜阻塞。80%～90% 的病例 Hasner 瓣膜在出生后 6～8 个月可自行或通过泪囊按摩开放。对于其余的病例，泪道探通成功率也可达到 90%～95%。手术时机宜在 8～12 月龄，因为 18 月龄以上再行探通的成功率就下降了。当一次探通失败后，二次探通联合置管可获得良好的效果。当下鼻道重度狭窄时，联合下鼻甲骨折外移可能会提高成功率。多次探通失败的病例极少见，特别是 3 岁以上的患儿则需要做 DCR 术。在很多情况下，探通失败与操作不当引起的医源性损伤所致泪道狭窄有关。

（丁静文，李冬梅）

拓展阅读

Dutton JJ. Orbital complications of paranasal sinus surgery. *Ophthal Plast Reconstr Surg.* 1986;2:119–127.

Jones LT, Wobig JL. *Surgery of the Eyelids and Lacrimal System.* Birmingham, England: Aesculapius; 1976.

Katowitz JA, Walsh MG. Timing of initial probing and irrigation in congenital nasolacrimal duct obstruction. *Ophthalmology.* 1987;94:698–705.

Linberg JV, McCormick SA. Primary acquired nasolacrimal duct obstruction: a clinicopathologic report and biopsy technique. *Ophthalmology.* 1986;93:1055–1063.

Mandeville JT, Woog JJ. Obstruction of the lacrimal drainage system. *Curr Opin Ophthalmol.* 2002;13:303–309.

Mishra K, Hu KY, Kamal S, et al. Dacryolithiasis: a review. *Ophthal Plast Reconstr Surg.* 2017;33:83-89.

Perry LJ, Jakobiec FA, Zakka FR. Bacterial and mucopeptide concretions of the lacrimal drainage system: an analysis of 30 cases. *Ophthal Plast Reconstr Surg.* 2012;28:126–133.

Shams PN, Verdick RE, Allen RC. In vivo demonstration of the lacrimal pump. *Ophthal Plast Reconstr Surg.* 2016;32:e25.

Takahashi Y, Kakizaki H, Chan WO, Selva D. Management of congenital nasolacrimal duct obstruction. *Acta Ophthalmol.* 2010;88:506–513.

Watkins LM, Janfaza P, Rubin PA. The evolution of endonasal dacryocystorhinostomy. *Surv Ophthalmol.* 2003;48:73–84.

Wesley RE. Inferior turbinate fracture in the treatment of congenital nasolacrimal duct obstructions and congenital nasolacrimal duct anomaly. *Ophthalmic Surg.* 1985;16:368.

鼻泪管探通术

Older JJ. Congenital lacrimal disorders and management. In: Linberg JV, ed. *Lacrimal Surgery.* New York: Churchill Livingstone; 1988.

Schaefer AJ, Cambell AB, Flanagan JC. Congenital lacrimal disorders. In: Smith BC, Della Rocca RC, Nesi FA, Lisman RD, eds. *Ophthalmic Plastic and Reconstructive Surgery.* St. Louis, MO: Mosby-Year Book; 1987.

Takahashi Y, Kakizaki H, Chan WO, Selva D. Management of congenital nasolacrimal duct obstruction. *Acta Ophthalmol.* 2010;88:506–513.

鼻泪管探通联合置管术

al-Hussain H, Nasr AM. Silastic intubation in congenital nasolacrimal duct obstruction: a study of 129 eyes. *Ophthal Plast Reconstr Surg.* 1993;9:32–37.

Anderson RL, Edwards JJ. Indications, complications and results with silicone stents. *Ophthalmology.* 1979;86:1474–1487.

Casady DR, Meyer DR, Simon JW, et al. Stepwise treatment paradigm for congenital nasolacrimal duct obstruction. *Ophthal Plast Reconstr Surg.* 2006;22:243–247.

Cha DS, Lee H, Park MS, et al. Clinical outcomes of initial and repeated nasolacrimal duct office-based probing for congenital nasolacrimal duct obstruction. *Korean J Ophthalmol.* 2010;24:261–266.

Dortzbach RK, France TD, Kushner BJ, et al. Silicone intubation for obstruction of the nasolacrimal duct in children. *Am J Ophthalmol.* 1982;94:585–590.

Durso F, Hand SI, Ellis FD, Helveston EM. Silicone intubation in children with nasolacrimal obstruction. *Pediatr Ophthalmol Strabismus.* 1982;17:389–393.

Katowitz JA, Hollsten DA. Silicone intubation of the nasolacrimal drainage system. In: Linberg JV, ed. *Lacrimal Surgery.* New York: Churchill Livingstone; 1988.

Kraft SP, Crawford JS. Silicone tube intubation in disorders of the lacrimal system in children. *Am J Ophthalmol.* 1982;94:290–299.

Lauring L. Silicone intubation of the lacrimal system: pitfalls, problems, and complications. *Ann Ophthalmol.* 1976;8:489–498.

Lim CS, Martin F, Beckenham T, Cumming RG. Nasolacrimal duct obstruction in children: outcome of intubation. *J AAPOS.* 2004;8:466–472.

Moscato EE, Dolmetsch AM, Silkiss RZ, Seiff SR. Silicone intubation for the treatment of epiphora in adults with presumed functional nasolacrimal duct obstruction. *Ophthal Plast Reconstr Surg.* 2012;28:35–39.

泪道球囊成形术

Ali MJ, Naik MN, Honavar SG. Balloon dacryoplasty: ushering the new and routine era in minimally invasive lacrimal surgeries. *Int Ophthalmol.* 2013;33:203–210.

Couch SM, White WL. Endoscopically assisted balloon dacryoplasty treatment of incomplete nasolacrimal duct obstruction. *Ophthalmology.* 2004;111:585–589.

Goldstein SM, Goldstein JB, Katowitz JA. Comparison of monocanalicular stenting and balloon dacryoplasty in secondary treatment of congenital nasolacrimal duct obstruction after failed primary probing. *Ophthal Plast Reconstr Surg.* 2004;20:352–357.

Lee A, Ali MJ, Li EY, et al. Balloon dacryoplasty in internal ostium stenosis after endoscopic dacryocystorhinostomy. *Ophthal Plast Reconstr Surg.* 2014;30:7–10.

Maheshwari R. Balloon catheter dilation for complex congenital nasolacrimal duct obstruction in older children. *J Pediatr Ophthalmol Strabismus.* 2009;46:215–217.

Perry JD. Balloon dacryoplasty. *Ophthalmology.* 2004;111:1796–1797.

Zoumalan CI, Maher EA, Lelli GJ Jr, Lisman RD. Balloon canaliculoplasty for acquired canalicular stenosis. *Ophthal Plast Reconstr Surg.* 2010;26:459–461.

泪囊鼻腔吻合术

Anijeet D, Dolan L, Macewen CJ. Endonasal versus external dacryocystorhinostomy for nasolacrimal duct obstruction. *Cochrane Database Syst Rev.* 2011;1:CD007097.

Dhillon N, Kreis AJ, Madge SN. Dacryolith-induced acute dacryocystitis: a reversible cause of nasolacrimal duct obstruction. *Orbit.* 2014;33:199–201.

Jordan DR, Anderson RL. Prevention of prolapsed silicone stents in dacryocystorhinostomy surgery. *Arch Ophthalmol.* 1987;105:455.

Kaynak-Hekimhan P, Yilmaz OF. Transconjunctival dacryocystorhinostomy: scarless surgery without endoscope and laser assistance. *Ophthal Plast Reconstr Surg.* 2011;27:206–210.

Leong SC, Macewen CJ, White PS. A systematic review of outcomes after dacryocystorhinostomy in adults. *Am J Rhinol Allergy.* 2010;24:81–90.

Mishra K, Hu KY, Kamal S, et al. Dacryolithiasis: a review. *Ophthal Plast Reconstr Surg.* 2017;33:83–89.

Ng DS, Chan E. Techniques to minimize skin incision scar for external dacryocystorhinostomy. *Orbit.* 2016;35:42–45.

Pandya VB, Lee S, Benger R, et al. External dacryocystorhinostomy: assessing factors that influence outcome. *Orbit.* 2010;29:291–297.

Pandya VB, Lee S, Benger R, et al. The role of mucosal flaps in external dacryocystorhinostomy. *Orbit.* 2010;29:324–327.

Zaidi FH, Symanski S, Olver JM. A clinical trial of endoscopic vs external dacryocystorhinostomy for partial nasolacrimal duct obstruction. *Eye.* 2011;25:1219–1224.

鼻内镜下经鼻泪囊鼻腔吻合术

Ali MJ, Psaltis AJ, Murphy H, Wormald PJ. Powered endoscopic dacryocystorhinostomy: a decade of experience. *Ophthal Plast Reconstr Surg.* 2015;31:219–221.

Bharangar S, Singh N, Lal V. Endoscopic endonasal dacryocystorhinostomy: best surgical management for DCR. *Indian J Otolaryngol Head Neck Surg.* 2012;64:366–369.

Green R, Gohil R, Ross P. Mucosal and lacrimal flaps for endonasal dacryocystorhinostomy: a systematic review. *Clin Otolaryngol.* 2017;42:514–520.

Huang J, Malek J, Chin D, et al. Systematic review and meta-analysis on outcomes for endoscopic versus external dacryocystorhinostomy. *Orbit.* 2014;33:81–90.

Marcel MM, Kuk AK, Phelps PO. Evidenced-based review of surgical practices in endoscopic endonasal dacryocystorhinostomy for primary acquired nasolacrimal duct obstruction and other new indications. *Curr Opin Ophthalmol.* 2014;25:443–448.

Shams PN, Selva D. An endoscopic endonasal approach to dacryocystorhinostomy. *Orbit.* 2013;32:134–136.

经泪小管泪囊鼻腔吻合术

Doucet TW, Hurwitz JJ. Canaliculodacryocystorhinostomy in the treatment of canalicular obstruction. *Arch Ophthalmol.* 1982;100:306–309.

Doucet TW, Hurwitz JJ. Canaliculodacryocystorhinostomy in the management of unsuccessful lacrimal surgery. *Arch Ophthalmol.* 1982;100:619–621.

Hurwitz JJ, Archer KF. Canaliculodacryocystorhinostomy. In: Linberg JV, ed. *Lacrimal Surgery.* New York: Churchill Livingstone; 1988.

Tenzel RR. Canaliculo-dacryocystorhinostomy. *Arch Ophthalmol.* 1970;84:765.

经结膜泪囊鼻腔吻合术

Afshar MF, Parkin BT. A new instrument for Lester Jones tube placement in conjunctivodacryocystorhinostomy. *Orbit.* 2009;28:337–338.

Athanasiov PA, Madge S, Kakizaki H, Selva D. A review of bypass tubes for proximal lacrimal drainage obstruction. *Surv Ophthalmol.* 2011;56:252–266.

Devoto MH, Bernardini FP, de Conciliis C. Minimally invasive conjunctivodacryocystorhinostomy with Jones tube. *Ophthal Plast Reconstr Surg.* 2006;22:253–255.

Ma'luf RN, Bashshur ZF, Noureddin BN. Modified technique for tube fixation in conjunctivodacryocystorhinostomy. *Ophthal Plast Reconstr Surg.* 2004;20:240–241.

Pearson A. The use of Medpor-coated tear drainage tube in conjunctivodacryocystorhinostomy. *Eye.* 2009;23:2120–2121.

Putterman AM. Consecutive conjunctivodacryocystorhinostomy instrumentation. *Ophthal Plast Reconstr Surg.* 2011;27:396–397.

Schwarcz RM, Lee S, Goldberg RA, Simon GJ. Modified conjunctivodacryocystorhinostomy for upper lacrimal system obstruction. *Arch Facial Plast Surg.* 2007;9:96–100.

Steele EA, Dailey RA. Conjunctivodacryocystorhinostomy with the frosted Jones Pyrex tube. *Ophthal Plast Reconstr Surg.* 2009;25:42–43.

Welham RA, Guthoff R. The Lester-Jones tube: a 15 year follow-up. *Graefe's Arch Clin Exp Ophthalmol.* 1985;223:106–108.

Zilelioğlu G, Gündüz K. Conjunctivodacryocystorhinostomy with Jones tube. A 10-year study. *Doc Ophthalmol.* 1996–1997;92:97–105.

第86章 鼻泪管探通联合下鼻甲骨折外移术

适应证

保守治疗无效的先天性鼻泪管阻塞；一次泪道探通失败；先天性泪囊羊水囊肿。

图86.1 用泪点扩张器轻轻扩张患侧的泪点。用1ml含荧光素的盐水冲洗泪道。用吸引器或小棉签确认鼻腔内是否有冲洗液。如鼻腔内有冲洗液，提示泪道系统不完全阻塞或在加压情况下机械性开放

图86.2 如鼻腔内未见冲洗液，稍微弯曲0号Bowman探针的一端形成约15°角的弧形。在距离针尖12mm和20mm处标记探针。垂直于泪点插入探针约2mm，向外侧牵拉眼睑使泪小管变直。将探针转为水平方向，向鼻侧推进10～12mm，直到泪骨处有阻力

图86.3 回退1mm避免损伤泪囊内侧壁，转向90°～100°再向下走行。探针在膜性鼻泪管内向下略向后直到20mm标记处。当遇到阻力，有85%的先天性病例经探针加压可以通过，通过时有突破感。如果阻力过大，不宜强行施压

图86.4 当下鼻道重度狭窄时，探通前可在下鼻甲前1/2处填塞含0.5%去氧肾上腺素的鼻纱条。10分钟后，用直止血钳夹住下鼻甲基底部，朝鼻中线向鼻侧旋转90°使下鼻甲骨折外移，扩大下鼻道空间

术后护理

术后使用含抗生素和类固醇的复合眼药滴眼，每天3次，连续1周。

并发症

鼻腔出血——出血可能与探通操作不当形成假道有关。也可发生于鼻甲不全骨折后，但并不多见，鼻腔填塞明胶海绵有利于止血。

探针不能进入鼻腔——由于鼻黏膜移位使探针不能突破，用剥离子尖头在下鼻甲下方切开鼻黏膜，使探针顺利穿出。在极少的情况下，骨性鼻泪管未开口于鼻腔，探针不能顺行到20mm标记处，必要时可以行DCR手术缓解溢泪症状。

溢泪复发——通常由于探通失败而导致。如果术中探针确定从鼻泪管进入下鼻道，则可能与鼻黏膜开口闭合有关，可行二次泪道探通联合置管术。

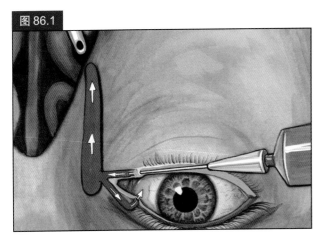

图 86.1

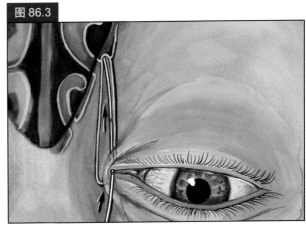

图 86.3

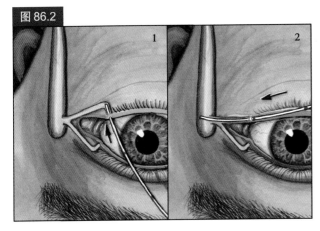

图 86.2

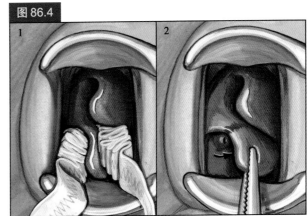

图 86.4

（丁静文，李冬梅）

第 87 章

鼻泪管探通联合置管术

适应证

先天性鼻泪管阻塞一次或多次泪道探通失败,获得性鼻泪管不全阻塞或泪小管狭窄。

图 87.1 冲洗和探通泪道(见第 86 章,图 86.1~图 86.3)。 必要时用泪点扩张器扩张泪点。向外侧牵拉眼睑使泪小管变直,自下泪点插入 Crawford 或其他类似人工泪管的指引探针。向前触及泪骨后后退 1mm 避免损伤泪囊内侧壁。旋转探针 90° 后向下顺行约 20mm 穿过鼻泪管,直到触及鼻腔底部有硬性抵抗感

图 87.2 将一根有槽探针放置于下鼻道内 20~30mm 处。 人工泪管指引探针头部向外上方触及下鼻道的穹窿部。使指引探针与有槽探针相接触并卡入凹槽内。顺着有槽探针将指引探针带出鼻孔外。另一种方法是用 Crawford 拉钩将指引探针的橄榄形头部含住后拉出。轻轻将拉钩拉出鼻孔,同时顺势带出指引探针,避免脱钩或损伤鼻黏膜

图 87.3 扩张上泪点,从上泪小管置入另一端指引探针,以同样方法进入鼻腔。 用有槽探针或 Crawford 拉钩将探针拉出鼻外

图 87.4 准备一个厚 1mm,直径 5mm 的硅胶扣。 用 18G 注射器针头在中央做两个小孔。使两根探针分别从小孔穿出后剪断探针。在硅胶扣之上将硅胶管末端打数个方结固定。调整人工泪管松紧度,使方结缩回鼻腔内 5~6mm。泪点处应没有张力,距离方结下方 4mm 剪断人工泪管

术后护理

术后使用含抗生素和类固醇的复合眼药滴眼,每天 3 次,连续 7 天。3~4 个月后,在内眦部剪断泪管,用枪状镊自鼻腔取出人工泪管。

并发症

泪点和泪小管撕裂——由于人工泪管固定过紧导致。注意人工泪管在鼻腔内应没有张力。2~3mm 轻度的撕裂一般不会影响功能,一旦撕裂程度严重,则需要提早取出人工泪管。

角膜擦伤或不适——如果人工泪管过松,在内眦处可向外移位。从鼻腔内向下牵拉可使之复位,再用 4-0 慕斯缝线固定在鼻腔外侧壁。

人工泪管脱出于睑裂外——使用硅胶扣可以避免发生脱出。或者,用 4-0 丝线或慕斯线将人工泪管缝合固定于外侧壁。一旦缝线松脱,人工泪管可刺激角膜,常见于儿童患者。如果在鼻腔可见人工泪管,用枪状镊将其向下牵拉使其复位。如果人工泪管的结已进入鼻泪管内,可用 Bowman 探针将其推送到下鼻道。如果以上两种方法都不可行,则从上泪小管取出人工泪管。

图 87.1

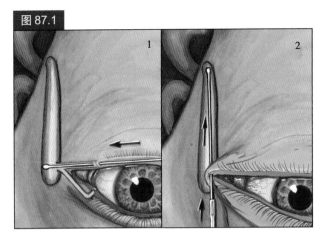

图 87.3

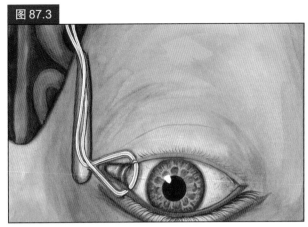

图 87.2

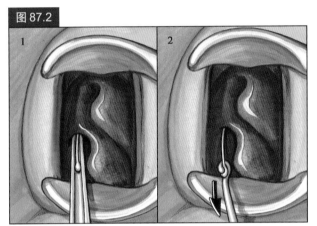

图 87.4

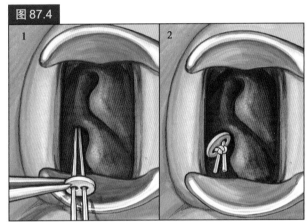

（丁静文，李冬梅）

第88章

鼻泪管球囊扩张术

适应证

　　部分鼻泪管阻塞合并泪囊或泪道粘连狭窄。

图 88.1　按照产品说明准备泵和球囊管(LacriCATH© Quest Medical Products 或 OphtaCath© FCI Ophthalmics, Inc.)。自下泪小管水平置入未充气的球囊管到泪囊再垂直进入鼻泪管

图 88.2　向下推进球囊管直到最上端的黑色标志正好位于泪点处。该位置恰好使球囊位于鼻泪管内并稍微穿出鼻泪管出口 Hasner 瓣膜。将压力加至 8 个大气压持续 90 秒钟。放气后再次加压 60 秒

图 88.3　球囊放气后回撤 10mm 直到上端第二高的标志位于泪点处。扩张部位在上段鼻泪管和泪囊。将压力加至 8 个大气压持续 90 秒钟。放气后再次加压 60 秒

图 88.4　必要时可放置硅胶人工泪管。上、下泪小管置入引导探针,经过鼻泪管到下鼻道,详见鼻泪管探通联合置管章节(见第 87 章,图 87.1～图 87.4)

图 88.5　如放置硅胶人工泪管,将引导探针或导丝从硅胶管末端剪断。人工泪管末端打结调整在鼻腔内合适的位置,既不会脱出鼻腔外也不至于过紧撕裂泪点

术后护理

　　术后使用含抗生素和类固醇的复合眼药滴眼,每日 3 次,连续 1 周。3 个月后从内眦处剪断人工泪管,用枪状镊自鼻腔取出。

并发症

　　泪点和泪小管撕裂——由于人工泪管固定过紧导致。注意人工泪管在鼻腔内应没有张力。2～3mm 轻度的撕裂一般不会影响功能,一旦撕裂程度严重,则需要提早取出人工泪管。

　　角膜擦伤或不适——如果人工泪管过松,在内眦处可向外移位。从鼻腔内向下牵拉可使之复位,再用 4-0 慕斯缝线固定在鼻腔外侧壁。

　　人工泪管脱出于睑裂外——使用硅胶扣可以避免发生脱出。或者,用 4-0 丝线或慕斯线将人工泪管缝合固定于鼻外侧壁。一旦缝线松脱,人工泪管可刺激角膜,常见于儿童患者。如果在鼻腔可见人工泪管,用枪状镊将其向下牵拉使其复位。如果人工泪管的结已进入鼻泪管内,可用 Bowman 探针将其推送到下鼻道。如果以上两种方法都不可行,则从上泪小管取出人工泪管。

图 88.1

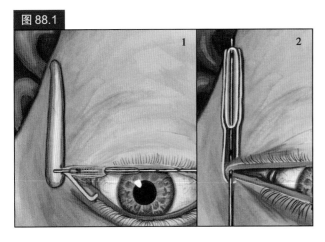

图 88.4

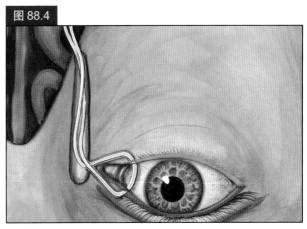

图 88.2

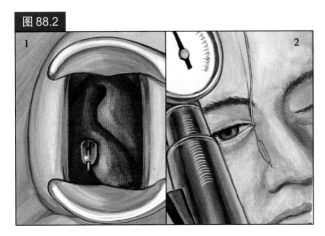

图 88.5

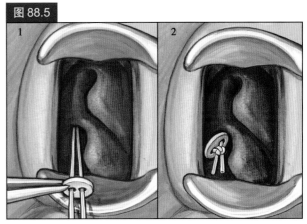

图 88.3

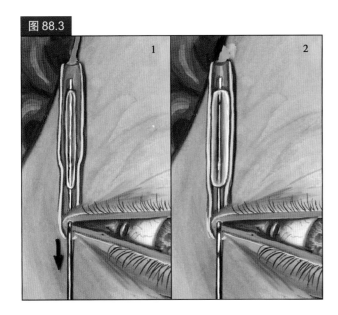

（丁静文，李冬梅）

第 89 章

泪囊鼻腔吻合术

适应证

获得性鼻泪管阻塞（泪小管无阻塞），先天性鼻泪管阻塞（2～3 次泪道探通联合置管失败之后）。

图 89.1 用含 4% 可卡因（或其他局麻药）和 0.25% 肾上腺素的鼻纱条填塞中鼻道。距离内眦角 6mm 处做切口标记。起点在内眦韧带，向外下方延伸直到泪沟，切口长度儿童约 8～10mm，成人约 12～15mm

图 89.2 用手术刀切开皮肤。用镊子牵开皮肤切口，再用 Westcott 眼科剪锐性分离眼轮匝肌

图 89.3 用 Stevens 剪钝性分离邻近鼻骨的轮匝肌。同时尽可能避免损伤位于切口鼻侧的内眦血管

图 89.4 用剥离子将轮匝肌从骨膜剥离直到内眦韧带水平。用手术刀在泪前嵴内侧垂直切开骨膜 2mm

图 89.5 用剥离子分离骨膜暴露鼻骨直到可见全部泪前嵴。移动剥离子暴露泪囊窝，暴露范围向上至内眦韧带，向下至鼻泪管上口

图 89.6 取出鼻纱条，将弯止血钳从皮肤切口伸进泪囊窝轻推骨壁，注意不要穿透鼻黏膜。上颌骨构成泪囊窝的前半部分，因骨质过厚难以穿透。泪囊窝后半部为菲薄的泪骨，容易穿透。偶尔需要用磨钻将骨质磨薄后再用止血钳进行人为骨折

图 89.7 在骨折部位用 2mm 宽 45° Kerrison 咬骨钳扩大骨窗。注意在此之前要先把鼻黏膜向内推避免损伤。可用不同规格的咬骨钳咬切制作直径 10～15mm 大小的骨窗

图 89.8 用泪点扩张器扩张下泪点，插入 1 号 Bowman 探针到泪囊，轻轻顶起泪囊内侧壁有助于辨认。镰状刀自上而下切开泪囊，此时可见探针穿出泪囊。用剪刀扩大泪囊切口

图 89.1

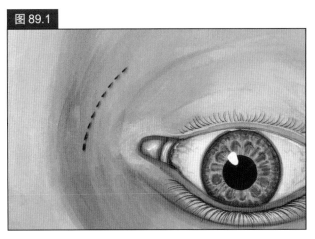

图 89.5

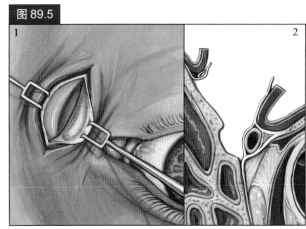

图 89.2

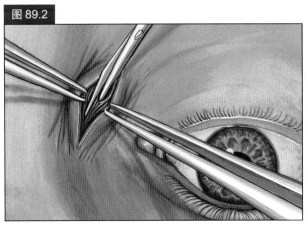

图 89.6

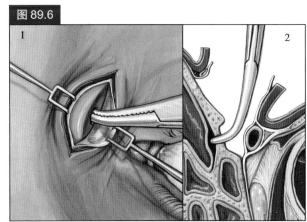

图 89.3

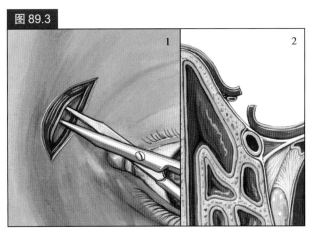

图 89.7

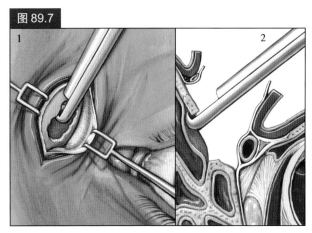

图 89.4

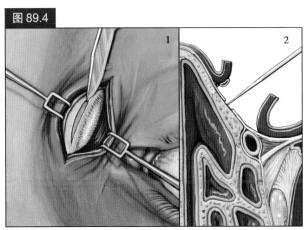

图 89.8

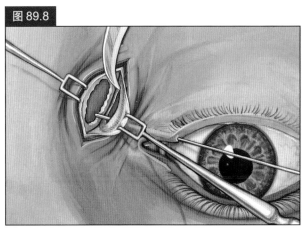

图 89.9 探查泪囊结石和其他异常。一旦发生鼻黏膜出血，泪囊和鼻腔都应填塞肾上腺素纱条数分钟。用尖刀或细针电烧垂直切开鼻黏膜，做鼻黏膜切口时，垫一根棉签防止伤及鼻中隔。鼻黏膜切口应与泪囊切口平行

图 89.10 在鼻腔黏膜第一个切口两端分别做垂直切口，形成一个前瓣大后瓣小的 H 型黏膜瓣

图 89.11 用 4-0 薇乔缝线将泪囊与鼻黏膜后瓣吻合 1~2 针。选择半圆形细针如 P-2 或 S-2，方便在狭小的手术切口内操作

图 89.12 经上泪小管置入 Crawford 或其他类似的人工泪管穿过骨窗。用 Crawford 拉钩将引导探针从鼻腔拉出。以同样的方法自下泪小管置入人工泪管

图 89.13 用 4-0 薇乔缝线间断吻合泪囊和鼻黏膜前瓣 2 针，在人工泪管上形成黏膜桥

图 89.14 用 6-0 肠线缝合轮匝肌。如有必要，缝合轮匝肌时可穿过鼻黏膜瓣，以防止鼻黏膜瓣嵌顿于骨窗。皮肤切口以 6-0 快速吸收普通肠线缝合

图 89.15 从人工泪管尾部剪断引导探针。在内眦部用斜视钩牵拉人工泪管以减轻张力，人工泪管末端打外科方结固定于鼻腔内。调整张力直至人工泪管的方结缩回鼻腔内 6~8mm

图 89.16 用半圆形细针带 4-0 慕斯缝线穿过人工泪管环固定于鼻外侧壁黏膜以防止泪管移位。剪断距离方结后 4mm 的人工泪管尾端。再次确认泪点处没有张力

术后护理

术后皮肤切口涂抹抗生素眼膏，每天 3~4 次，连续 1 周。术后使用含抗生素和类固醇的复合眼药滴眼，每天 3 次，连续 1 周。嘱患者术后 5 天内勿擤鼻以防止出血。用去氧肾上腺素或羟甲唑啉鼻喷剂喷鼻以减轻鼻充血，每天 2 次，连续 4~5 天。3~4 个月后取出人工泪管。

并发症

鼻腔出血——术中任何出血都可通过加压或填塞数分钟来止血，或者应用纤维素止血剂。术后出血较少见，按压鼻部并抬高头位 20 分钟有利于止血，极少情况需要填塞。

持续溢泪——见于合并泪小管狭窄且同时行泪道置管者。在这种情况下，人工泪管的留置时间需要延长以扩张泪小管。取管后溢泪通常可以缓解。

伤口感染——极少见，可能发生于泪囊炎急性发作期间。治疗包括热敷和细菌培养后局部和全身使用敏感抗生素。

泪道阻塞复发——取管后造瘘口可能被纤维组织或肉芽组织阻塞。可以通过射频、电凝或激光疏通。同时可能需要重新放置人工泪管。

图 89.9

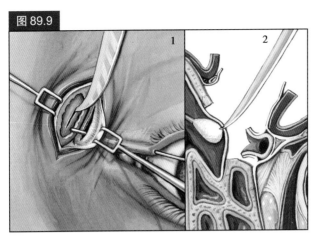

图 89.13

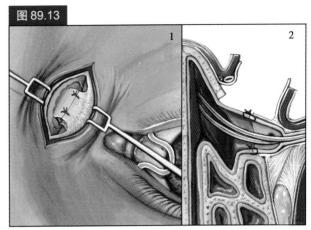

图 89.10

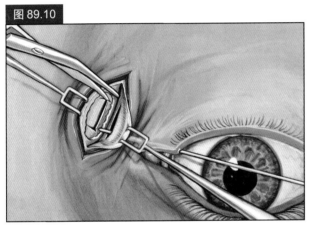

图 89.14

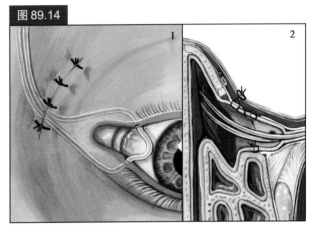

图 89.11

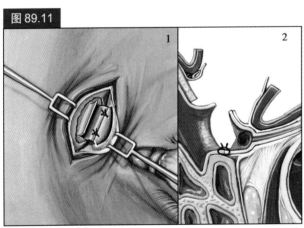

图 89.15

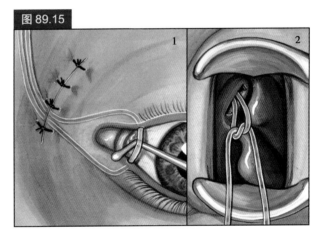

图 89.12

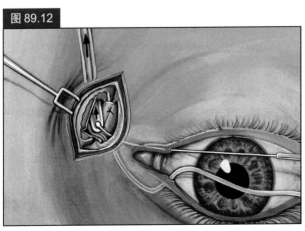

图 89.16

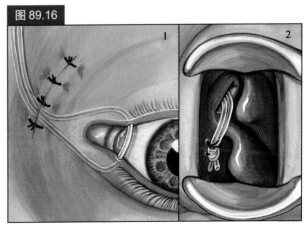

（丁静文，李冬梅）

第90章

鼻内镜下经鼻泪囊鼻腔吻合术

适应证

在鼻内镜辅助下于泪囊和鼻腔之间建立一个旁路治疗鼻泪管阻塞。

图90.1 扩张上、下泪点，向外侧牵拉眼睑使泪小管变直。从泪小管插入导光纤维直到泪囊内侧壁，自水平位向下旋转45°角

图90.2 在鼻内镜直视下，用骨膜剥离子将中鼻甲推向内侧。注意中鼻道泪嵴后钩突前的鼻黏膜透见导光的位置

图90.3 于鼻外侧壁黏膜下注射含有肾上腺素的局麻药行浸润麻醉。用骨膜剥离子或镰状刀沿泪嵴切开鼻黏膜和骨膜

图90.4 向后翻转鼻黏膜瓣暴露上颌骨和泪骨以及可透见的导光纤维。可以从基底部剪除鼻黏膜瓣，一些研究发现保留黏膜瓣可减少肉芽组织生成

图90.5 用刮勺或剥离子使泪骨骨折，向前扩大骨窗暴露泪囊内侧壁。移动导光以定位泪囊，用角膜板层刀垂直切开泪囊壁

图90.6 吸引器吸净泪囊内可能存在的黏液。翻开泪囊黏膜瓣覆盖骨窗边缘

图90.7 撤去导光纤维，分别从上、下泪小管插入双泪小管型人工泪管经骨窗到鼻腔。从鼻腔剪断引导探针，在内眦部用斜视钩牵拉人工泪管以减小拉力，人工泪管末端打外科方结并固定于鼻腔内

图90.8 在内眦无拉力的情况下，调整人工泪管使之缩回鼻腔内6～8mm。用半圆形细针带4-0慕斯缝线穿过人工泪管环固定于鼻外侧壁黏膜以防止泪管移位。剪断距离打结处4mm后的人工泪管尾端

术后护理

术后5～7天内避免擤鼻；如果出现泪囊炎和黏液囊肿的情况，需要口服7天广谱抗生素；用含抗生素和类固醇的复方眼药连续滴眼14天。

并发症

人工泪管脱出或移位——将人工泪管缝合固定在鼻腔可明显降低该发生率。此情况可能见于打结松脱或缝线自鼻黏膜撕脱的情况，或者患者用手指自行拽出。脱出的人工泪管可用镊子经泪小管推送或从鼻腔拉紧复位。

肉芽肿形成——吻合口周围肉芽肿产生或粘连常常导致泪液引流失败。可以通过激光或电刀直接切除，人工泪管应保留或更换新的人工泪管。

泪点撕裂——发生于内眦部人工泪管过紧的情况，术毕时需注意确认人工泪管的张力，可以避免此情况发生。一旦发生撕裂，修复的方法为在撕裂部位的皮肤黏膜交界处水平切开，用7-0可吸收线对位缝合，同时在正常泪点的位置再造新的泪点。

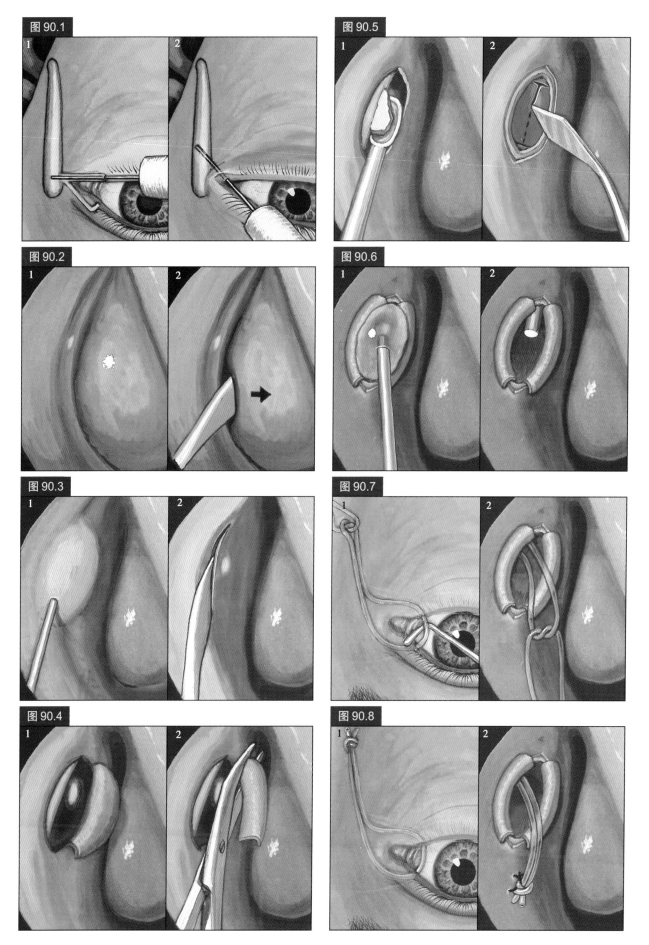

图 90.1

图 90.2

图 90.3

图 90.4

图 90.5

图 90.6

图 90.7

图 90.8

（丁静文，李冬梅）

第 91 章

泪小管泪囊鼻腔吻合术

适应证

距离泪点至少8mm的泪总管局部阻塞,伴鼻泪管阻塞。

图91.1　在内眦韧带上方做5~6mm的切口,似标准泪囊鼻腔吻合术,暴露泪囊窝(见第89章,图89.1~图89.5)。在内眦韧带近骨膜附着处切断其前支并将其向颞侧反折

图91.2　将人工泪管的引导探针从上、下泪管插入到泪总管的阻塞部位。在手术显微镜或放大镜下,使用Freer剥离子的锐利端分离泪总管上方的内眦韧带

图91.3　在引导探针的末端切开泪总管,将泪总管至泪囊间的阻塞部分切除

图91.4　将人工泪管穿过泪小管,并从切口末端穿出

图91.5　打开泪囊和鼻黏膜完成DCR吻合口。吻合黏膜瓣后唇,似泪囊鼻腔吻合术(见第89章,图89.6~图89.11)

图91.6　原泪总管被切除的部位为泪囊外侧的开口。如有必要,将开口扩大到约3mm。将人工泪管引导探针穿过该开口和泪囊,进入手术切口部位。用有槽探针或拉钩从鼻腔拉出探针

图91.7　用2根7-0薇乔缝线将泪小管断端和泪囊缝合。用2根4-0薇乔缝线将泪囊和鼻黏膜瓣的前唇缝合,用5-0 Mersilene缝线褥式缝合内眦韧带

图91.8　关闭眼轮匝肌和皮肤切口。参考泪囊鼻腔吻合术的方式,将人工泪管固定在鼻子上(见第89章,图89.9~图89.16)

术后护理

术后5~7天内不要擤鼻,局部使用含抗生素和类固醇的复方眼药连续滴眼14天。如果出现泪囊炎和黏液囊肿的情况,需要口服7天广谱抗生素。

并发症

人工泪管脱出或移位——将人工泪管缝合固定在鼻腔可明显降低该发生率。此情况可能见于打结松脱或缝线自鼻黏膜撕脱的情况,或者患者用手指自行拽出。脱出的人工泪管可用镊子经泪小管推送或从鼻腔拉紧复位。

肉芽肿形成——吻合口周围肉芽肿产生或粘连通常会导致泪液引流失败。可以通过激光或电刀直接切除,人工泪管应保留或更换人工泪管。

泪点撕裂——内眦部人工泪管过紧造成,术毕时需注意确认人工泪管的张力,可以避免出现此情况发生。一旦发生撕裂,修复的方法为在撕裂部位的皮肤黏膜交界处水平切开,用7-0可吸收线对位缝合,同时在正常泪点的位置再造新的泪点。

图 91.1

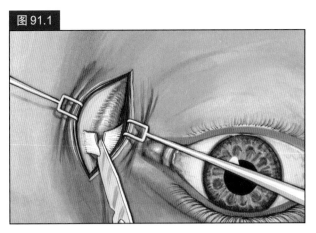

图 91.5

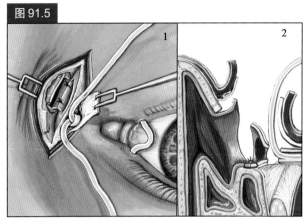

图 91.2

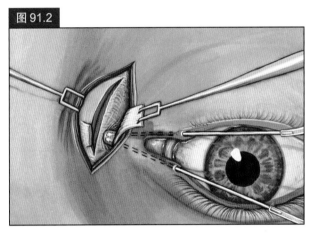

图 91.6

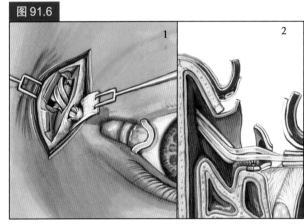

图 91.3

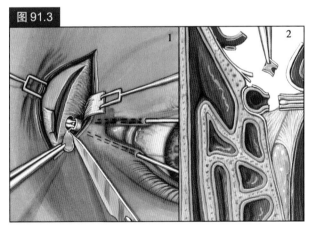

图 91.7

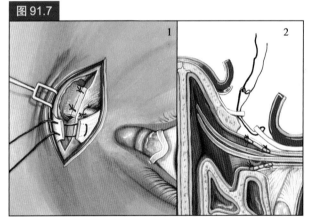

图 91.4

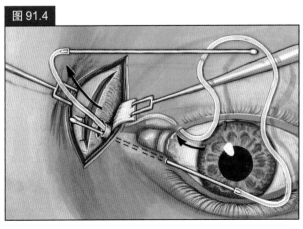

图 91.8

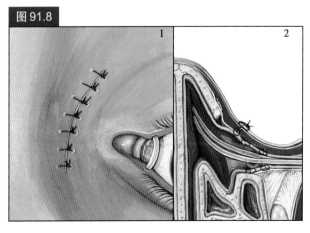

（聂子涵，李冬梅）

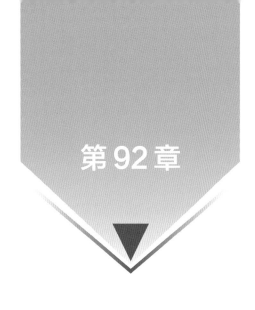

第92章

结膜泪囊鼻腔吻合术

适应证

泪小管和泪总管完全阻塞，伴或不伴有鼻泪管阻塞。

图92.1 行标准泪囊鼻腔吻合术（第89章，图89.1~图89.11），直至闭合黏膜瓣后唇

图92.2 如果中鼻甲的尖端位于骨窗位置，则将其切除。将肾上腺素与局麻药一起注入鼻甲。用直止血钳夹紧其根部，留下一压痕，用弯止血钳垂直夹住鼻甲的前1/3部分。用鼻剪从压痕处切除组织，并烧灼切缘

图92.3 用Westcott剪刀剪除泪阜前半部分

图92.4 将一根12或14口径的Teflon静脉套管针尖端于皮肤黏膜交界处后方2mm处插入内眦部，并以35°角向内下方倾斜。将针穿过内眦组织进入泪囊并穿过骨窗口，针头置于缝合的黏膜瓣后唇前。把Teflon导管拉到此位置后即可撤出注射针

图92.5 将Teflon导管先拉到鼻中隔处，再回退3~4mm。当导管出现在眦角时，用记号笔在管上画线做标记。将导管回抽至骨窗口可见导管尖端，测量尖端到标记线间的距离，准备一根此长度的Pyrex Jones管

图92.6 从睑缘侧切除Teflon导管末端，将Pyrex管插入导管。夹住Pyrex管颈环，保持其位置不变，从鼻腔内用止血钳移除Teflon导管。将Pyrex管稍拉出一点，至其尖端距鼻中隔至少2~3mm

图92.7 固定Pyrex管，用6-0丝线在管的顶端绕数圈，然后穿过穹窿并穿出相邻睑缘的皮肤。将线结固定在枕垫上

图92.8 完成泪囊鼻腔吻合术（第89章，图89.13），闭合黏膜瓣前唇和皮肤切口

术后护理

在缝线处涂抹抗生素眼膏，每天3~4次，连续7天。嘱患者每天用生理盐水滴鼻，堵住对侧鼻孔深吸进行管腔冲洗。如果管道阻塞，可以用泪道冲洗针头和生理盐水进行冲洗，必要时可用2号或3号Bowman探针进行清洁。

并发症

管道排液不畅——可能由于放置的Pyrex管过长，导致其贴附在鼻中隔上。如果鼻中隔偏曲明显，中鼻道过于狭窄，则应在泪道引流手术前进行矫正。有些患者需要切除前伸过长的中鼻甲，以保证为置管留出足够的空间。

导管外侧移位——固定太松或与鼻中隔贴附都可能引起导管的向外侧移位。可以改用较短的导管，或有改良颈环的导管如Putterman Gladstone管（Gunther Weiss, Inc., Portland, OR, 美国）。

导管内侧移位——见于组织松弛和对导管的支撑不良，导致其向内眦组织移位。可用具有较大颈环的导管进行替换，或在软组织开口的根部切开，然后用6-0薇乔缝线紧密包绕导管缝合。

肉芽肿形成——Pyrex管周围可能发生结膜肉芽肿，有时肉芽肿过大导致引流完全阻塞。可手术切除或用局部类固醇药物治疗数周。

软组织开口闭合——在一周内更换脱位的导管，以防软组织开口闭合。如果无法更换导管，则需像之前一样用Teflon导管静脉注射针做一个新的开口，而无须再次进行泪囊鼻腔吻合术。

图 92.1
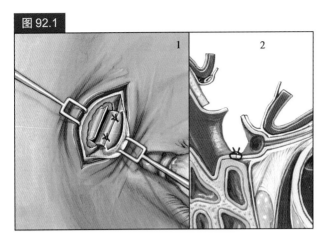

图 92.2
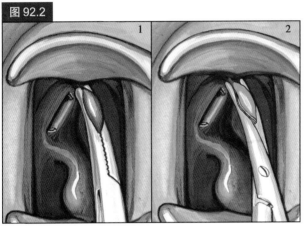

图 92.3
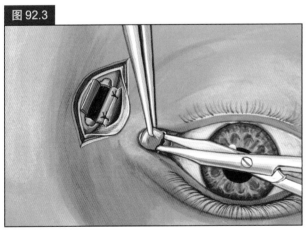

图 92.4
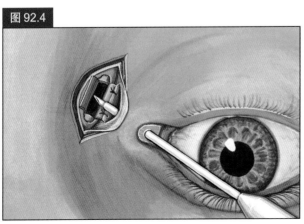

图 92.5
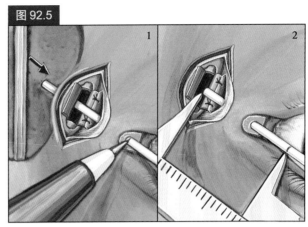

图 92.6
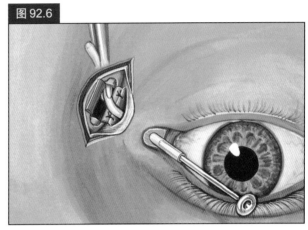

图 92.7
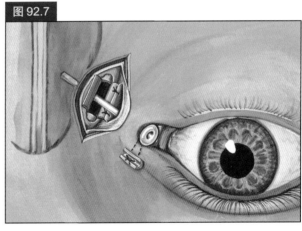

图 92.8
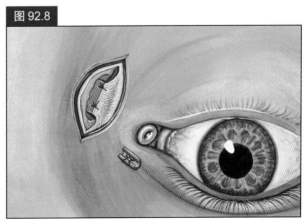

（聂子涵，李冬梅）

第三篇

眼眶手术

同其他手术一样，眼眶手术术前准备的第一步是对患者进行全面评估。仔细询问病史，结合临床检查，特别是现代影像学检查，可以帮助确诊或缩小鉴别诊断范围。对于大多数病例，已经不再需要通过探查性手术来协助诊断。询问病史内容应包括症状开始的时间、进展速度以及相关表现如眼球突出、复视、疼痛、视力下降等，这有助于医生确定诊断方向。特别需要注意有无头部外伤史、鼻旁窦疾病史及既往眼眶肿瘤病史。远隔部位恶性肿瘤病史、内分泌系统疾患及其他系统性疾病均有可能与眼眶部症状相关。

眼部应进行全面检查，必须检查矫正视力。针对视功能的检查，如瞳孔对光反应和色觉检查，有助于评估轻微视力损害。所有眼眶病患者均应进行视野检查。所有视力异常均应寻找原因。如有眼眶部水肿、皮肤发红、结膜水肿、上睑下垂、角膜及面部感觉异常等情况均应记录。眼球突出程度及眼球移位方向有助于定位眶内病变。应仔细检查眼球运动情况，如有眼球运动异常，应行眼球被动牵拉试验，以区分麻痹性和限制性病因。连续记录眼睑位置改变、眼球运动情况、眼球突出程度有助于发现疾病的细微进展。参考患者的既往照片有助于了解既往病程。

眶缘下前眶部触诊以确定任何的异常肿物或隆起，翻转眼睑检查深部穹窿，同时要进行鼻内检查以除外任何的并发或邻近的鼻部或鼻窦病变。

现代影像学检查可清晰显示眼眶病变的位置及其与周围组织的关系。超声检查不仅可以了解病灶轮廓、表面特征，还可以了解其质地一致性、内部大体结构，特别是可以了解其他方法难以显示的内部血流情况。但是由于超声波穿透力限制，超声只能用于眶前部病变的检查。高分辨率眼眶 CT 对于骨质显示良好，可用于了解软组织病变导致的骨质改变。CT 检查应行水平位及冠状位扫描，并做增强扫描及骨窗检查。MRI 扫描结合脂肪抑制等技术可提供高分辨率、多层次的软组织图像，能提供多种参数，其软组织分辨率远高于 CT。值得一提的是，眼眶 X 线检查相对简单且费用较低，对于一些眼眶病的诊断仍具有一定价值。

如需手术治疗，先前的影像学检查资料有助于确定适合的手术入路及预先评估手术中可能碰到的问题。在会诊及根据需要组织多科会诊时，影像学资料也是必需的。

眼眶手术是为探查或治疗眼眶病变、外伤后的解剖复位以及改善先天或后天畸形的外观。病灶活检是一种重要的手段，但是获得的结果可能有限，除非非常仔细地进行。虽然有学者主张在 CT 或超声引导下进行细针穿刺活检，但这样获得的组织标本有限，进行细胞学检查需要经验丰富，而结果未必准确。再者，这样的操作有导致眶内出血的风险，可能影响视力并需要紧急手术处理。对于有些疾病，如淋巴增生性病变，需要较大的取材来进行全面的组织学及免疫学检查。对于大多数眼眶病灶，如有必要且可行，应选择切开活检。标本应行冰冻切片确认，因为对于有些弥漫性病变，术中靠肉眼难以区分病灶和周围正常组织或炎性反应组织。

如眶内病灶边界清楚且导致功能或外观受损，可考虑手术切除。良性肿瘤如血管瘤、神经鞘瘤、皮样囊肿以及泪腺混合瘤，还有部分恶性肿瘤，通常易与周围组织分离。浸润性病变如淋巴管瘤及丛状神经纤维瘤则很难切除干净。在不违反治疗原则且须保留功能的前提下，可以小心地进行减瘤术。由于要避免损伤眶内重要结构，肿瘤组织无法完全去除，残存肿瘤很有可能复发。

眼眶脓肿，无论是继发于外伤、手术或是鼻窦炎，均需引流及抗感染治疗。当脓肿位于眶内时，一般需经皮引流。如果脓肿由鼻窦炎引起，应和耳鼻喉科医生联合手术，分别作开眶和经鼻入路进行引流。筛窦炎症最常累及眼眶，采用前内侧开眶可以很好地暴露病灶。

眼眶外伤常会导致骨折或出血，眶缘骨折可通过前入路进行暴露，将骨折复位后采用微板固定。眶壁骨折通常伴有软组织损伤及嵌顿，需要小心仔细分离，还纳疝出的软组织，修补骨折区，以恢复功能及正常眶容积。具体的手术入路视骨折部位及类型而定。如合并更复杂的颅面部骨折，需联合耳鼻喉科、整形外科或神经外科共同处理。

外伤后弥漫的眶内出血可导致明显的眼球突出，有时出现眼压增高或视神经压迫。行外眦切开进行减压通常可避免视力损害。如外眦切开无效，须进行分隔的间隙引流，必要时须行骨性眶减压。进行性视力下降伴眼球突出及下移位提示骨膜下血肿，超声及 CT 检查有助于确诊，急诊行前路开眶引流多可避免视功能受损。

对于甲状腺相关眼病导致的突眼，可行眶下壁、内壁和／或外壁减压手术，以减轻视神经压迫或改善外观。有些甲状腺相关性疾病患者眼外肌增粗较轻，眶脂肪增加明显，可单纯通过眶脂肪切除进行减压。对于其他一些无法手术切除的眶内扩张性病变，也可以考虑行骨性眶减压手术。

对于眼部肿瘤、疼痛性失明或眼球萎缩，可能需要行眼球摘除术，甚至部分或全部眶内容切除术。对于先天性或外伤导致的眼球及眼眶部畸形，同样需要行眼窝手术改善外观。如果仅眼球受累，只需行眼球摘除术或眼内容摘除术。眼球或眼睑肿瘤侵犯至眼眶内需要进行更彻底的眶内容摘除术。

（侯志嘉，李冬梅）

拓展阅读

Afteh MS, Khalil HS. Orbital infections: five-year case series, literature review and guideline development. *J Laryngol Otol.* 2015;129:670–676.

Chang JR, Gruener AM, McCulley TJ. Orbital disease in neuro-ophthalmology. *Neurol Clin.* 2017;35:125–144.

DiBernardo CW, Greenberg EF. *Ophthalmic Ultrasound. A Diagnostic Atlas.* 2nd ed. New York: Thieme; 2006.

Dubois L, Sreenen SA, Gooris PJ, et al. Controversies in orbital reconstruction—I. Defect-driven orbital reconstruction: a systematic review. *Int J Oral Maxillofac Surg.* 2015;44:308–315.

Dubois L, Sreenen SA, Gooris PJ, et al. Controversies in orbital reconstruction—II. Timing of posttraumatic orbital reconstruction: a systematic review. *Int J Oral Maxillofac Surg.* 2015;44:433–440.

Dutton JJ, Proia AD, Byrne SF. *Diagnostic Atlas of Orbital Diseases.* London, UK: WB Saunders; 2000.

Dutton JJ. *Radiology of the Orbit and Visual Pathways.* London, UK: Saunders Elsevier; 2010.

Grob S, Yonkers M, Tai J. Orbital fracture repair. *Semin Plast Surg.* 2017;31:31–39.

Lally SE. Update on orbital lymphatic malformations. *Curr Opin Ophthalmol.* 2016;27:413–415.

Li EY, Yien HK, Cheuk W. Lymphoproliferative disease of the orbit. *Asia Pac J Ophthalmol (Phila).* 2015;4:106–111.

McNAb AA, McKelvie P. IgG4-related ophthalmic disease. Part I: background and pathology. *Ophthalmic Plast Reconstr Surg.* 2015;31:83–88.

McNab AA, McKelvie P. IgG4-related ophthalmic disease. Part II: clinical aspects. *Ophthalmic Plast Reconstr Surg.* 2015;31:167–178.

Rootman J. *Diseases of the Orbit. A Multidisciplinary Approach.* Philadelphia, PA: JB Lippincott; 1988:628.

Rootman J, Jeran MK, Graeb DA. Vascular malformations of the orbit: classification and the role of imaging in diagnosis and treatment strategies. *Ophthalmic Plast Reconstr Surg.* 2014;30:91–104.

Rootman J, Stewart B, Goldberg RA. *Orbital Surgery. A Conceptual Approach.* Philadelphia, PA: Lippincott-Raven; 1995:3–78.

Selva D, White VA, O'Connell JX, Rootman J. Primary bone tumors of the orbit. *Surv Ophthalmol.* 2004;49:328–342.

Shields JA, Shields CL. *Eyelid, Conjunctival, and Orbital Tumors.* Philadelphia, PA: Lippincott Williams & Williams; 2008:782–805.

Smith TJ, Hegedüs L. Graves' Disease. *N Engl J Med.* 2016;375:1552–1565.

Stacey AW, Gemmete JJ, Kahana A. Management of orbital and periocular vascular anomalies. *Ophthalmic Plast Reconstr Surg.* 2015;31:427–436.

Sweeney AR, Gupta D, Keene CD, et al. Orbital peripheral nerve sheath tumors. *Surv Ophthalmol.* 2017;62:43–57.

Tailor TD, Gupta D, Dailey RW, et al. Orbital neoplasms in adults: clinical, radiologic, and pathologic review. *Radiographics.* 2013;33:1739–1758.

眼眶解剖

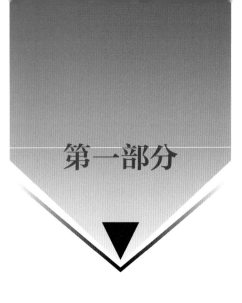

第一部分

第 93 章

眼眶手术解剖

人的眼眶是一个大致呈梨形的腔，其内部组织结构排列紧密有序。肌肉、神经和血管之间的空隙由眶脂肪和结缔组织筋膜填充起到缓冲作用，这使得即使是经验丰富的医生也很难清晰暴露解剖细节。对于手术医生来说，只有熟知眼眶内组织之间结构和功能的关系，才能够顺利完成眼眶手术并减少并发症的发生。

眼眶由 7 块骨组成。眶顶是一个薄板样的结构，前面大部分由额骨的三角形眶板构成，后面的一小部分由蝶骨小翼构成，其前部将眼眶与额窦分开，后部将眼眶与颅前窝分开。眶顶由前向后、向下朝向眶尖走行，止于视神经管和眶上裂。

眶外侧壁前部由额骨颧突和颧骨额突构成，后部由蝶骨大翼构成。眶外侧壁与眶内侧壁呈 45° 夹角，上方通过眶上裂与眶顶分隔，下方通过眶下裂与眶底分隔。眶外缘骨质较厚，其后方与蝶骨大翼接缝（即垂直走行的颧蝶缝）处骨质很薄。行外侧开眶时，锯开外侧眶缘，向后达到颧蝶缝处即可轻易向外辦断并取下骨块。颧额缝较弯曲，位于泪腺窝附近的外上眶缘，大致水平走行。颧额缝上方 5～15mm 处，额骨变宽，延续为颅前窝前端的骨质，手术医生在设计外侧开眶的上方截骨线时需注意避免颅脑损伤。在眶外侧壁中部，蝶骨大翼近额蝶缝处有一个小骨管，其中走行泪腺动脉和脑膜动脉之间的吻合支，眶外侧壁手术中掀起此处骨膜时可能导致出血，但这里的出血通过压迫一般能够止住。蝶骨大翼自颧蝶缝向后形成包绕颅中窝前端的骨质，外侧开眶去除蝶骨大翼骨质时，如出现骨松质，表明已接近硬脑膜。

眶底主要由上颌骨构成，颧骨参与构成眶底的前外侧部分，后方近眶尖处有小部分腭骨参与构成。眶底后外侧边界为眶下裂，后方终止于上颌窦后壁，与眶尖并不连续。眶下沟起自眶下裂，向前延伸走行上颌骨内，在眶缘后约 15mm 处，眶下沟变成桥状而覆盖薄的骨板形成眶下管，其内走行三叉神经上颌分支和上颌动脉，这些神经血管从中央部眶缘下的眶下孔穿出。在做眶壁骨折整复及眶减压手术时需注意避免损伤眶下神经及血管。眶下管鼻侧是眶底骨质最薄的部分。

眶内侧壁主要由筛骨纸板构成，这层薄骨片分隔开眼眶与筛窦气房。眶内侧壁是眼眶外伤时最容易发生眶壁骨折的部位，也容易在筛窦手术时穿破。同样，筛窦黏液囊肿容易压迫筛骨纸板侵入眼眶，筛窦内的炎症和感染性病变也容易扩散至眼眶内。

在筛骨后方，蝶骨体构成眶内侧壁的眶尖部分，这部分骨质较厚，在外伤及鼻窦病变时较少累及。眶内侧壁止于视神经孔，此处蝶骨构成视神经管的内侧壁。

泪骨是一片较薄的板状骨，位于筛骨前方，参与构成泪囊窝后半部分，泪后嵴位于其内。在泪囊窝中部，泪骨与上颌骨额突接合，后者较厚，参与构成内侧眶缘。在做泪囊鼻腔吻合手术时，用血管钳可以轻易穿透泪囊窝的泪骨部分。有些个体的泪骨与上颌骨接缝靠后，泪囊窝大部分由上颌骨构成，可能需要磨钻辅助才能制作泪囊鼻腔吻合需要的骨孔。

额筛缝位于眼眶内上方，沿额筛缝前后排列两个骨孔：筛前孔和筛后孔。筛前孔位于泪前嵴后方约 20mm 处，筛后孔位于泪前嵴后约 32～35mm，视神经管前约 6～10mm 处。这两处骨孔内走行眼动脉的分支及鼻睫状神经，由眼眶进入筛窦和鼻腔。这些动脉（筛前动脉和筛后动脉）在外伤时常常受损造成出血，是此处骨膜下血肿的主要原因。在做眶内壁手术时应注意这些解剖结构，避免损伤导致出血。此外，作为解剖标志，这两处骨孔位于筛骨迷路顶部及颅前窝底部水平，筛板位于此水平面下方约 10mm 处，中鼻甲顶部内侧。因此，眶内壁手术易造成筛板骨折。

　　眶骨膜覆盖于眶骨表面，与骨面联系疏松。在眶缘、眶外侧结节、视神经孔周围、眶上裂以及眶下裂等处，骨膜与眶骨粘连紧密。在视神经管及眶上裂边缘处，骨膜与硬脑膜融合，外伤或手术时可能导致脑脊液漏。眼眶筋膜系统前面起自眶缘骨膜，是由放射状和环形筋膜构成的复杂悬吊系统。这些筋膜将肌锥内和肌锥外脂肪分隔为许多小叶。这些筋膜同样包绕眼外肌、视神经以及神经血管组织，并将这些结构悬吊于邻近眶壁。除了提供支撑，筋膜系统还能让眼眶内各组成部分在眼球运动时保持正常的空间排列。在外伤时，如出现眶下部脂肪嵌顿或出血肿胀，即使没有肌肉的直接嵌顿，因为筋膜系统的存在同样会导致眼外肌运动受限。环绕于视神经周围的筋膜组织有限制作用，当外伤出血时可导致压迫性视神经病变。

　　眼眶内有一些结构是为眼球提供支撑、运动以及神经支配的。眼球是一个直径约 24mm 的近似球形结构，位于眼眶的前半部。四条直肌起自后方的总腱环，后者为一纤维结缔组织，位于视神经孔附近，与视神经鞘的硬脑膜及骨膜相连。总腱环包绕视神经孔及眶上裂的内侧 1/3，自颅中窝至肌锥内的神经及血管走行于总腱环内。直肌自总腱环前行，仅由薄层肌锥外脂肪与眶壁相隔。

　　上斜肌起自总腱环的上方，视神经孔的内上方。它沿内上方眶壁前行，到达软骨构成的滑车，其肌腱通过滑车转向外侧，附着于眼球后上方球壁。做内侧开眶时，可轻易将滑车连同骨膜一起从骨面剥离，但需注意在手术结束时应沿眶缘将骨膜缝合，使滑车复位。

　　下斜肌起自泪囊窝外下方的上颌骨眶面，它向外并略向后走行，附着于眼球后下方球壁，位置对应黄斑附近。在走行过程中，下斜肌肌鞘与下直肌肌鞘及 Tenon 氏囊融合，形成眶下部的悬吊结构，即 Lockwood 韧带。Lockwood 韧带外侧端附着于眶骨膜，内侧与内眦韧带后支融合。睑囊筋膜起自 Lockwood 韧带，向前到达下睑板下缘。行眶下部手术在打开眶隔时应注意，下斜肌及 Lockwood 韧带紧邻眶缘，应避免损伤。

　　提上睑肌起自总腱环及蝶骨小翼，它与上直肌相伴行，贴眶上壁向前走行。细小的韧带连接提上睑肌与上直肌并悬吊于眶上壁骨膜。在眶缘处，细小的悬吊韧带自提上睑肌肌鞘延伸至上穹窿。此外，在眶缘处提上睑肌肌鞘增厚形成水平方向的 Whitnall 韧带。该韧带内侧端与滑车附近的骨膜融合，外侧端止于泪腺附近的眶外侧缘。Whitnall 韧带是眶上部组织和上睑的重要悬吊结构，不可切断。

　　在 Whitnall 韧带前方，提上睑肌呈扇形分散为腱膜，向下附着于睑板。提上睑肌腱膜向两侧延伸，分别与内外眦韧带融合，称为"角"。提上睑肌对于眶上部病变如肿瘤、炎症等较为敏感，表现为上睑下垂。换言之，上睑下垂是许多眼眶疾病的早期表现。

　　眼外肌由第Ⅲ对、第Ⅳ对和第Ⅵ对脑神经支配。动眼神经（第Ⅲ对脑神经）起自中脑的动眼神经核，于大脑脚内侧离开脑干。它向前经过海绵窦外侧壁，在经过眶上裂及总腱环进入眼眶之前分为上、下两支：上支支配上直肌及提上睑肌；下支发出的分支支配下直肌、内直肌及下斜肌。这些分支行走于肌肉的内侧面，受到肌鞘的缓冲和保护。然而，在眶深部接近眶尖的手术中有可能损伤动眼神经，因为在此处，其分支自由穿行于眶脂肪之中。动眼神经中的副交感纤维起自 Edinger-Westphal 核（E-W 核），伴随动眼神经下支走行，分支到睫状神经节，称为睫状神经节短根。睫状神经节位于视神经的外下方，大约在眼球后 1.5～2cm 处。副交感纤维在此换元，节后纤维支配瞳孔括约肌和睫状肌。这些神经纤维没有冗余，眶内分离操作易导致损伤，从而影响瞳孔收缩及调节功能。

　　滑车神经（第Ⅳ对脑神经）起自中脑，自背侧下丘下方穿出，向前通过海绵窦外侧壁，自眶上裂总腱环外侧进入眼眶，穿过上直肌和提上睑肌，沿上斜肌走行，于眼眶后 1/3 处进入肌腹。在此处进行钝性分离或剥离眶上壁骨膜时，易造成滑车神经损伤。

　　外展神经（第Ⅵ对脑神经）起自脑桥，穿出后向前走行，于滑车神经下方穿过海绵窦，经眶上裂总腱环内入眶，末梢进入外直肌。

　　视神经是起自视网膜神经节细胞的一段视觉通路，其中视网膜鼻侧纤维在视交叉处交叉至对侧，视神经纤维继续沿视束向后行进，于外侧膝状体内换元，节后纤维经视放射进入枕叶视皮质。视神经眶内段的长度约 3cm，超过眼球后极到视神经孔的直线距离，先向下再向上弯曲呈 S 形，使得眼球具有很大的活动余地。在眶中部，视神经邻近眼上静脉，在眶尖处邻近眼动脉。在大多数个体，上述血管走行于视神经之上。视网膜中央动脉在视神经外下方伴行，于眼球后 1cm 处穿过视神经鞘进入视神经。睫状后短动脉和睫状后长动脉的大部分长度均贴近视神经，较为弯曲，长度富余。

　　眼眶的感觉神经主要来自三叉神经（第Ⅴ对脑

神经）的眼支，上颌支支配部分眶下部的感觉。眼神经沿海绵窦侧壁走行，出海绵窦后分为三支，即泪腺神经、额神经以及鼻睫神经。泪腺神经自眶上裂总腱环外进入眼眶，于眼眶外上方前行，进入泪腺及上睑；额神经于提上睑肌和眶上壁骨膜之间前行，到达眶中部分为眶上神经和滑车上神经，眶上神经在眶上切迹出眶，滑车上神经在眶上切迹内侧出眶。

鼻睫神经是眼神经的一个分支，经眶上裂总腱环内进入眼眶，发出细小分支（感觉根）穿过睫状神经节，通过睫状短神经进入眼球。鼻睫神经向内侧越过视神经，发出睫状长神经进入眼球后部。神经主干继续行进至眶内壁，发出筛后神经及筛前神经分别穿过筛后及筛前孔；最后于内上眶缘出眼眶，称为滑车下神经。

来源于颈内动脉的眼动脉是眼眶的主要供应血管，与来自颈外动脉的面浅部动脉存在交通支。眼动脉经视神经管入眶，位于视神经的内下方。在眶尖部向外侧穿透硬脑膜，向外、向上、向内绕过视神经，在其内上方前行。在大约 17% 的个体中，眼动脉是从视神经下方绕过的。眼动脉入眶后即分为数个分支，这几个分支的顺序可略有变异。视网膜中央动脉通常是第一个分支，它贴在下方视神经鞘上前行，在眼球后约 1cm 处穿过视神经鞘进入视神经。泪腺动脉通常是第二个发出的分支，它向上向前走行，穿过肌间隔进入肌锥外间隙，于外直肌上方进入走行，发出分支供应泪腺。泪腺动脉还发出颧颞动脉和颧面动脉分别通过颧颞孔和颧面孔穿出眼眶，至颞窝和颊部。颧颞动脉和颧面动脉与来自颈外动脉的颞浅动脉及面横动脉相交通。泪腺动脉的终末支穿过泪腺后形成睑外侧动脉供应眼睑及结膜。

睫状后长动脉起于泪腺动脉，分为鼻侧支和颞侧支，平行于视神经前行。在穿出视神经附近，每一个分支分为 1 个长支和 8～10 个睫状后短动脉穿入巩膜。此处还可以发出大量的细小分支供应眼外肌。

眶上动脉起自眼动脉，多在眼动脉绕过视神经时发出，于提上睑肌内侧穿出肌间隔，向前与额神经伴行，经眶上切迹达额部皮下。在眼眶内侧，眼动脉发出筛后及筛前动脉，分别通过筛后孔及筛前孔穿出。眼动脉继续前行，称鼻额动脉，在内眦上方穿出，发出睑内侧动脉形成上、下睑动脉弓，终末支分为滑车上动脉及鼻背动脉，与内眦动脉相交通。

眼眶的静脉主要有两支，即眼上静脉和眼下静脉。眼上静脉由内眦静脉、鼻额静脉和眶上静脉汇合而成，于内上眶缘进入眼眶，继而向上、向外、向

后走行，至眼球后进入肌锥内，期间有来自内直肌、上直肌、提上睑肌的静脉汇入，还有上方的涡静脉、筛前静脉以及眼下静脉的侧支汇入。在眶中部进入肌锥后，穿过上直肌下方达眼眶外侧部，泪腺静脉汇入后向后走行通过眶上裂，汇入海绵窦。

眼下静脉起自眶底前端静脉丛，向后沿下直肌行进，有来自下直肌、下斜肌、外直肌的静脉以及下方的涡静脉汇入。眼下静脉向后发出分支经眶下裂与翼状静脉丛联系，主干与眼上静脉汇合或单独进入海绵窦。

（侯志嘉，李冬梅）

拓展阅读

Abed SF, Shams P, Shen S, et al. A cadaveric study of the morphometric and geometric relationships of the orbital apex. *Orbit.* 2011;30:72–76.

Bertelli E, Regoli M, Bracco S. An update on the variations of the orbital blood supply and hemodynamics. *Surg Radiol Anat.* 2017;39:485–496.

Doxanas MT, Anderson RL. *Clinical Orbital Anatomy.* Baltimore, MD: Williams & Wilkins; 1984.

Dutton JJ. *Atlas of Clinical and Surgical Orbital Anatomy.* 2nd ed. London, UK: Elsevier; 2011.

Dutton JJ. *Radiology of the Orbit and Visual Pathways.* London, UK: Saunders Elsevier; 2010:32–48.

Escaravage GK, Dutton JJ. Age-related changes in the pediatric human orbit on CT. *Ophthalmic Plast Reconstr Surg.* 2013;29:150–156.

Hayreh SS, Dass R. The ophthalmic artery, II: intraorbital course. *Br J Ophthalmol.* 1962;46:165–185.

Hayreh SS. The ophthalmic artery, III: branches. *Br J Ophthalmol.* 1962;46:212–247.

Joo W, Rhoton AL Jr. Microsurgical anatomy of the trochlear nerve. *Clin Anat.* 2015;28:857–864.

Kakizaki H, Takahashi Y, Asamoto K, et al. Anatomy of the superior border of the lateral orbital wall: surgical implications in deep lateral orbital wall decompression surgery. *Ophthal Plast Reconstr Surg.* 2011;27:60–63.

Kakizaki H, Takahashi Y, Nakano T, et al. Anatomy of Tenons capsule. *Clin Exp Ophthalmol.* 2012;40:611–616.

Kang H, Takahashi Y, Ichinose A, et al. Lateral canthal anatomy: a review. *Orbit.* 2012;31:279–285.

Koornneef L. Details of the orbital connective tissue system in the adult. *Acta Morphol Neerl Scand.* 1977;15:1–34.

Koornneef L. The architecture of the musculofibrous apparatus in the human orbit. *Acta Morphol Neerl Scand.* 1977;15:35–64.

Koornneef L. Orbital septa, anatomy and function. *Ophthalmology.* 1979;86:876–880.

Park HK, Rha HK, Lee KJ, et al. Microsurgical anatomy of the oculomotor nerve. *Clin Anat.* 2017;31:21–31.

Sacks JG. Peripheral innervation of the extraocular muscles. *Am J Ophthalmol.* 1983;95:520–527.

Sevel D. The origins and insertions of the extraocular muscles: development, histologic features, and clinical significance. *Trans Am Ophthalmol Soc.* 1986;84:488–526.

Takahashi Y, Kakizaki H, Nakano T. Accessory ethmoidal foramina: an anatomical study. *Ophthalmic Plast Reconstr Surg.* 2011;27:125–127.

Takahashi Y, Miyazaki H, Ichinose A, et al. Anatomy of the deep lateral and medial orbital walls: implications in orbital decompression surgery. *Orbit.* 2013;32:409–412.

Voirol JR, Vilensky JA. The normal and variant clinical anatomy of the sensory supply of the orbit. *Clin Anat.* 2014;27:169–175.

Whitnall SE. *Anatomy of the Human Orbit and Accessory Organs of Vision.* 2nd ed. London, UK: Oxford Medical Publishers; 1932.

Zide BM, Jelks GW. *Surgical Anatomy of the Orbit.* New York: Raven; 1985.

图 93.1 **眶骨解剖前面观**。1. 额骨；2. 蝶骨；3. 颧额缝；4. 颧蝶缝；5. 颧骨；6. 眶下裂；7. 眶下沟；8. 眶下孔；9. 眶上切迹；10. 眶上裂；11. 视神经管；12. 筛后孔；13. 筛前孔；14. 筛骨；15. 泪骨；16. 泪囊窝；17. 上颌骨

图 93.2 **眶外侧壁外面观**。1. 蝶骨大翼；2. 颞骨鳞部；3. 颞骨颧突；4. 额骨；5. 颧额缝；6. 颧骨；7. 上颌骨

图 93.3 **眶内侧壁眶面观**。1. 筛前孔；2. 筛后孔；3. 视神经管；4. 圆孔；5. 蝶骨；6. 翼腭孔；7. 眶下沟；8. 上颌窦；9. 额骨；10. 筛骨；11. 鼻骨；12. 泪骨；13. 泪囊窝；14. 上颌骨；15. 眶下孔

图 93.1

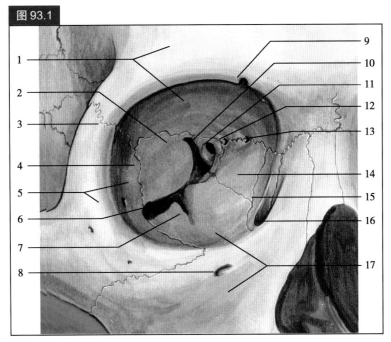

图 93.2

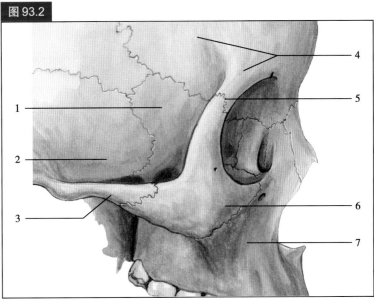

图 93.3

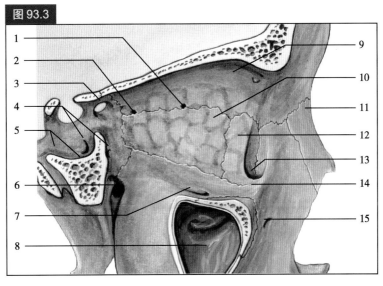

图 93.4　眼眶及眶周冠状断面（经眼球赤道部）。1. 额骨；2. 眶骨膜；3. 颧骨；4. 眶下神经血管束；5. 上颌窦；6. 上颌骨；7. 大脑；8. 前组筛窦；9. 筛骨；10. 中鼻甲；11. 下鼻甲

图 93.5　眼眶冠状断面（经眼球赤道部）。1. 眶上神经血管束；2. 上直肌；3. 泪腺；4. 外直肌；5. 下斜肌；6. 下直肌；7. 提上睑肌；8. 上斜肌；9. 视盘；10. 内直肌；11. 巩膜；12. 眶下部肌锥外脂肪

图 93.4

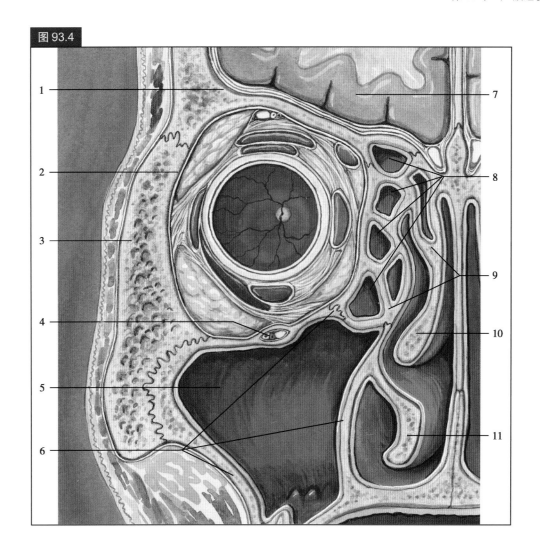

图 93.5

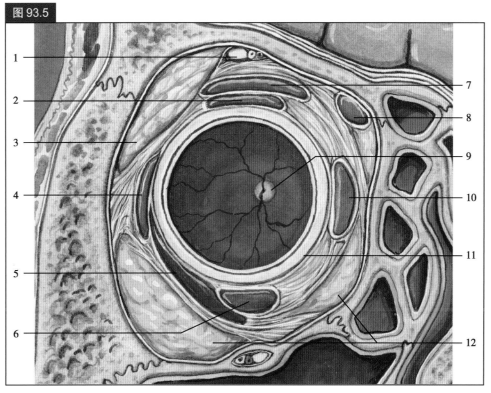

图 93.6　**眼眶浅层解剖侧面观**。1. 上直肌；2. 泪腺神经；3. 三叉神经眼支；4. 海绵窦；5. 三叉神经节；6. 三叉神经上颌支；7. 外直肌；8. 提上睑肌；9. 提上睑肌腱膜；10. 泪腺；11. 颧面神经和颧面动脉；12. 颧神经

图 93.7　**眼眶肌锥内解剖侧面观**。1. 动眼神经上支；2. 视神经；3. 总腱环；4. 动眼神经下支；5. 眶下神经；6. 上直肌；7. 上斜肌肌腱；8. 外直肌；9. 下斜肌；10. 下直肌

图 93.6

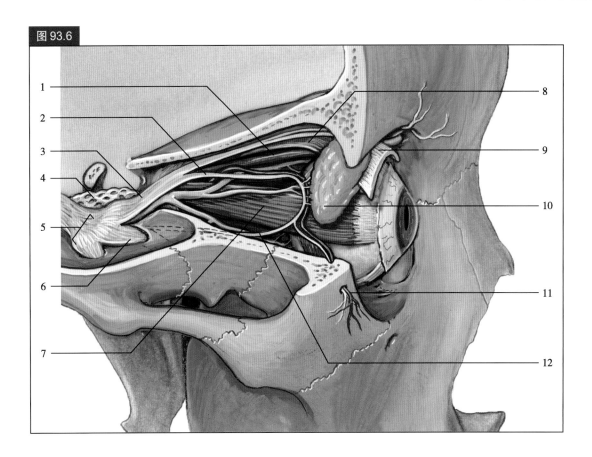

图 93.7

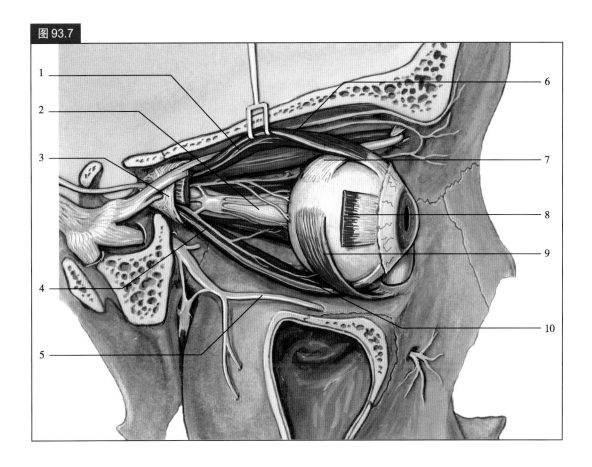

图 93.8　**眼眶的感觉及运动神经侧面观**。1. 筛后神经；2. 鼻睫神经；3. 动眼神经上支；4. 动眼神经；5. 滑车神经；6. 动眼神经下支；7. 睫状神经节；8. 睫状后短神经；9. 筛前神经；10. 上斜肌；11. 滑车下神经；12. 内直肌；13. 泪囊；14. 睫状长神经；15. 下直肌

图 93.9　**眼眶的动脉系统侧面观**。1. 泪腺动脉；2. 筛前动脉；3. 筛后动脉；4. 颈内动脉；5. 眼动脉；6. 视网膜中央动脉；7. 上颌动脉；8. 眶上动脉；9. 鼻额动脉；10. 滑车上动脉；11. 鼻背动脉；12. 睑内侧动脉；13. 内侧睫状后长动脉；14. 外侧睫状后长动脉；15. 眶下动脉

图 93.8

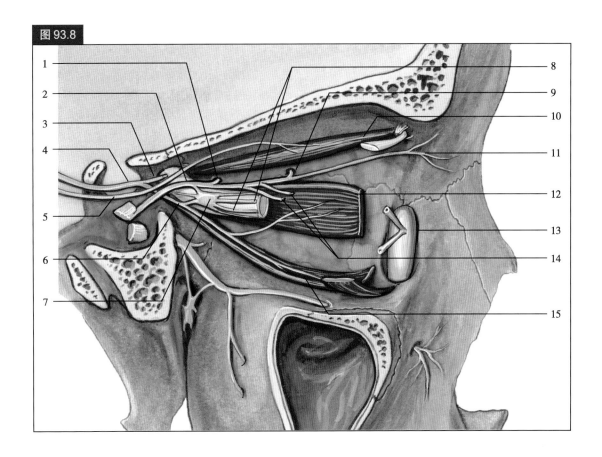

图 93.9

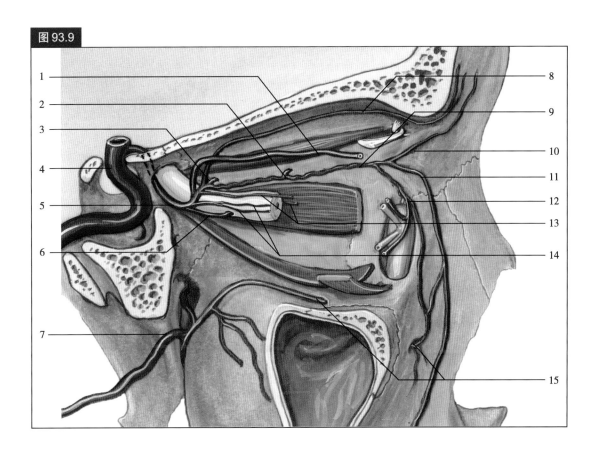

图 93.10　**眼眶的静脉系统侧面观**。1. 眼上静脉；2. 筛前静脉；3. 海绵窦；4. 视网膜中央静脉；5. 眼下静脉；6. 眶下静脉；7. 眶上静脉；8. 滑车上静脉；9. 滑车下静脉；10. 泪腺静脉；11. 上方涡静脉；12. 下方涡静脉；13. 内眦静脉

图 93.11　**眼眶浅层解剖上面观**。1. 滑车；2. 上斜肌；3. 滑车神经；4. 视神经；5. 眼动脉；6. 动眼神经；7. 提上睑肌；8. 泪腺；9. 上直肌；10. 外直肌；11. 外展神经；12. 三叉神经眼支；13. 三叉神经节

图 93.10

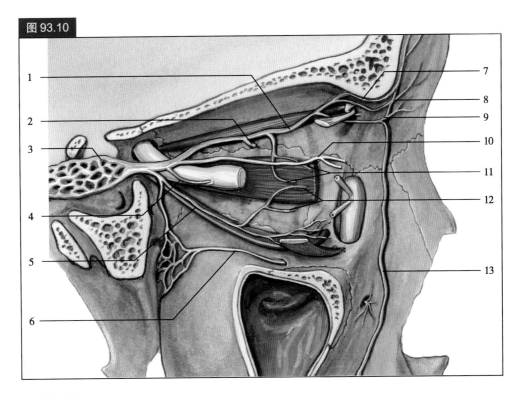

图 93.11

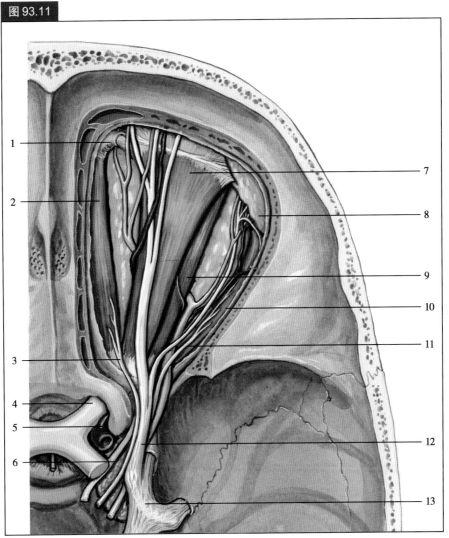

图 93.12　**眼眶浅层神经血管上面观**。1. 滑车上神经；2. 滑车上静脉；3. 滑车下静脉；4. 眶上静脉；5. 滑车上动脉；6. 额神经；7. 眶上神经内侧支；8. 眶上神经外侧支；9. 泪腺神经；10. 泪腺动脉；11. 泪腺静脉

图 93.13　**眼眶肌锥内感觉及运动神经上面观**。1. 滑车下神经；2. 筛前神经；3. 睫状长神经；4. 筛后神经；5. 鼻睫神经；6. 动眼神经上支；7. 动眼神经；8. 睫状短神经；9. 外展神经；10. 睫状神经节；11. 动眼神经下支；12. 额神经；13. 滑车神经

图 93.12

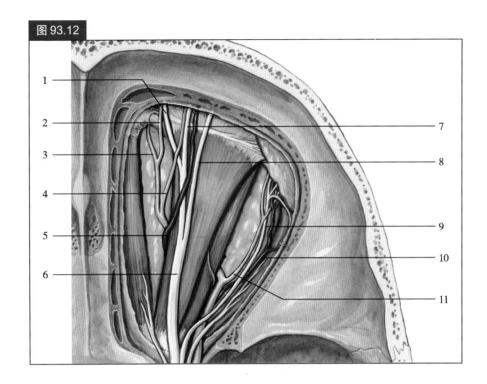

图 93.13

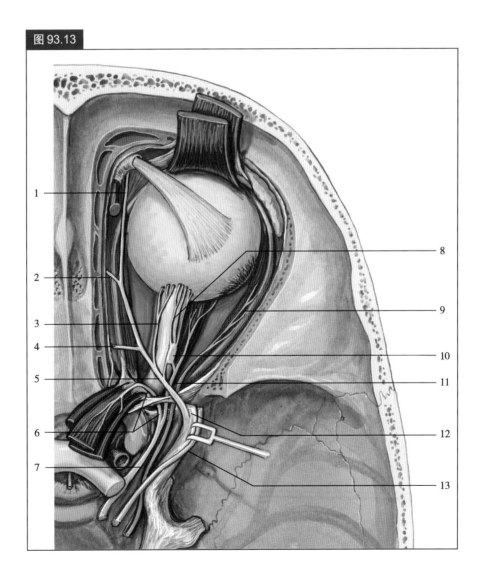

图 93.14　**眼眶肌锥内动脉系统上面观**。1. 睑内侧动脉；2. 鼻背动脉；3. 鼻额动脉；4. 筛前动脉；5. 筛后动脉；6. 颈内动脉；7. 眶上动脉；8. 泪腺动脉；9. 颧面动脉；10. 睫状后动脉外侧支；11. 睫状后动脉内侧支；12. 眼动脉

图 93.15　**眼眶肌锥内静脉系统上面观**。1. 滑车上静脉；2. 滑车下静脉；3. 眶上静脉；4. 筛前静脉；5. 视网膜中央静脉；6. 上方涡静脉；7. 泪腺静脉；8. 眼下静脉；9. 眼上静脉

图 93.14

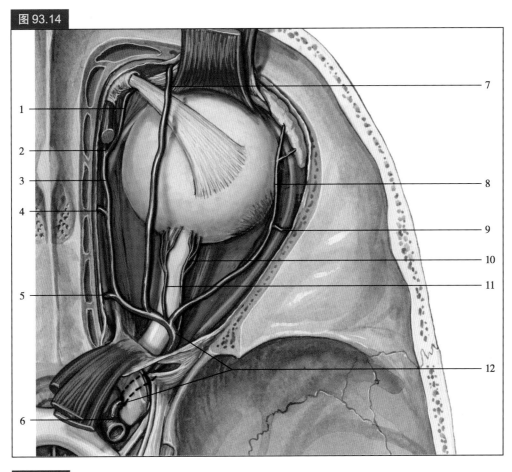

图 93.15

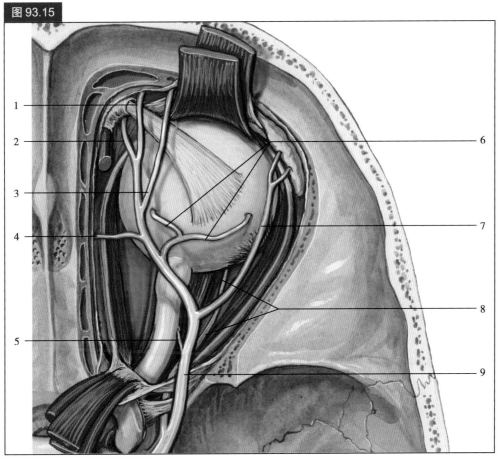

（侯志嘉，李冬梅）

眼眶手术入路

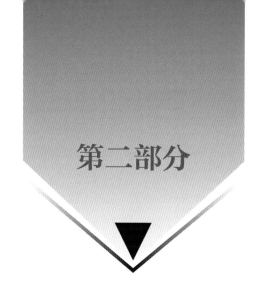

　　眼眶手术入路包含了数种方式，采取不同的眼眶切开方式可以对不同部位的眶内组织进行手术操作。手术入路的选择取决于病变的性质及位置、病变对邻近骨质及眶周组织的侵犯程度、手术切缘的要求以及对手术区充分暴露的需求。

　　对于眼眶医生来说，有三个手术腔隙值得注意。骨膜下间隙是位于骨膜和眶壁之间的潜在腔隙，通过此间隙可以进行眶壁骨折整复术及甲状腺相关性疾病的眶减压手术。当眼眶外伤时，出血聚积在骨膜下可形成骨膜下血肿。筛窦及额窦的感染蔓延至眼眶内可形成骨膜下脓肿。黏液囊肿及一些颅内病变，如蝶骨翼脑膜瘤，可只侵犯此间隙。骨质病变，如表皮样囊肿、动脉瘤性骨囊肿、胆固醇肉芽肿以及嗜曙红细胞肉芽肿，也大多只侵犯至骨膜下间隙。通过经骨膜的前路开眶或外侧开眶，以及经泪阜结膜的内侧入路，均可到达骨膜下间隙。

　　肌锥外间隙，或称周围间隙，位于眶骨膜与眼外肌筋膜之间，此筋膜系统较为复杂，大的病灶很少仅仅局限于肌锥外间隙。通过经皮经眶隔的前路开眶可到达此间隙的前部，通过外侧开眶可达到此间隙的深部。

　　肌锥内间隙，或称中央间隙，是由眼外肌及肌间筋膜围成的一个腔隙，起自总腱环，向前至眼球后部的 Tenon 囊。此间隙的界限并不十分明显，因为后部的肌间筋膜不完整，前部的肌间筋膜界限也不清晰。眶内病灶大多跨越肌锥内间隙和肌锥外间隙存在。视神经胶质瘤及视神经鞘脑膜瘤通常位于肌锥内间隙。视神经的手术，如活检或视神经鞘减压，需进入此间隙。如病变较深，需外侧开眶到达，如病变紧贴眼球后，可通过前路开眶到达。一些眶尖病灶或侵犯至颅内的病灶，可能需经颅开眶进行手术。

　　眼外肌位于肌锥内间隙和肌锥外间隙之间，发生于此处的眼眶疾病有眼外肌炎、转移性肿瘤等。通过前路开眶或外侧开眶可到达眼外肌，入路选择视病变深度而定。

　　运用本书介绍的手术步骤可以直接到达病变部位，从而减少对周围组织的损伤。前路开眶适用于眼眶前部的病变。换言之，前路开眶可达到眼球的后部，深度约 1～2cm。经皮的前路开眶对于眼眶各象限病变均可很好地暴露。在下睑，睫毛下切口瘢痕较轻，对外观影响小，经结膜切口联合外眦韧带下支松解可以很好地进入骨膜下间隙，进行眶底手术。在上睑，皮肤切口常用重睑切口，通过轮匝肌下分离，可经过眶隔或眶骨膜进入眼眶。

　　经典的外侧开眶需要移除眶外缘骨质及数量不等的蝶骨大翼骨质。通过该入路可以到达眼眶深部及视神经，多用来摘除眼球后肿物。上方截骨线上移，可以更好地暴露泪腺，以便将泪腺肿物完整摘除。外侧开眶可以联合其他手术入路，例如联合内侧开眶，可以将眼球推向外侧，以便更好地暴露眶内侧深部组织。

　　上方开眶是指通过经额开颅或额颞大骨瓣开颅进行的一种手术入路，此类手术需眼眶医生与神经外科医生合作共同完成。这种入路对眶尖部暴露良好且安全，对于颅眶沟通病变尤其适用。

　　采用前路开眶进行手术时，如病灶较小且靠近眶缘，手术可在局部麻醉下进行；如果手术时间较长或病灶较深，则需要全身麻醉。术中由麻醉医生实施控制性低血压可以减少出血的风险。

　　相较其他眼科手术，眼眶手术需要术者更加熟悉解剖、精细操作才能保证手术质量。手术全程需要细致地进行止血，以便术中更好地暴露，关闭切口以前再次确认止血充分可以防止术后出血。肌锥内或肌锥外间隙手术，特别是外侧开眶手术，如不能保证完全止血，建议手术后低负压引流 24 小时。

在暴露充分的前提下，分离操作应缓慢而谨慎地进行。可使用手术放大镜及显微器械将肿物与周围正常组织轻轻分离。可轻轻用镊子牵拉病灶以分离其后部，但对于血管丰富的肿物，可采用冷冻头进行牵拉，避免造成出血。视神经周围的分离操作极其危险，因为视神经周围有细小的血管穿过，且此处邻近睫状后短神经。

（侯志嘉，李冬梅）

拓展阅读

前路开眶

Cho KJ, Paik JS, Yang SW. Surgical outcomes of transconjunctival anterior orbitotomy for intraconal orbital cavernous hemangioma. *Korean J Ophthalmol.* 2010;24:274–278.

Finger PT. Minimally invasive anterior orbitotomy biopsy: finger's aspiration cutter technique (FACT). *Eur J Ophthalmol.* 2012;22:309–315.

Park SJ, Yang JW. The transconjunctival approach: a minimally invasive approach to various kinds of retrobulbar tumors. *J Craniofac Surg.* 2013;24:1991–1995.

Rootman J. *Diseases of the Orbit: A Multidisciplinary Approach.* London, UK: JB Lippincott; 1988:33–50.

内侧开眶

Cheng JW, Wei RL, Cai JP, Li Y. Transconjunctival orbitotomy for orbital cavernous hemangiomas. *Can J Ophthalmol.* 2008;43:234–238.

Edgin WA, Morgan-Marshall A, Fitzsimmons TD. Transcaruncular approach to medial orbital wall fractures. *J Oral Maxillofac Surg.* 2007;65:2345–2349.

Goldberg RA, Mancini R, Demer JL. The transcaruncular approach: surgical anatomy and technique. *Arch Facial Plast Surg.* 2007;9:443–447.

Kempton SJ, Cho DC, Thimmappa B, Martin MC. Benefits of the retrocaruncular approach to the medial orbit: a clinical and anatomic study. *Ann Plast Surg.* 2016;76:295–300.

Takahasi Y, Kakizaki H, Mito H, et al. Medial orbitotomy without opening the ethmoid sinus enables wide exposure and safe removal of an orbital tumour located posterosuperiorly. *Scand J Plast Reconstr Surg Hand Surg.* 2008;42:158–160.

Vaitheeswaran K, Kaur P, Garg S. Minimally invasive transcaruncular optic canal decompression for traumatic optic neuropathy. *Orbit.* 2014;33:456–458.

外侧开眶

Evans BT, Mourouzis C. Lateral orbitotomy: a useful technique in the management of severe traumatic disruption of the lateral orbital skeleton. *Int J Maxillofac Surg.* 2009;38:984–987.

Halli RC, Mishra S, Kini YK, et al. Modified lateral orbitotomy approach: a novel technique in the management of lacrimal gland tumors. *J Craniofac Surg.* 2011;22:1035–1038.

Harris GJ, Logani SC. Eyelid crease incision for lateral orbitotomy. *Ophthalmic Plast Reconstr Surg.* 1999;15:9–16.

Kim JW, Yates BS, Goldberg RA. Total lateral orbitotomy. *Orbit.* 2009;28:320–327.

McCord CD. A combined lateral and medial orbitotomy for exposure of the optic nerve and orbital apex. *Ophthalmic Surg.* 1978;9:58–66.

McNab AA, Wright JE. Lateral orbitotomy—a review. *Aust N Z J Ophthalmol.* 1990;18:281–286.

Nemet A, Martin P. The lateral triangle flap—new approach for lateral orbitotomy. *Orbit.* 2007;26:89–95.

Rootman J, Stewart B, Goldberg RA. *Orbital Surgery. A Conceptual Approach.* Philadelphia, PA: Lippincott-Raven; 1995.

Yuen HK, Chong YH, Chan SK, et al. Modified lateral orbitotomy for intact removal of orbital dumbbell dermoid cyst. *Ophthalmic Plast Reconstr Surg.* 2004;20:327–329.

下方开眶

Davies BW, Hink EM, Durairaj VD. Transconjunctival inferior orbitotomy: indications, surgical technique, and complications. *Craniomaxillofac Trauma Reconstr.* 2014;7:169–174.

上方开眶

Abuzayed B, Kucukyuruk B, Tanriover N, et al. Transcranial superior orbitotomy for the treatment of intraorbital intraconal tumors: surgical technique and long-term results in single institute. *Neurosurg Rev.* 2012;35:573–582.

Seiichira M, Yoshinori H, Kentaro H, Naokatu S. Superolateral orbitotomy for intraorbital tumors: comparison with the conventional approach. *J Neurol Surg B Skull Base.* 2016;77:473–478.

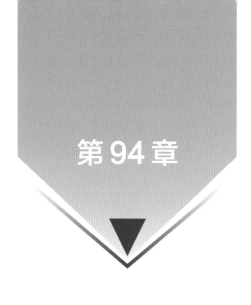

第94章

经皮、经眶隔前路开眶

适应证

用于眶前部肌锥外或球周肌锥内较小病变的活检及切除,也可用于泪腺手术。

图94.1 **画线标记切口,上睑切口位于上睑皱襞,下睑切口位于睫毛下约2mm**。切口可以偏向鼻侧、颞侧,或达眼睑全长,这取决于病灶的大小及位置。以含肾上腺素的局麻药局部浸润麻醉

图94.2 **沿标记线切开皮肤**。以镊子提起皮缘,以剪刀分开轮匝肌到达眶隔表面,眶隔为白色反光的膜状组织,其后隐约可见眶脂肪

图94.3 **沿眶隔表面分离至眶缘,将轮匝肌与眶隔分开**

图94.4 **以手术刀或剪刀在病灶表面沿水平方向切开眶隔,进入肌锥外间隙**。如病灶较浅可直接显露,如病灶较深,眶脂肪会从眶隔切开处疝出

图94.5 **如果病灶未直接显露,可通过切口触摸定位**。以窄脑压板和骨膜剥离子轻轻分开脂肪组织,注意避免损伤血管。在上睑,提上睑肌位于切口之下。在下睑,下斜肌和下直肌位于切口上方

图94.6 **对病灶进行切取活检,或沿肿物表面小心分离**。以双极电凝对出血点仔细止血。注意不要过度牵拉眶脂肪。如果病变为血管性或易碎,可用冷冻头冻住后向前牵拉

图94.7 **眶隔无须缝合**。如果采用下睑睫毛下切口,可在睑缘下4~5mm处用7-0铬制肠线将轮匝肌固定在睑囊筋膜上,以重建下睑皱襞

图94.8 **皮肤切口以6-0快速可吸收肠线连续缝合**。在上睑,如轮匝肌和皮肤已经自睑板上分离,缝合时每2~3针需要带1针提上睑肌腱膜,以形成重睑皱襞

术后护理

术后应加压包扎12~24小时。切口处涂抗生素眼膏,每天3~4次,连续1周。

并发症

下睑外翻或内翻——由于术中对睑囊筋膜的损伤导致眼睑不稳定。老年患者由于术前往往已存在眼睑松弛,术后更容易出现下睑外翻或内翻。如术中发现睑囊筋膜的离断,应将其固定回睑板。

下睑赘皮——可能是由于未重建下睑皱襞,或未将眶隔前轮匝肌固定到下睑缩肌所造成。术后若出现下睑赘皮,可二期行下睑皱襞重建术进行矫正。

复视——在进行眶前下部分离时可能损伤下斜肌,该肌肉位于眶缘后较浅的位置,中央和内侧脂肪垫之间。在眼眶内上方,操作不当也容易导致上斜肌损伤。

上睑下垂——眼眶前上方的病灶可能与提上睑肌或其腱膜粘连。术后一过性上睑下垂较为常见,通常在数周内恢复。持续性上睑下垂可能是由于提上睑肌腱膜损伤或Whitnall韧带损伤所致,需二期手术修复。

泪腺损伤——泪腺位于眼眶前上方的眶隔后,常因为眶内病变的推挤向前移位。泪腺的损伤多无症状,但是损伤泪腺导管可导致溢泪或潴留性囊肿。

眼睑闭合不全——眶隔修补不当或术后的瘢痕收缩可导致眼睑闭合不全。治疗方法为眼睑瘢痕松解或打开眶隔,并行Frost缝线牵拉4~5天。

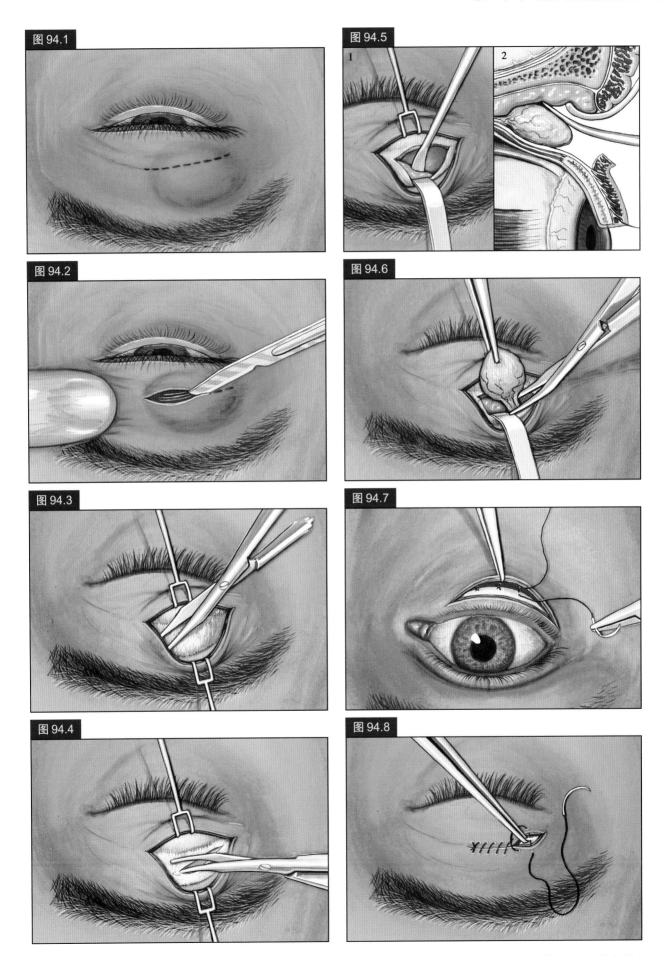

图 94.1

图 94.2

图 94.3

图 94.4

图 94.5

图 94.6

图 94.7

图 94.8

（侯志嘉，李冬梅）

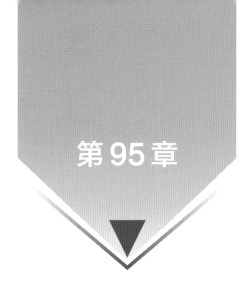

第 95 章

经皮、经骨膜前路开眶

适应证

用于眶骨膜外间隙与眶骨相邻的病灶活检或切除，或骨膜下血肿及脓肿的引流，或眶壁骨折整复手术。

图 95.1　为到达眶上部或眶顶，可在眉下或上睑皱襞做切口。如需到达眶下部或眶底，可在下睑睫毛下约 2mm 做切口

图 95.2　以手术刀沿画线标记切开皮肤。以镊子提起皮缘，剪刀分开轮匝肌到达眶隔表面

图 95.3　沿眶隔表面分离至眶缘。以手术刀于眶缘外 2mm 平行于眶缘切开骨膜，切开长度与皮肤切口长度相同

图 95.4　以骨膜剥离子掀起骨膜，越过眶缘，进入眶骨膜下间隙。继续向后分离眶骨膜，直到暴露病灶。在眶内上方，自额骨掀起骨膜时注意不要损伤滑车，如果滑车连同骨膜一起被掀离骨面，术毕将

骨膜复位时滑车也会复位

图 95.5　如果需要进入肌锥外间隙，可以用手术刀在骨膜上切一小口，注意避开直肌，然后以剪刀扩大切口。注意只切开眶骨膜，避免损伤深部组织

图 95.6　以窄脑压板拉开眶脂肪及提上睑肌，暴露术野。对病灶进行活检或切除后，用双极电凝充分止血

图 95.7　在眶缘处以 4-0 微乔缝线间断缝合骨膜

图 95.8　用 6-0 铬制肠线间断缝合轮匝肌数针，皮肤切口以 6-0 快速可吸收肠线连续或间断缝合

术后护理

术后中等力度加压包扎 24 小时，其后间歇冰敷 24 小时。切口处涂抹抗生素眼膏，每天 3～4 次，连续 1 周。如果术中进入鼻旁窦，应全身应用抗生素 7～10 天。

并发症

术后眶内出血——该并发症较少见，术中充分止血可以避免术后出血。进行性眼球突出、眼眶深部疼痛以及视力下降均提示眶内血肿形成。CT 及超声检查可以确定血肿位置。治疗上可能需要立

即手术减压，可以采用原切口，或另做切口，以便直接到达血肿部位。

眼外肌麻痹——可能由于术中操作过多或过度牵拉造成，大多数为一过性病变，可在数天至数周内恢复。如持续存在，后期可能需要进行斜视矫正术以减轻复视。

眼睑水肿及上睑下垂——该并发症较为常见，特别是眶上部手术后，因为上睑功能更容易受到液体聚积及炎症的影响。术后冰敷 48 小时可减轻水肿。上睑下垂可于数天至数周内缓解。

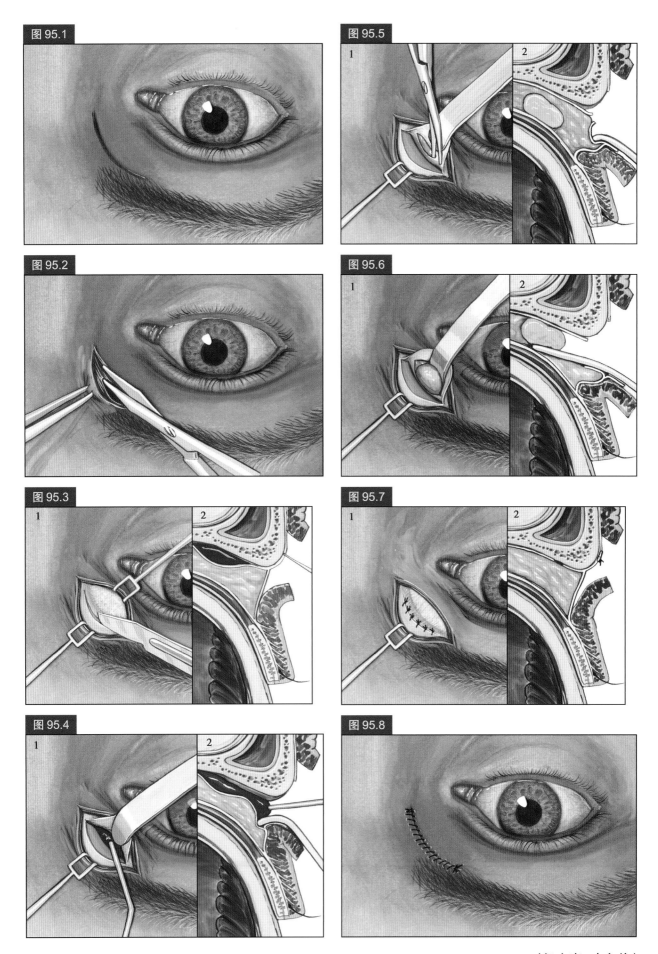

图 95.1

图 95.2

图 95.3

图 95.4

图 95.5

图 95.6

图 95.7

图 95.8

（侯志嘉，李冬梅）

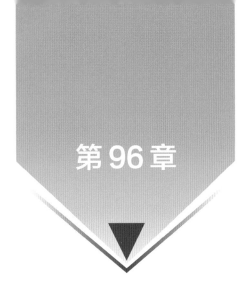

第 96 章

外侧入路开眶术

适应证

用于眼眶肌锥内间隙深部、泪腺及视神经手术。

图 96.1　自眉外侧下方经眶缘至颧弓上缘做 S 形画线标记。也可设计自上睑皱襞向外侧延伸 1～2cm 的切口（见第 100 章，图 100.1～图 100.5）

图 96.2　以手术刀沿画线标记切开皮肤。以剪刀在轮匝肌和深筋膜之间分离，直至眶缘骨膜

图 96.3　以手术刀于眶缘外 2mm 平行眶缘切开骨膜，上至切口上角，下至切口下角。以骨膜剥离子掀起骨膜

图 96.4　沿眶外壁掀起骨膜，深度达 3～4cm。如损伤穿过眶外壁的血管导致出血，以骨膜剥离子掀起骨膜，塞入一小块纱布，压迫数分钟止血

图 96.5　以 4-0 丝线在切口周围缝六条牵引线，用血管钳固定在手术巾上，可以更好地暴露术野。分离眶缘外侧骨膜，直至颞窝。用剥离子在骨膜和骨壁之间塞入一块纱布有助于保护颞肌。此处止血需花费数分钟

图 96.6　在颧额缝水平，眶缘两侧均需放置宽脑压板以保护软组织。以摆锯切开眶外缘骨质，切开线略向下倾斜，与眶顶平行。切开深度约 1cm，达到颧蝶缝处的薄骨板

图 96.7　将宽脑压板向下移到颧弓上缘。以摆锯将眶缘切开 1.5cm 深，切开线略向上倾斜，并保持在颧弓上缘水平

图 96.8　在两条切缝的两侧各钻一个直径 1mm 的孔。以脑压板保护骨膜

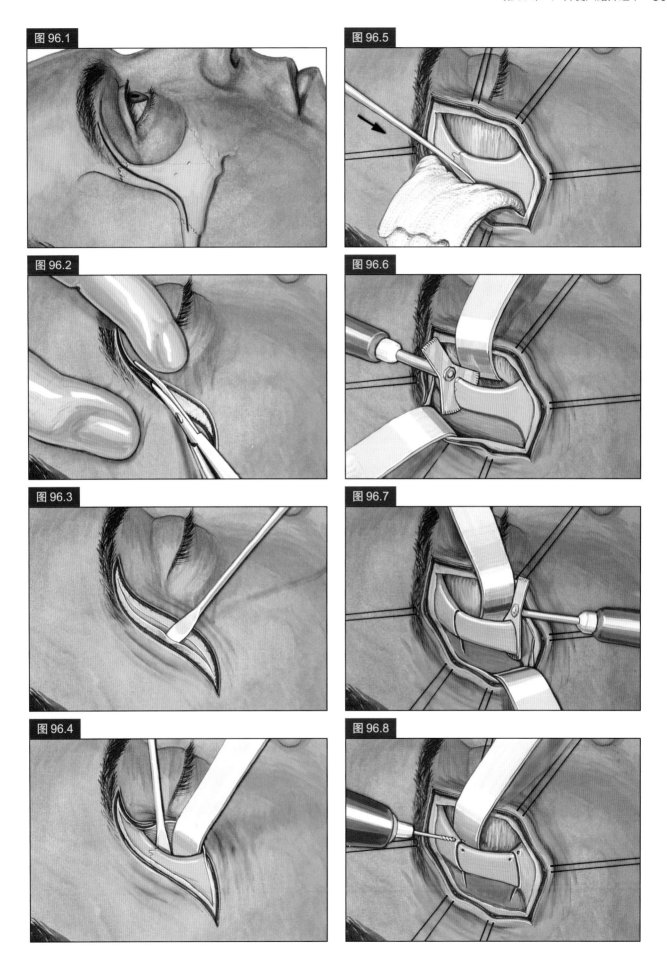

图 96.1

图 96.2

图 96.3

图 96.4

图 96.5

图 96.6

图 96.7

图 96.8

图 96.9 **用大号咬骨钳将眶缘向外侧掰断**。以剪刀剪断眶缘骨质黏附的组织。将骨块以生理盐水浸湿的纱布包裹，放在一旁待用

图 96.10 **用咬骨钳将眶外侧壁蝶骨大翼的薄骨板咬除**。通常眶外壁骨质去除至蝶骨大翼增厚处即停止，但如果需要进一步暴露眶尖结构可继续去除深部骨壁，此时应注意避免损伤包裹大脑颞叶的硬脑膜。对于骨面的出血，可用骨蜡进行止血

图 96.11 **用镊子夹住外直肌的止端并向内侧转动眼球可以确定外直肌的位置**。用剪刀于外直肌上方或下方纵向剪开骨膜

图 96.12 **以骨膜剥离子钝性分离眶脂肪**。在手术放大镜或显微镜的帮助下，轻轻触摸可确定病灶或视神经的位置

图 96.13 **沿病灶周围紧贴其包膜仔细钝性分离，使之游离**。如病灶与周围组织粘连紧密，需先行钝性分离，将周围的粘连组织分成小束，再用剪刀小心离断，确保不损伤穿过其间的重要结构

图 96.14 **对病灶进行活检或切除后，以 6-0 微乔缝线间断缝合骨膜**。注意保留数个缝隙以利于引流。如果术中止血不够充分，可在颞窝处放置一根低负压引流管，其外侧端经切口下方皮肤穿出

图 96.15 **复位眶缘骨瓣，以 4-0 聚丙烯或尼龙缝线穿过预先钻出的小孔，将其固定**。如以后没有做核磁检查的需求，也可用 28G 不锈钢结扎丝进行固定

图 96.16 **在眶缘处以 4-0 微乔缝线间断缝合骨膜**。用 5-0 微乔缝线间断缝合轮匝肌，皮肤切口以 6-0 快速可吸收肠线或聚丙烯缝线间断缝合

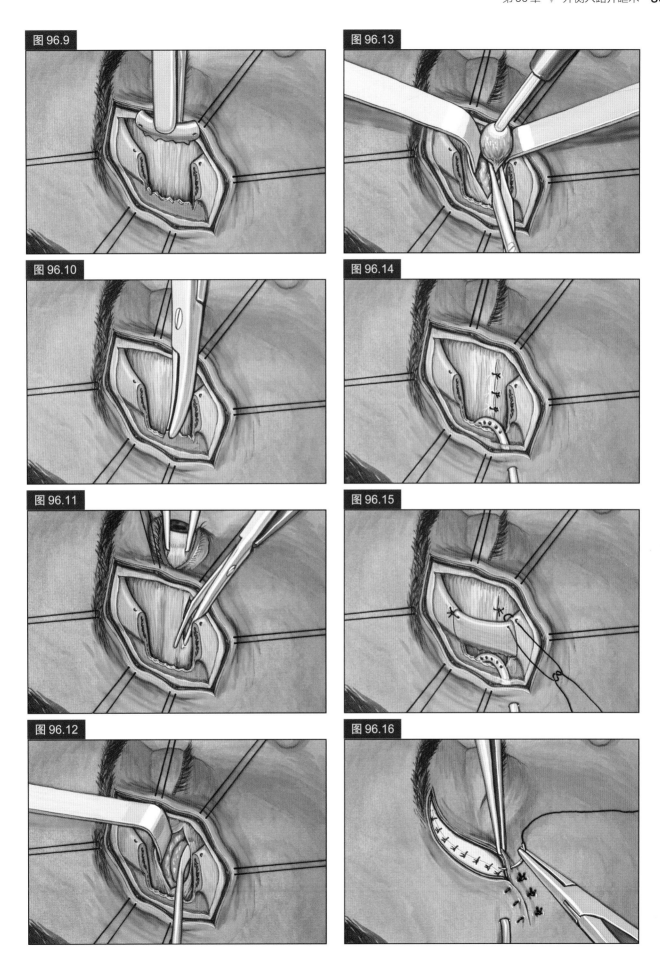

图 96.9

图 96.10

图 96.11

图 96.12

图 96.13

图 96.14

图 96.15

图 96.16

术后护理

术后加压包扎 24 小时，包扎不宜过紧。如在视神经周围操作，可静脉用类固醇药物 24 小时。如放置了引流管，予以低负压吸引。如无持续渗血，可于 24 小时后拔除引流。切口处涂抹抗生素眼膏，每天 3～4 次，连续 1 周。术后 7～10 天拆除皮肤不可吸收缝线。

并发症

外直肌麻痹——由于手术中对肌肉过度牵拉所致。术中不建议用缝线牵拉肌肉，应该用较宽的脑压板。肌力下降一般是一过性的，如持续不缓解，可在术后 4～6 个月行斜视手术。

上睑下垂——眶深部手术后不可避免地会发生水肿和上睑下垂，大多于术后数天至数周缓解。持续性上睑下垂不常见，一般是由于术中损伤了提上睑肌，可于术后 4～6 个月进行修复。

术后眶内出血——眼眶手术全程应仔细止血，并避免过度牵拉脂肪及其他组织。如无法彻底止血，术毕应放置引流管。如术后持续大量出血，应打开切口进行探查止血。

瞳孔括约肌麻痹——在眼眶深部尤其是视神经周围进行操作可能会损伤睫状神经节及睫状后短神经，手术时应使用放大镜轻柔操作，患者术后瞳孔开大一般可恢复，但可能需要数月甚至 1 年或更久的时间。

视力丧失——是一种严重的眼眶手术并发症，发生率较低，主要与病灶靠近视神经，分离等操作过于靠近眶尖有关。可能是因为器械直接损伤视神经，也可能是因为损伤了供应视神经的血管，还有可能是眶内出血压迫视神经造成。术后出血造成眶压升高必须立即进行减压处理。

（侯志嘉，李冬梅）

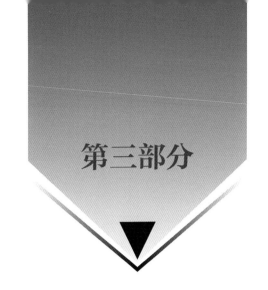

第三部分

眶 壁 手 术

眼眶骨壁的手术适用于多种病情,其中多见于外伤性骨折。需要骨性破坏的临床指征有眶内组织水肿、眼眶气肿、出血以及眼球内陷、眼球运动障碍、眶下神经麻痹。眶壁骨折可简单亦可复杂,这要根据损伤的来源、冲击力、所施加的压缩矢量的方向以及眶缘和面部相关的骨折情况而定。眶壁骨折常常与软组织损伤相关,尤其是眼球。因此在眼眶手术操作前,必须进行全面的眼部检查。

临床评估包括影像学研究,用以确定和划定骨折边界,并排除残留异物的存在。普通眼眶平片,包括 Waters 和 Caldwell 正面投影和两个侧面图,可以提供一些有用的信息,这是计算机断层扫描(computed tomography,CT)无法提供的。然而,同时具有软组织和骨窗设置的多平面 CT 可以更好地评估软组织与骨折部位的关系。磁共振成像(magnetic resonance imaging,MRI)在这方面的作用很小,因为骨的质子密度太低,无法在骨骼中产生明显的信号。

单纯的眶缘骨折通常会导致外观畸形,除非有骨碎片眶内移位,否则不会威胁视力。这种骨折最好通过皮肤切口联合微板固定修复。眶缘骨折常累及邻近的骨骼,如上颌窦、额窦或颧弓,因此需与耳鼻喉科合作。

眶底爆裂性骨折是由于眶内容物受到液压压缩或眶下缘、眶底变形而引起的。这类骨折最常发生在眶下沟内侧,那里的骨质最薄。下睑、颊部和上齿龈的麻痹表明眶下神经受到损伤。感觉自然恢复通常需要几个月的时间。垂直复视和被动牵拉试验阳性可能是由于下直肌的嵌顿,或者更有可能是骨折部位眶骨膜处筋膜粘连所致。这些并发症也可以在肌肉挫伤时看到,在这种情况下,随着血肿和水肿的消退,运动功能通常会在几周内得到改善。如几周后仍未改善,说明有机械性限制,需要手术探查。

早期眼球内陷是由于眶腔增大导致眼眶组织向内移位所致。当骨折部位主要为眶下壁时,眼球向下移位。眼球内陷和视力低下者通常无复视,但表现为外观畸形。当这些症状明显时可早期进行手术干预。相关的眼眶出血最初可能会掩盖眼球内陷,只有在血肿消退几周后才会显现出来。晚期眼球内陷可能发生在数年甚至数十年后,这是由于脂肪渐进性萎缩所致。增加眶内容积可以达到修复的目的。

内壁骨折常与下壁骨折同时发生并导致眼眶气肿。由于小的筛窦气室存在,内直肌嵌顿并不常见,但如果出现嵌顿,可能发生水平复视。即使是单纯的筛骨骨折,眼球内陷也可能是显著的。泪液引流系统的损伤常发生在眼眶前内侧缘或鼻上颌骨折正好跨过鼻泪管时。如果怀疑有此类损伤,则采用人工泪管行泪道插管。有些病例还需要行泪囊鼻腔吻合术。

当眶内软组织体积增大时,眼眶减压可扩大骨性眶腔。这种手术最常用于伴有视神经压迫或严重眼球突出和睑裂闭合不全的甲状腺相关性眼病,也适用于美容需求的眼球突出。手术将选定的眼眶骨壁折断,通常将其折断推入邻近的鼻旁窦。经眶入路或前下开眶,可行眶底去除。一般情况下,经泪阜入路可以为筛窦开放提供良好的途径。其始于下斜肌和后泪嵴后方,向后延伸到后筛窦和蝶窦。筛房的去除不应超过筛孔,筛孔是筛板最低水平的解剖学标志。

在以美容为目的的单纯性眼球突出眶减压术中,只需去除眼眶前 2/3 的骨组织,这样可以避免眶尖手术的潜在并发症。然而对于压迫性视神经病变,手术常常需向眶尖附近扩展,这时内壁和 / 或外侧壁手术应尽可能靠近眶尖进行。虽然可以经下睑切口进行内壁眶减压手术。但在大多数情况下，经泪阜入路可以更好地暴露内侧壁，也更容易预测眶尖筛窦气室的切除。

有些学者主张眶上壁切除以增加减压效果。然而此术式额外收益很少，又不能证明增加的风险是合理的。外侧开眶可能有效，可以增加几毫米的减压量。另外，外侧壁减压在非常拥挤的眼眶内可更好地暴露内壁，并且更彻底地去除筛骨。内、外侧壁开眶但不切除下壁是目前许多外科医生首选的一种平衡减压方法，可最大限度地减少眼球垂直移位。在下面的步骤中，我们将介绍一个标准的内、下壁联合减压法，以及可以任意组合的内、外、下壁单独减压法。

在所有的眶减压手术中，都必须广泛地打开眶骨膜，使脂肪小叶脱出进入骨缺损区。缺少这一步，手术可能是无效的。在甲状腺相关性眼病中，小叶间隔的纤维化会妨碍脱出。仔细钝性剥离以分离这些间隔是必要的，但在一些纤维化广泛的病例中，减压的效果仍然欠佳。

大多数眶壁手术是在全麻下进行的。鼻腔内填充浸润了 4% 的可卡因或代用品和 0.25% 的去氧肾上腺素的棉条，用于收缩血管和帮助鼻窦引流。视力下降的风险虽然很小，但仍然存在，所以多数更倾向于单侧手术。如果无视功能并发症，另一只眼可在几天或几周后行减压手术。

另一个手术方式是增加眶容积或缩小骨性眶腔。典型应用为进行性眶脂肪萎缩引起的眼球内陷和上睑沟凹陷。虽然可以在一定范围内对义眼进行改良，但义眼做得太厚太沉是不明智的，因为这样会加速眼眶和眼睑松弛。对于有视力但存在眼球内陷的情况也可以行眶容积增加。缩小骨性眶腔通常是通过骨膜下植入替代材料来实现的，如预成型的丙烯酸植入物或聚乙烯板。植入物经骨膜入路至眶下壁或其他眶壁，固定在眶缘，防止其向前移动。

（罗丽华，李冬梅）

拓展阅读

眼眶减压术

Adenis JP, Robert PY, Lasudry JG, Dalloul Z. Treatment of proptosis with fat removal orbital decompression in Graves' ophthalmopathy. *Eur J Ophthalmol*. 1998;8:246-252.

Alsuhaibani AH, Carter KD, Policeni B, Nerad JA. Orbital volume and eye position changes after balanced orbital decompression. *Ophthal Plast Reconstr Surg*. 2011;27:158-163.

Baldeschi L. Small versus coronal incision orbital decompression in Graves' orbitopathy. *Orbit*. 2010;29:177-182.

Bernardini FP, Nerad J, Fay A, et al. The revised direct transconjunctival approach to the orbital floor. *Ophthal Plast Reconstr Surg*. 2017;33:93-100.

Boboridis KG, Gogakos A, Krassas GE. Orbital fat decompression for Graves' orbitopathy: a literature review. *Pediatr Endocrinol Rev*. 2010;7(suppl 2):222-226.

Braun TL, Bhadkamkar MA, Jubbal KT, et al. Orbital decompression for thyroid eye disease. *Semin Plast Surg*. 2017;31:40-45.

Feldman EM, Bruner TW, Sharabi SE, et al. The subtarsal incision: where should it be placed. *J Oral Maxillofac Surg*. 2011;69:2419-2423.

Goldberg RA. The evolving paradigm of orbital decompression surgery. *Arch Ophthalmol*. 1998;116:95-96.

Graham SM, Brown CL, Carter KD, et al. Medial and lateral orbital wall surgery for balanced decompression in thyroid eye disease. *Laryngoscope*. 2003;113:1206-1209.

Grob S, Yonkers M, Tao J. Orbital fracture repair. *Semin Plast Surg*. 2017;31:31–39.

Kakizaki H, Takahashi Y, Asamoto K, et al. Anatomy of the superior border of the lateral orbital wall: surgical implications in deep lateral orbital wall decompression surgery. *Ophthal Plast Reconstr Surg*. 2011;27:60-63.

Robert PY, Camezind P, Adenis JP. Orbital fat decompression techniques. *J Fr Ophtalmol*. 2004;27:845-850.

Rosen N, Ben Simon GJ. Orbital decompression in thyroid related orbitopathy. *Pediatr Endocrinol Rev*. 2010;7(suppl 2):217-221.

Sellari-Franceschini S, Lenzi R, Santoro A, et al. Lateral wall orbital decompression in Graves' orbitopathy. *Int J Oral Maxillofac Surg*. 2010;39:16-20.

Takahashi Y, Miyazaki H, Ichinose A, et al. Anatomy of deep lateral and medial orbital walls: implications in orbital decompression surgery. *Orbit*. 2013;32:408-412.

眼眶骨折

Boyette JR, Pemberton JD, Bonilla-Velez J. Management of orbital fractures: challenges and solutions. *Clin Ophthalmol*. 2015;9:2127-2137.

Bratton EM, Durairaj VD. Orbital implants for fracture repair. *Curr Opin Ophthalmol*. 2011;22:400-406.

Cheong EC, Chen CT, Chen YR. Endoscopic management of orbital floor fractures. *Facial Plast Surg*. 2009;25:8-16.

Chi MJ, Ku M, Shin KH, Baek S. An analysis of 733 surgically treated blow-out fractures. *Ophthalmologica*. 2010;224:167-175.

Damgaard OE, Larsen CG, Fleding UA, et al. Surgical timing of the orbital "blow-out" fracture: a systematic review and meta-analysis. *Otolaryngol Head Neck Surg*. 2016;155:387–390.

Dutton JJ. Management of blow-out fractures of the orbital floor. *Surv Ophthalmol*. 1991;35:279-280.

Garibaldi DC, Merbs SL, Grant MP. Repair of orbital fractures. *Ophthalmology*. 2009;116:2265.

Gerbino G, Roccia F, Bianchi FA, Zavattero E. Surgical management of orbital trapdoor fracture in a pediatric population. *J Oral Maxillofac Surg*. 2010;68:1310-1316.

Gilliland GD, Gilliland G, Fincher T, et al. Timing of return to normal activities after orbital floor fracture repair. *Plast Reconstr Surg* 2007;120:245-251.

Gosse EM, Ferguson AW, Lymburn EG, et al. Blow-out fractures: patterns of ocular motility and effect of surgical repair. *Br J Oral Maxillofac Surg*. 2010;48:40-43.

Harris GJ. Orbital blow-out fractures: surgical timing and technique. *Eye*. 2006;20:1207-1212.

Harris GJ. Avoiding complications in the repair of orbital floor fractures. *JAMA Facial Plast Surg*. 2014;16:290-295.

Hartstein ME, Roper-Hall G. Update on orbital floor fractures: indications and timing for repair. *Facial Plast Surg*. 2000;16:95-106.

Hwang K. Medial orbital wall reconstruction through subciliary approach: revisited. *J Craniofac Surg*. 2009;20:1280-1282.

Kim S, Helen Lew M, Chung SH, et al. Repair of medial orbital wall fracture: transcaruncular approach. *Orbit*. 2005;24:1-9.

Kim YH, Park Y, Chung KJ. Considerations for the management of medial orbital wall blow-out fracture. *Arch Plast Surg*. 2016;43:229-236.

Lee CS, Yoon JS, Lee SY. Combined transconjunctival and transcaruncular approach for repair of large medial orbital wall fractures. *Arch Ophthalmol*. 2009;127:291-296.

Malhotra R, Saleh GM, de Sousa JL, et al. The transcaruncular approach to orbital fracture repair: ophthalmic sequelae. *J Craniofac Surg.* 2007;18:420-426.

Manson PH, Iliff N. Management of blow-out fractures of the orbital floor: II. Early repair for selected injuries. *Surv Ophthalmol.* 1991;35:280-292.

Putterman AM. Late management of blow-out fractures of the orbital floor. *Trans Am Acad Ophthalmol Otolaryngol.* 1977;83:650-659.

Putterman AM. Management of blow out fractures of the orbital floor. III. The conservative approach. *Surv Ophthalmol.* 1991;35:292-298.

Putterman AM. Late management of blow-out fractures of the orbital floor. *Trans Am Acad Ophthalmol Otolaryngol.* 1977;83:650-659.

Putterman AM. Management of blow out fractures of the orbital floor. III. The conservative approach. *Surv Ophthalmol.* 1991;35:292-298.

Putterman AM, Stevens T, Urist MJ. Nonsurgical management of blow-out fractures of the orbital floor. *Am J Ophthalmol.* 1974;77:232-239.

Warrier S, Prabhakaran VC, Davis G, Selva D. Delayed complications of silicone implants used in orbital fracture repairs. *Orbit.* 2008;27:147-151.

Wei LA, Durairaj VD. Pediatric orbital floor fractures. *J AAPOS.* 2011;15:173-180.

Yilmaz M, Vayvada H, Aydin E, et al. Repair of fractures of the orbital floor with porous polyethylene implants. *Br J Oral Maxillofac Surg.* 2007;45:640-644.

第97章

下壁和内壁眶减压术

适应证

　　扩大骨性眼眶，主要用于原发性甲状腺相关性眼病眼外肌增粗；美容性减少眼球突出或减轻视神经压迫。

图 97.1　在下鼻甲和中鼻甲下填塞浸有 4% 可卡因或类似替代物混合 0.25% 去氧肾上腺素的棉条以利于收缩血管。虽然手术不应进入鼻腔，但作为筛窦去除的罕见并发症，鼻窦内侧壁可能会损伤

图 97.2　在下睑缘下 2mm 处画一切口线，于下泪小点颞侧 1mm 向外侧延伸至外眦角。沿切口线用局麻药加肾上腺素浸润麻醉。同时用长针在泪阜沿筛骨纸板方向及穿过下睑沿下眶壁方向注射麻药。之后用手术刀做皮肤切口。或者，可选择于睑板下缘经结膜入路（见第 99 章，经结膜眶下壁眶减压手术，图 99.1～图 99.4）

图 97.3　用镊子提起皮肤切缘，用剪刀穿过轮匝肌进入后筋膜间隙

图 97.4　在轮匝肌后筋膜层面向下分离，经眶隔前至眶下缘

图 97.5　用手术刀在眶缘外 2mm 行骨膜切开，用骨膜剥离子沿眶下壁分离。继续掀起眶底骨膜达眶缘后 3.5～4cm。用脑压板掀起骨膜。定时检查瞳孔，确保瞳孔不因医源性视神经压迫而散大

图 97.6　定位眶下壁最薄的部分。通常位于眶下沟的内侧，呈半透明状。用止血钳轻轻地在这个部位打一个小孔进入上颌窦。尽量保持上颌窦黏膜完整，仅将薄壁骨折断端推入窦腔

图 97.7　用咬骨钳去除眶下管内侧的眶底骨质。移除上颌窦后壁，向内至上颌窦支撑隔角，向外至眶下管边缘

图 97.8　用骨膜剥离子将眶下管上方骨壁轻柔地折断。小心勿损伤眶下神经血管束。用镊子移除骨折碎片，以类似的方式向下破坏眶下管的底部。或者，保留完整的骨性眶下管和骨槽用以支撑上颌神经和眼球

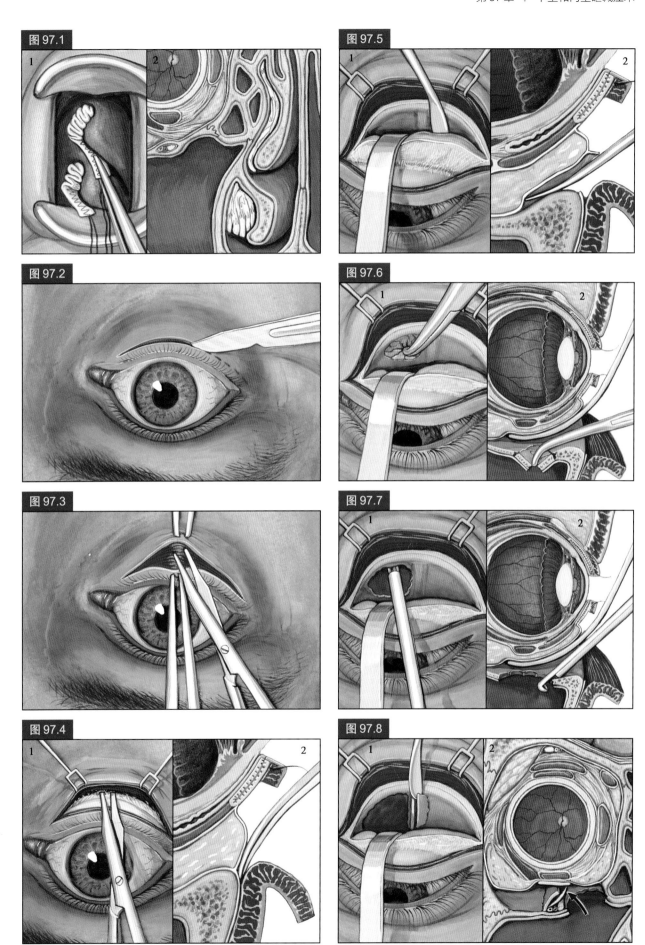

图 97.1

图 97.2

图 97.3

图 97.4

图 97.5

图 97.6

图 97.7

图 97.8

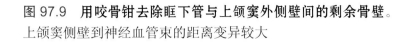

图 97.9　用咬骨钳去除眶下管与上颌窦外侧壁间的剩余骨壁。 上颌窦侧壁到神经血管束的距离变异较大

图 97.10　把脑压板挪到鼻侧，从内侧眶壁掀起骨膜。 不要损伤泪后嵴前方的骨膜，以免伤及泪囊和下斜肌。因有损伤筛动脉的风险，避免在内眦韧带上方 5mm 以上分离骨膜

图 97.11　用止血钳穿透筛骨纸板，以筛窦或垂体切除钳去除前、后部的筛房。 不要突破筛骨迷路的内侧壁，以免造成与鼻腔直接相通。除非需要蝶窦眶减压，注意剥离范围不要超过内壁眶缘后 5cm。另一种方法是通过经泪阜切口进行内侧壁减压（见第 98 章，经泪阜眶内壁眶减压术）

图 97.12　用浸有局麻药和肾上腺素的棉条填塞已剥离的筛窦10 分钟或直至出血被控制。 去除填塞

图 97.13　放置 2 个窄脑压板暴露下方眶骨膜。 用刀片在下直肌的鼻侧和颞侧眶骨膜上纵向切开几处，剪刀向后延长切口至眶尖。眶脂肪可在切口处疝出。如有必要，可用剪刀轻轻分开脂肪小叶间隔，但不要过度牵拉脂肪

图 97.14　移动脑压板至内侧壁，在内直肌下打开眶骨膜。 去除脑压板轻压眼球，间断加压使眶脂肪从骨膜切口进一步脱出

图 97.15　眶骨膜在越过下眶缘处用 5-0 薇乔缝线缝合

图 97.16　如有必要修复下睑皱襞，可在切口线下 4mm 用 7-0铬制肠线将轮匝肌与眶隔固定几针。 用 6-0 快速吸收肠线间断缝合皮肤

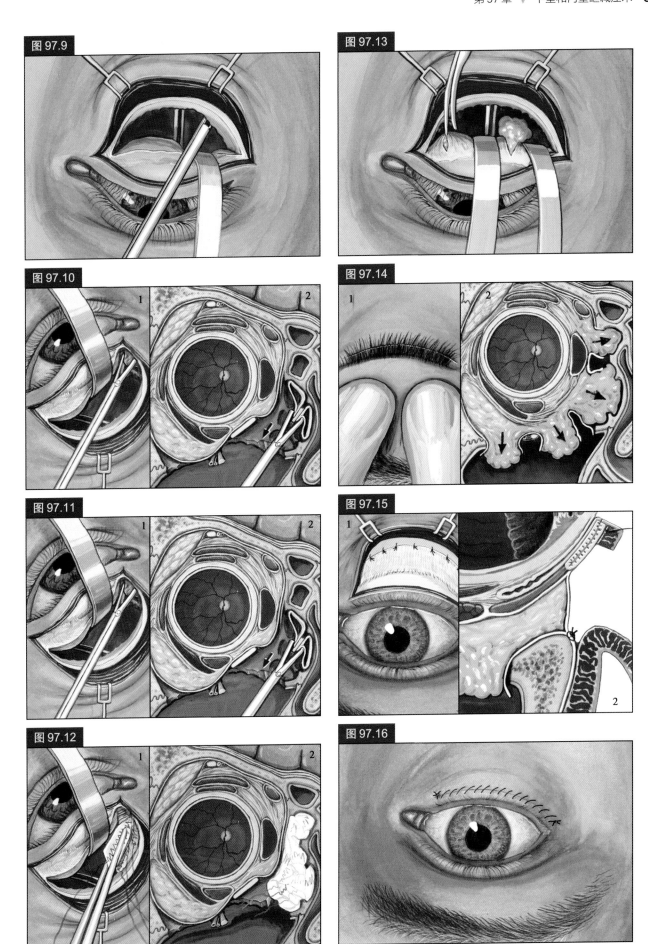

图 97.9

图 97.10

图 97.11

图 97.12

图 97.13

图 97.14

图 97.15

图 97.16

术后护理

如止血充分，则不需要引流。术后中等力度加压包扎 24 小时。用抗生素眼膏涂抹缝线处，每天 3～4 次，连续 7 天。全身使用抗生素和减少鼻部充血的药物治疗 7 天。

并发症

眶减压不充分——眶脂肪脱出大大增强了眶减压效果。长期的眼眶炎症，过度的纤维化可能会妨碍脂肪脱出导致减压不充分。术中用剪刀钝性分离脂肪可能会有所帮助。骨性眶减压可联合直接切除内、下多余脂肪，获得更好的减压效果。

鼻窦炎——术后并发鼻窦炎是罕见的，由于血凝块和黏膜碎片的引流阻塞所引起。在手术结束时，用吸引器排净鼻窦，并确保充分止血。同时，全身性应用抗生素可有效治疗鼻窦炎。

鼻出血——这是由于在筛窦切除术中不慎进入鼻腔和鼻黏膜撕裂造成的。药物止血可能有帮助，但可能需要几天的鼻腔填塞来控制出血。

复视——眼眶减压后出现复视在没有运动障碍的患者中很少见。当发生此情况时，症状通常是短暂的。4～6 个月后持续性斜视则需要手术矫正。

眶下神经麻痹——这是在骨性眶下管切除过程中眶下神经损伤所致，通常是短暂发生的，几周至几个月后功能会有所恢复。但当眶下动脉或静脉大量出血烧灼止血后造成的神经麻痹不能恢复。如必须止血，需非常谨慎地烧灼止血。

视力丧失——幸运的是这种可怕的并发症是非常罕见的。当拉钩施加过大压力时，可能导致视神经或血管过度受压。还应注意不要对眼球持续施压，否则会导致视网膜中央动脉阻塞。在整个手术过程中应全程监测瞳孔，而且不能为了保护角膜而缝合眼睑。同时必须进行充分止血。

脑脊液漏——筛状板的位置变化很大，可能位于筛窦上壁下 1.5cm 处，在这个位置非常薄弱。少量的脑脊液漏可以通过在硬脑膜撕裂处堆积脂肪来控制。对于比较严重的病例，采用椎管引流数天即可解决，并适当地应用抗生素治疗 10 天。

（罗丽华，李冬梅）

第98章

经泪阜眶内壁眶减压术

适应证

扩大骨性眼眶，主要用于甲状腺相关性眼病眼外肌增粗；美容性减少眼球突出或减轻视神经压迫。

图 98.1　放置开睑器暴露内眦。用有齿镊夹住泪阜剪开

图 98.2　用 Westcott 剪刀将切口向上和向下分别延长数毫米。注意操作限于穹窿内，以免损伤泪小管

图 98.3　用 Steven 剪刀扩大切口，在内眦韧带后支和 Horner 肌后方继续分离至泪后嵴

图 98.4　用脑压板向外侧拉开眼眶组织，在泪后嵴后方暴露 2cm 的眼眶内侧壁

图 98.5　用手术刀或骨膜剥离子，在泪后嵴后方切开 2cm，暴露筛骨纸板。将骨膜从内壁掀起，仔细辨认筛前孔和动脉。保证所有分离低于这一水平，以免损伤筛状板

图 98.6　用剥离子从外侧折断筛骨纸板。然后用 Kerrion 咬骨钳，去除筛骨纸板和气房。或者，我们经常放置一个湿润的棉花样海绵对着筛骨纸板，用剥离子将气房的薄骨折断推入到鼻窦，从而造成医源性的内侧壁爆裂性骨折。这种方法非常有效而且能减少出血

图 98.7　止血完成后，在内直肌上、下各剪开一条缝打开内侧眶骨膜，用钝剪刀轻轻分开小叶间筋膜，使眶脂肪脱垂入去除了内容物的窦腔

图 98.8　用 6-0 快速吸收肠线间断缝合重建骨膜，用相同缝线连续缝合上、下结膜切口

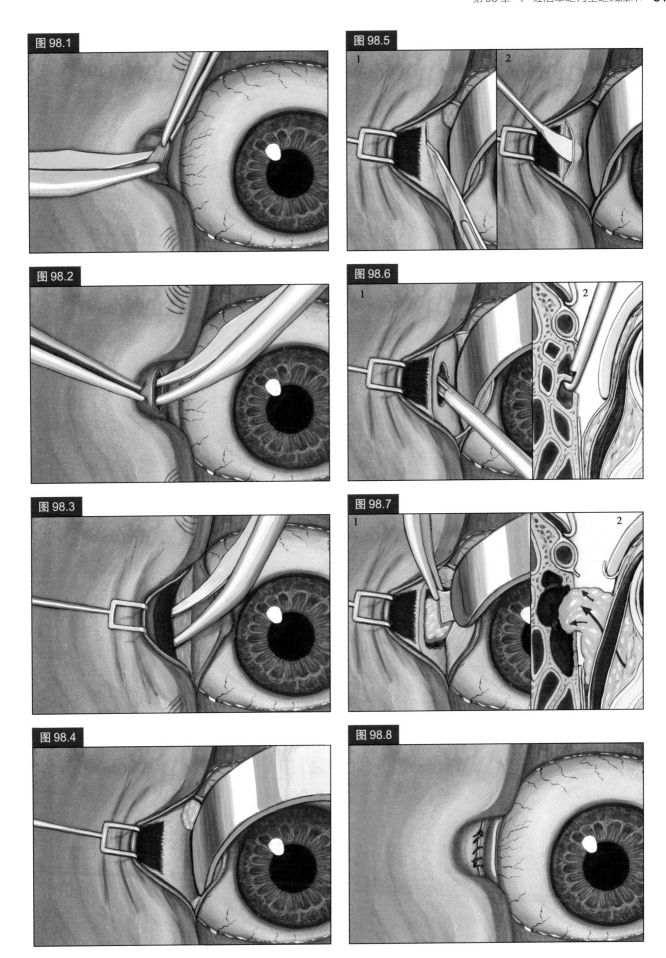

图 98.1

图 98.2

图 98.3

图 98.4

图 98.5

图 98.6

图 98.7

图 98.8

术后护理

如果止血充分,则不需要引流。中等力度加压包扎 24 小时。用抗生素眼膏涂抹缝合处,每天 3～4 次,连续 7 天。全身应用抗生素和减少鼻部充血的药物治疗 7 天。

并发症

眶减压不充分——眶脂肪脱出大大增强了眶减压效果。长期的眼眶炎症,过度的纤维化可能会妨碍脂肪脱出导致减压不充分。术中用剪刀钝性分离脂肪可能会有所帮助。骨性眶减压可联合直接切除内、下多余脂肪,获得更好的减压效果。

鼻窦炎——术后并发鼻窦炎是罕见的,由于血凝块和黏膜碎片的引流阻塞所引起。在手术结束时,用吸引器吸净鼻窦,并确保充分止血。同时全身性应用抗生素可有效治疗鼻窦炎。

鼻出血——这是由于在筛窦切除术中不慎进入鼻腔和鼻黏膜撕裂造成的。药物止血可能有帮助,但可能需要几天的鼻腔填塞来控制出血。

复视——眼眶减压后出现复视在没有运动障碍的患者中很少见。当发生此情况时,症状通常是短暂的。4～6 个月后持续性斜视则需要手术矫正。

眶下神经麻痹——这是在骨性眶下管切除过程中眶下神经损伤所致,通常是短暂发生的,几周至几个月后功能会有所恢复,但当眶下动脉或静脉大量出血烧灼止血后造成的神经麻痹不能恢复。如必须止血,需非常谨慎地烧灼止血。

视力丧失——幸运的是这种可怕的并发症是非常罕见的。当拉钩施加过大压力时,可能导致视神经或血管过度受压。还应注意不要对眼球持续施压,否则会导致视网膜中央动脉阻塞。在整个手术过程中需全程监测瞳孔,而且不能为了保护角膜而缝合眼睑。同时必须进行充分止血。

脑脊液漏——筛状板的位置变化很大,可能位于筛窦上壁下 1.5cm 处,在这个位置非常薄弱。少量的脑脊液漏可以通过在硬膜撕裂处堆积脂肪来控制。对于比较严重的病例,采用椎管引流数天即可解决,并适当地应用抗生素治疗 10 天。

(罗丽华,李冬梅)

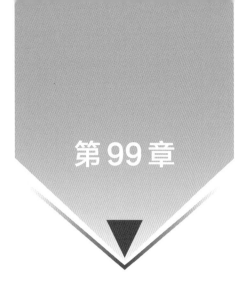

第99章

经结膜眶下壁眶减压手术

适应证

　　扩大骨性眼眶，主要用于甲状腺相关性眼病眼外肌增粗，美容性减少眼球突出或减轻视神经压迫。

图 99.1　将 4-0 丝线穿过下睑缘，用眼睑拉钩翻转下睑。用手术刀在距下睑板 1～2mm 处切开结膜和睑囊筋膜

图 99.2　用 Westcott 剪刀在眶隔和轮匝肌之间向下分离

图 99.3　从内侧到外侧显露眶下缘，可见弓状缘。如需去除肌锥外脂肪，应打开眶隔，从眶底处分离肌锥外脂肪，用电凝和切割方式去除下方肌间隔膜

图 99.4　用手术刀沿眶缘切开骨膜。用剥离子将眶骨膜从眶底掀起约 3～4cm。此处经常会遇到从下直肌延伸的一个小的吻合血管，经过下方眶骨膜至眶下束。烧灼并切断

图 99.5　在眶下管内侧用小止血钳或剥离子在上颌骨上做一个孔。如果条件允许，尽量不要撕开鼻窦黏膜以避免过多出血

图 99.6　用咬骨钳移除多余的骨来扩大开口。将这个开口从上颌骨中间较厚的骨向眶下延伸至眶中央的眶下管。注意不要损伤眶下神经或血管。同样地，在眶底外侧至眶下管开一个洞，将骨头移除直到上颌窦的侧壁

图 99.7　用剪刀剪开下眶隔，在下直肌的内侧和外侧开几个口，使脂肪脱出。闭合眼睑，轻轻按压眼球，帮助脂肪进一步脱入鼻窦。用剪刀扩张的方式有助于撕开脂肪小叶之间的隔膜

图 99.8　沿眶缘用 5-0 薇乔缝线间断缝合骨膜。用 6-0 快速吸收肠线缝合结膜切口

图 99.1

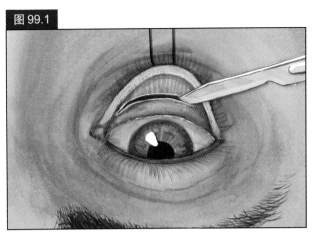

图 99.2

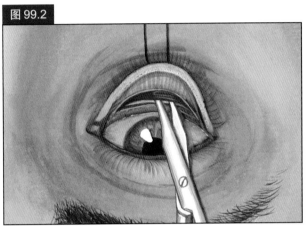

图 99.3

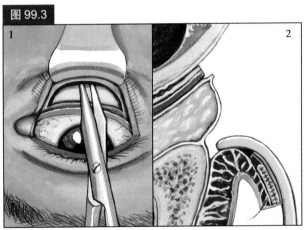

图 99.4

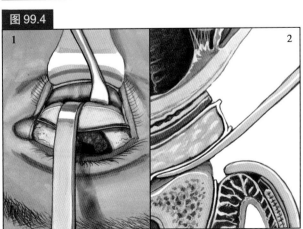

图 99.5

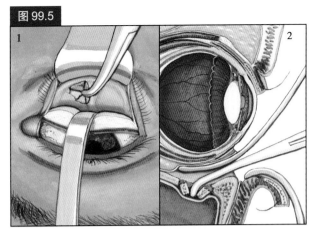

图 99.6

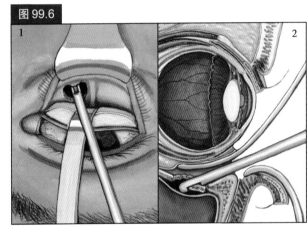

图 99.7

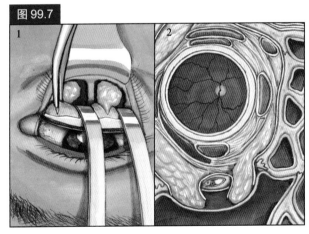

图 99.8

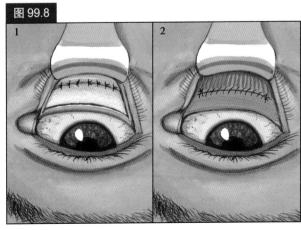

术后护理

如果止血充分，则不需要引流。用中等力度加压包扎 24 小时。用抗生素眼膏涂抹缝合处，每天 3～4 次，连续 7 天。全身性应用抗生素和减少鼻部充血的药物治疗 7 天。

并发症

眶减压不充分——眶脂肪脱出大大增强了眶减压效果。长期的眼眶炎症，过度的纤维化可能会妨碍脂肪脱出导致减压不充分。术中用剪刀钝性分离脂肪可能会有所帮助。骨性眶减压可联合直接切除内、下多余脂肪，可获得更好的减压效果。

鼻窦炎——术后并发鼻窦炎是罕见的，由于血凝块和黏膜碎片的引流阻塞所引起。在手术结束时，用抽吸导管排净鼻窦，并确保充分止血。同时，全身性应用抗生素可有效治疗鼻窦炎。

鼻出血——这是由于在筛窦切除术中不慎进入鼻腔和鼻黏膜撕裂造成的。药物止血可能有帮助，但可能需要几天的鼻腔填塞来控制出血。

复视——眼眶减压后出现复视在没有运动障碍的患者中很少见。当发生此情况时，症状通常是短暂的。4～6 个月后持续性斜视则需要手术矫正。

眶下神经麻痹——这是在骨性眶下管切除过程中眶下神经损伤所致，通常是短暂发生的，几周至几个月后功能会有所恢复，但当眶下动脉或静脉大量出血烧灼止血后造成的神经麻痹不能恢复。如必须止血，需非常谨慎地烧灼止血。

视力丧失——幸运的是这种可怕的并发症是非常罕见的。当拉钩施加过大压力时，可能导致视神经或血管过度受压。还应注意不要对眼球持续施压，否则会导致视网膜中央动脉阻塞。在整个手术过程中需全程监测瞳孔，而且不能为了保护角膜而缝合眼睑。同时必须进行充分止血。

脑脊液漏——筛状板的位置变化很大，可能位于筛窦上壁下 1.5cm 处，在这个位置非常薄弱。少量的脑脊液漏可以通过在硬膜撕裂处堆积脂肪来控制。对于比较严重的病例，采用椎管引流数天即可解决，并适当地应用抗生素治疗 10 天。

（罗丽华，李冬梅）

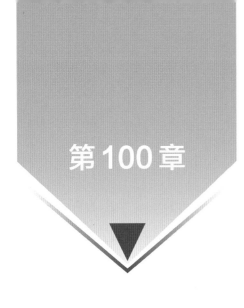

眶外壁眶减压术

第 100 章

适应证

扩大骨性眼眶，主要用于甲状腺相关性眼病眼外肌增粗，美容性减少眼球突出或减轻视神经压迫。

图 100.1　在上睑皱襞处标记一条切口线并向外侧延伸约 1cm

图 100.2　切开皮肤，用剪刀剪开轮匝肌，并烧灼止血

图 100.3　沿眶隔向外侧至眶缘，从额颧缝向上、向下显露眶缘至颌颧缝。用手术刀在眶隔外沿眶缘切开骨膜，用剥离子从额骨上剥离眶骨膜

图 100.4　用脑压板和剥离子沿眶侧壁将眶骨膜掀起至蝶骨大翼，深约 35～40mm

图 100.5　继续将眶骨膜掀起至眶上裂。在这里，

眶骨膜更牢固地附着在眶骨上

图 100.6　用一种宽脑压板将眶内容物向内侧牵拉，然后用磨钻和金刚头磨削外侧眶壁。钻孔时用水冲洗以冷却眶骨。将眶骨去除直至骨髓，保持颅骨完整。如果发生出血，则将骨蜡置于磨骨表面

图 100.7　移除从整个蝶骨大翼向上至泪腺窝处的骨质

图 100.8　用 5-0 薇乔缝线间断缝合，将眶组织贴于外侧壁并闭合眶骨膜。用 6-0 薇乔缝线间断缝合轮匝肌，用 6-0 快速吸收肠线间断缝合皮肤

术后护理

如果止血充分，则不需要引流。用中等力度加压包扎 24 小时。用抗生素眼膏涂抹缝合口，每天 3～4 次，连续 7 天。全身性应用抗生素和减少鼻部充血的药物治疗 7 天。

并发症

眶减压不充分——眶脂肪脱出大大增强了眶减压效果。长期的眼眶炎症，过度的纤维化可能会妨碍脂肪脱出导致减压不充分。术中用剪刀钝性分离脂肪可能会有所帮助。骨性眶减压可联合直接切除内、下多余脂肪，获得更好的减压效果。

鼻窦炎——术后并发鼻窦炎是罕见的，由于血凝块和黏膜碎片的引流阻塞所引起。在手术结束时，用吸收器排净鼻窦，并确保充分止血。同时，全身性应用抗生素可有效治疗鼻窦炎。

鼻出血——这是由于在筛窦切除术中不慎进入鼻腔和鼻黏膜撕裂造成的。药物止血可能有帮助，但可能需要几天的鼻腔填塞来控制出血。

复视——眼眶减压后出现复视在没有运动障碍的患者中很少见。当发生此情况时，症状通常是短暂的。4～6 个月后持续性斜视则需要手术矫正。

眶下神经麻痹——这是在骨性眶下管切除过程中眶下神经损伤所致，通常是短暂发生的，几周至几个月后功能会有所恢复，但当眶下动脉或静脉大量出血烧灼止血后造成的神经麻痹不能恢复。如必须止血，需非常谨慎地烧灼止血。

视力丧失——幸运的是这种可怕的并发症是非常罕见的。当拉钩施加过大压力时，可能导致视神经或血管过度受压。还应注意不要对眼球持续施压，否则会导致视网膜中央动脉阻塞。在整个手术过程中需全程监测瞳孔，而且不能为了保护角膜而缝合眼睑。同时必须进行充分止血。

脑脊液漏——筛状板的位置变化很大，可能位于筛窦上壁下 1.5cm 处，在这个位置非常薄弱。少量的脑脊液漏可以通过在硬膜撕裂处堆积脂肪来控制。对于比较严重的病例，采用椎管引流数几天即可解决，并适当地应用抗生素治疗 10 天。

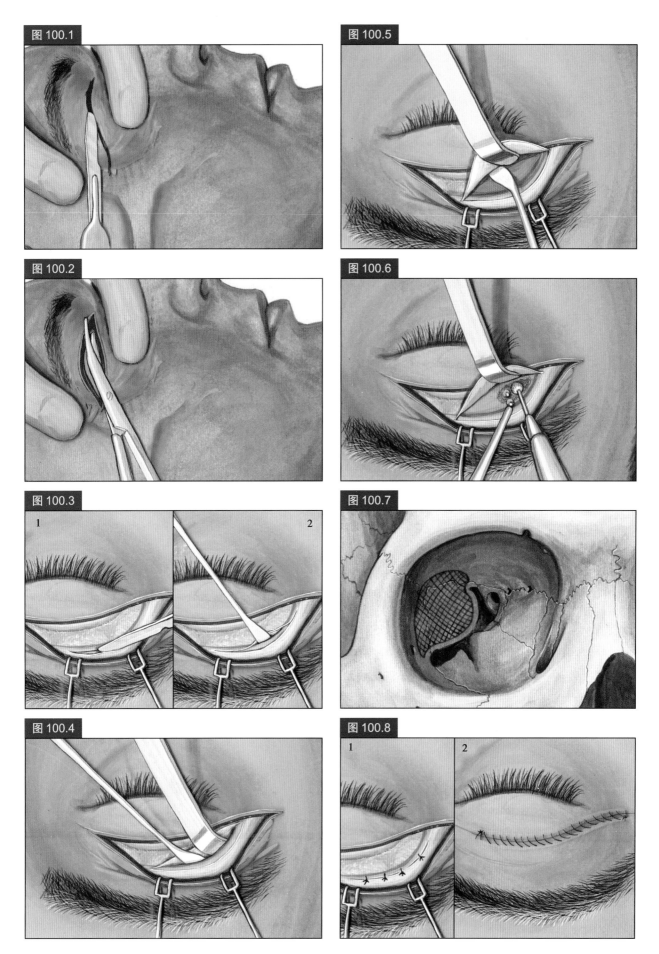

图 100.1

图 100.2

图 100.3

图 100.4

图 100.5

图 100.6

图 100.7

图 100.8

（罗丽华，李冬梅）

第101章

眶下壁骨折修复术

适应证

眶底爆裂性骨折伴下直肌嵌顿或明显的眼球内陷；不伴嵌顿或内陷的巨大眶底骨折。

图 101.1 **按眶下壁眶减压术方法（见第 99 章，图 99.1 ~ 图 99.4）打开眶底部。** 在开始手术前，进行被动牵拉试验，以确定肌肉嵌顿的程度。继续切开，直到骨折部位的前缘清晰可见，注意眶骨膜、筋膜组织或肌肉的嵌顿程度

图 101.2 **如果眶组织嵌顿到骨折片内，用骨膜剥离子轻压或抬起骨折片，同时松解肌肉、眶骨膜和脂肪小叶。** 小心地将眶组织与眶下神经和血管分开。如果情况允许，应充分暴露整个骨折部位的后部、内侧和外侧。重复被动牵拉试验以确定眼球运动自如

图 101.3 **切割一块能够与缺损区各个缘重叠至少 5mm 的 Supramyd，Teflon，Medpor 或其他植入材料。** 将其植入骨膜和眶底之间

图 101.4 **如果用全眶底植入物，在眶缘和植入物前端钻一个小孔，用 4-0 聚丙烯缝线将其固定到合适的位置，以防止向前移位**

图 101.5 **如果采用的是较小的植入物，需将植入物做一个舌形瓣插入骨折缺损处，以防前移。** 重复被动牵拉试验，以确定软组织没有被卡在植入物下方

图 101.6 **用 5-0 微乔缝线在眶缘间断缝合骨膜。** 如有必要，为修复下睑皱襞可在切口下方 4～5mm 处用 7-0 铬制肠线将轮匝肌和眶隔缝合。以 6-0 快速吸收肠线连续缝合皮肤切口

术后护理

轻度加压包扎 24 小时，包扎去除后间歇冰敷 24 小时。切口处涂抹抗生素眼膏，每天 3～4 次，连续 7 天。全身性应用抗生素治疗 1 周。

并发症

视力丧失——非常罕见，除非在探查眶底时过于接近眶尖。当向上压迫眼球时必须小心，同时必须间断释放压力。植入物前后径不应超过 3.5cm，因为过长的植入物可能压迫视神经。

运动受限——这可能是由于眶组织被卡在植入物下方造成的。可用脑压板确认眶组织与植入物是游离的，植入物固定后必须重复进行被动牵拉试验。

下睑内翻——偶尔发生，眶隔前轮匝肌未能与下眶隔和下睑缩肌粘连。这样可导致轮匝肌上移至下睑板上方，产生了继发的眼睑赘皮。将眶隔前轮匝肌与深部组织固定可以防止这种情况发生。

眶底植入物移位——当出现植入物移位时，通常向前移位可在下睑出现隆起。通过适当的固定，或者通过缝合眶缘与植入物舌瓣可最大程度地减少此并发症。

图 101.1

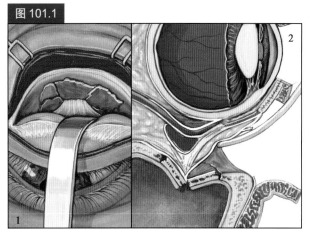

图 101.4

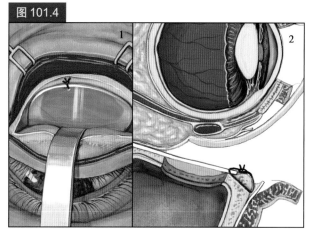

图 101.2

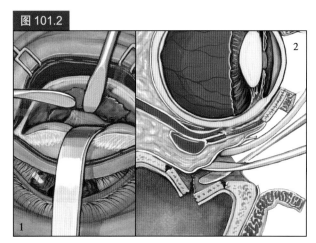

图 101.5

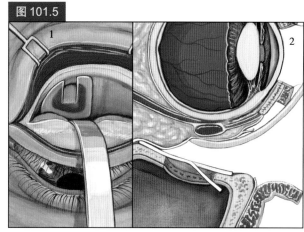

图 101.3

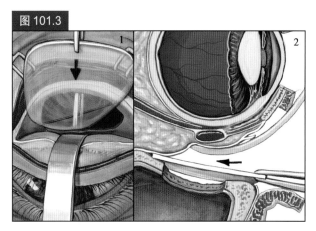

图 101.6

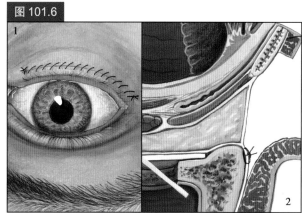

（罗丽华，李冬梅）

第102章

眶缘骨折微板固定术

适应证

眼眶骨折眶缘及骨折片移位的复位。

图 102.1　在下睑缘下 2mm 处画一切口线，于下泪小点颞侧 1mm 向外侧延伸至外眦角。沿切口线用局麻药混合肾上腺素浸润麻醉并做皮肤切口

图 102.2　剪刀穿过轮匝肌到达筋膜的层面

图 102.3　从眶缘将下方轮匝肌支持韧带分离开，根据骨折的范围，将轮匝肌和浅表肌腱膜系统从上颊部抬起约 1～2cm。仔细辨别眶下孔和神经血管束以免损伤

图 102.4　在眶缘外切开骨膜，将骨膜缘掀起并向后分离

图 102.5　继续分离直至暴露骨折片的整个边缘

图 102.6　重新对位复位骨折片。在骨折处放置一个适当大小和形状的微板，根据需要钻孔，拧紧钛钉。骨折处两端至少需要 2 颗钛钉固定

图 102.7　将骨膜重新覆盖在微板上并用 5-0 薇乔缝线间断缝合

图 102.8　用 6-0 快速吸收肠线连续缝合皮肤切口

术后护理

加压包扎 24 小时。切口涂抹抗生素眼膏，每天 3～4 次，连续 7 天。

并发症

触及微板——当微板置于浅层眼睑皮下时，可能被触及，甚至可见轻微的隆起。有些是不可避免的。当微板置于眶缘深部或面部骨质更深的组织下时，则不可触及。

微板移位——当用多个钛钉在眶缘固定骨折片时，微板可保持稳定。当只用 1 或 2 个钛钉固定时，微板会从原来的位置发生旋转和移位。

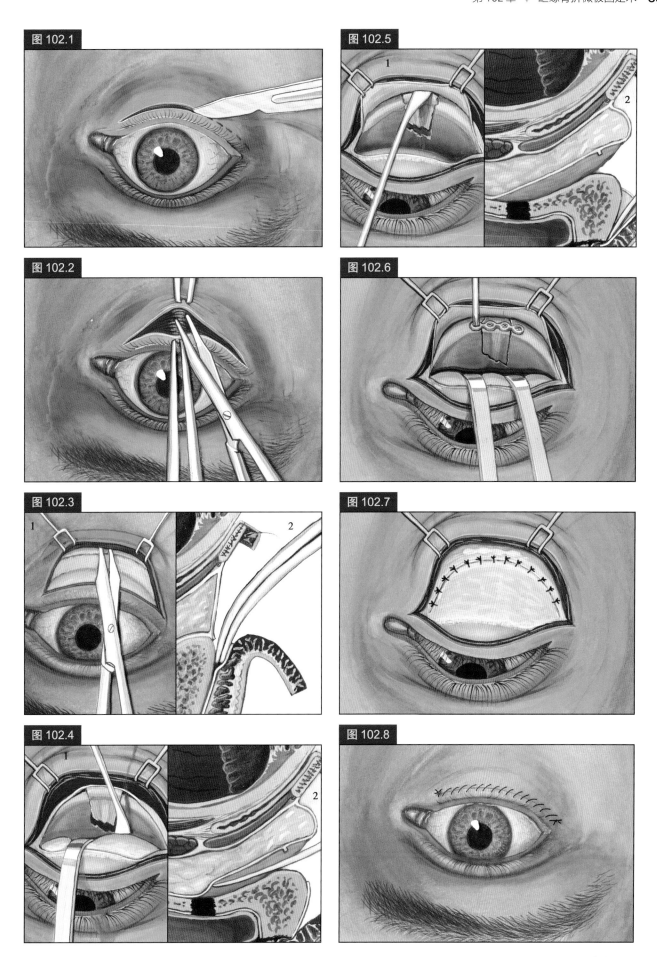

图 102.1

图 102.5

图 102.2

图 102.6

图 102.3

图 102.7

图 102.4

图 102.8

（罗丽华，李冬梅）

第103章

经骨膜下眶容积增加术

适应证

用以矫正无眼球的眼窝凹陷。经改良后，可用于有视力眼，但要非常小心。

图 103.1　可按经结膜眶下壁眶减压术方法（见第 99 章，图 99.1~图 99.4）暴露眶底

图 103.2　将眶骨膜由眶底掀起，范围从眶下裂颞侧到颌筛缝鼻侧，向后约 3.5~4cm

图 103.3　沿眶底置入人工材料植入物或聚乙烯板，使其前缘位于眶缘后部

图 103.4　如果没有预置孔，可在植入物和眶缘钻孔，再用 4-0 聚丙烯缝线固定

图 103.5　如果对有视力眼进行眼窝凹陷矫正时，可植入 1 或 2mm 厚的硅胶、聚乙烯板或松质骨条

图 103.6　可用 5-0 薇乔缝线在眶缘处间断缝合骨膜。为重建下睑皱襞，可于切口线下 4mm 处，用 7-0 铬制肠线将轮匝肌和下眶隔或下睑缩肌间断固定缝合。皮肤切口用 6-0 快速吸收肠线间断缝合

术后护理

加压包扎 24 小时。切口涂抹抗生素眼膏，每天 3~4 次，连续 7 天。

并发症

植入物脱出——骨膜下植入物如固定不牢，一般会向前移位。只闭合骨膜是不正确的。如果是轻微移位可不修复。但如果突出于下睑，就需要重新复位和固定。

肌肉不平衡——当对有视力眼行眼窝凹陷矫正术时，下斜肌和下直肌的移位可能导致术后发生复视和眼球上移。这种情况通常几个月后就会消失。如果仍未消失，需要取出植入物或进行斜视手术。

图 103.1

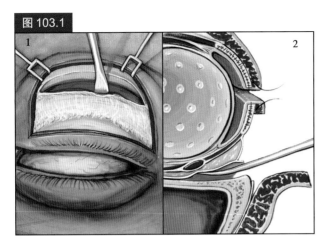

图 103.4

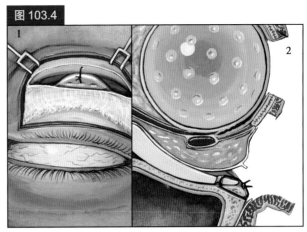

图 103.2

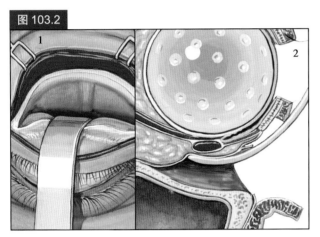

图 103.5

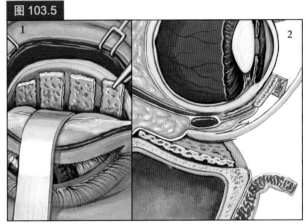

图 103.3

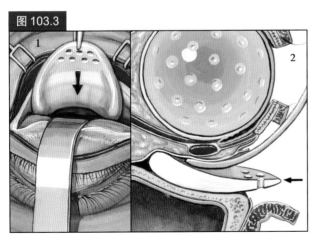

图 103.6

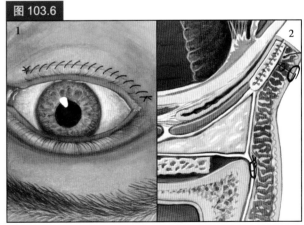

（罗丽华，李冬梅）

眼球摘除术、眼内容摘除术及眶内容摘除术

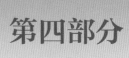

眼球摘除术的适应证包括严重眼外伤、眼内恶性肿瘤、严重疼痛的低视力眼或盲眼和需要外观美容的盲眼。因摘除眼球会造成心理不适，所以手术一般在全身麻醉下进行，但是球后麻醉下进行手术并不困难。即使是全身麻醉手术，使用含肾上腺素的球后麻醉还可以明显减少术中出血和眼心反射的发生。此外，所有患者术前都要签署病理检查同意书。如果考虑眼内占位比如恶性黑色素瘤，术前必须散瞳并核对眼底，避免摘错眼球所造成的巨大灾难。

在恶性肿瘤眼球摘除手术中，肿瘤细胞扩散的风险是未知的。尽管如此，术中还是采取"最小接触"模式：把眼外肌直接提起并轻轻剪断，不要使用斜视钩，也不要剧烈旋转眼球，这些步骤会显著升高眼压。此时悬韧带尚未剥离，眼外肌不会回缩，并且依然附着在前部筋膜层，在摘除眼球后很容易重新固定缝线。在眼球摘除后，把眼外肌缝合到筋膜层或植入物上，视神经切断前不要用止血钳夹闭，而是直接在球后剪断。如果发现球后组织的延展性差并且存在小的包膜结节，则需要进行后部筋膜切开，去除一部分筋膜和贴附在结节上的眶脂肪。

常规的手术步骤是将植入物植入眼窝以恢复眼眶容积。在植入物中，丙烯酸或硅氧烷的稳定性很高，几乎没有并发症。近几十年来，生物整合性多孔植入物逐渐普及并成为主流植入物。大多数医生倾向于将植入物置于原眼球占据的筋膜囊内，而罕有将植入物置于球后筋膜层后方的情况。在手术结束时保证切口无张力和仔细缝合则很少发生植入物脱出，一般发生率不超过 4%～5%。在眼眶感染或有异物时，不应该植入植入物。可以改为直接缝合筋膜和结膜，等待感染完全消除后再植入植入物。

早期的植入物暴露与伤口闭合不良及过大植

入物的高张力有关，眶内感染和出血也会导致植入物暴露。此外，植入物移位造成的与义眼片的挤压，也可以导致结膜和筋膜层磨损和暴露。除了眼眶感染或肿瘤复发，其他情况暴露所行的二次植入均应该替换为更小尺寸的植入物。二次植入时，可以把异体巩膜或自体筋膜覆盖在植入物表面，也可以放置在筋膜囊后方来增加支撑力。

虽然无孔球形植入物的并发症很少，但是比整合植入物所提供的义眼片活动度要差。而使用硅氧烷植入物时，眼外肌可以直接固定。从 1985 年至今，几种整合型植入物包括珊瑚羟基磷灰石、多孔聚乙烯和氧化铝开始使用，来提高义眼片的活动性。可以把眼外肌直接与植入物固定，也可以将其与薇乔网或其他包裹材料固定。数月后再放置活动栓钉让植入物与义眼片相连接。此方案能够使义眼片的活动度提高很多，但是有报道称，20%～60% 的并发症都与放置活动栓钉有关。因此，在美国和英国，多孔植入物放置活动栓钉的比率小于8%。曾有研究表明，无钉的多孔植入物活动度并不优于无孔植入物，且多孔植入物的成本更高、制备时间更长，因此有一些学者开始质疑多孔植入物的实用价值。

有些学者建议，眼球摘除后首选真皮脂肪移植物。真皮脂肪移植时，首次移植的体积损失要低于二次移植，但随时间推移容易出现脂肪萎缩。儿童反之，移植物的体积随着年龄增长而增加，此时需要切除部分移植物。但此术式需要额外的供区。

在结膜和筋膜缺失时，真皮脂肪移植的意义更大，比起标准的植入，它可以完全达到伤口的闭合。采用此术式时，移植物萎缩和损失的概率很高，因此不能用在眼眶血供不良的病例，例如严重创伤或放射治疗后。

眼球摘除手术后，按照个体化定制义眼与手术

本身同等重要。术者要同义眼技师通力合作，特别是后续治疗和随访积极配合。在义眼配置之前，一般需要6周时间来保证伤口愈合和眼窝水肿消退。

眼内容摘除术与眼球摘除术的区别在于，眼内容摘除术中巩膜壳和附着的眼外肌是完整的，而眼内容物（视网膜和脉络膜）被去除了。在角膜未被去除时，可能导致慢性眼表疼痛。因此，一般医生倾向于去除角膜，这样更容易制作出具有自然的前房深度感的义眼。眼内容摘除术的优点是眼外肌依然附着在巩膜壳上，因此有更好的美容效果和义眼的转动效果，并且眼眶脂肪的损伤小，眶区塌陷的风险小。如果在后巩膜开几个放射状裂隙，就可以放置较大的植入物以增加眼眶容积。

眼内容摘除术的主要缺点是理论上的对侧眼交感性眼炎，但在文献研究中的发生率并不显著高于眼球摘除术。但是因为存在这种可能性，依然要告知患者该手术的可能风险。有报道称术后一些病例发现了未被怀疑的眼内恶性肿瘤，多数情况都是这些肿物在超声检查之前就已经存在。而在术后发现的大多数病例，则缺少影像检查或手术医生忽略或误诊了超声、CT和MRI提示的眼内肿瘤。尽管如此，这种低风险情况依然必须牢记：如果屈光间质不清，就不要进行眼内容摘除术。而在大多数情况下，眼内容摘除术是眼球摘除术最适宜的替代方法。在眼内炎时，为了防止眼眶污染和细菌进入蛛网膜下腔并可能引起脑膜炎，眼内容摘除术和眼球摘除术都是可行的。

眶内容摘除术是一种更彻底的根治手术，术中将部分或全部眼眶软组织切除。此术式主要用于威胁生命的疾病，且无法通过保守治疗，例如涉及眼眶深部的结膜和眼睑原发性恶性肿瘤。已行眶内容摘除的眼眶肿瘤，如横纹肌肉瘤可以通过化疗和放疗取得更好的疗效。非恶性肿瘤例如眼眶毛霉菌病，部分病例可以进行常规治疗，但出现弥漫性病变或伴有广泛眼眶坏死时也要进行眶内容摘除术。弥漫性淋巴管瘤或其他良性肿瘤患者，当出现眼球重度突出、眼眶疼痛和视力明显下降时，也可采取眶内容摘除术来改善症状。

标准眶内容摘除术是将眼睑和全部眼眶软组织整体去除，仅留下裸露的骨性眼窝。有些病例，如泪腺腺样囊性癌中多达70%会发生骨侵犯，此时需要切除相邻的骨组织才能完全切除肿瘤，并联合部分眶内容摘除术。当遇到眼前部或眼表恶性肿瘤时，仅需要扩大切除结膜、眶脂肪和部分眼外肌，

即可达到较好的效果。与标准眶内容摘除术比较，部分摘除能够保持一定外观，破坏性小且恢复较快。此外，还有术者试图保留眼睑的同时去除深部眼眶病变和病变旁组织，但此方法对外观的改善并不明显。如果眼睑未被侵犯，保留上睑和下睑皮肤有助于覆盖眼眶缺损并能更快愈合。

眶内容摘除术后，眶窝可以用同种异体植入物或颞肌转位填充，但是可能会掩盖肿瘤在深层组织的复发。建议用断层皮片来覆盖眶窝，既能够快速愈合又能够早期识别肿物的复发，当然也可以选择让眶窝在几个月后慢慢肉芽化或上皮化，待完全愈合后再安装义眼片。

（张举，李冬梅）

拓展阅读

眼球摘除术

Bilyk JR. Enucleation, evisceration, and sympathetic ophthalmia. *Curr Opin Ophthalmol.* 2000;11:372–386.

Chalasani R, Poole-Warren L, Conway RM, Ben-Nissan B. Porous orbital implants in enucleation: a systematic review. *Surv Ophthalmol.* 2007;52:145–155.

Custer PL. Enucleation: past, present, and future. *Ophthal Plast Reconstr Surg.* 2000;16:316–321.

Custer PL, Trinkaus KM. Porous implant exposure: incidence, management, and morbidity. *Ophthal Plast Reconstr Surg.* 2007;23:1–7.

Jordan DR, Klapper SR. Surgical techniques in enucleation: the role of various types of implants and the efficacy of pegged and nonpegged approaches. *Int Ophthalmol Clin.* 2006;46:109–132.

Jordan DR, Stoica B, Dutton JJ. The hook and release technique during enucleation surgery. *Ophthal Plast Reconstr Surg.* 2018;34:31–36.

Jordan DR, Stoica B, Kalpper SR. Current indications for pegging in the anophthalmic socket: are there any? *Curr Opin Ophthalmol.* 2016;27:465–473.

Lin CW, Liao SL. Long-term complications of different porous orbital implants: a 21-year review. *Br J Ophthalmol.* 2017;101:681–685.

Migliori ME. Enucleation versus evisceration. *Curr Opin Ophthalmol.* 2002;13:298–302.

Moshfeghi DM, Moshfeghi AA, Finger PT. Enucleation. *Surv Ophthalmol.* 2000;44:277–301.

Pariseau B, Fox B, Dutton J. Prophylactic antibiotics for enucleation and evisceration: a retrospective study and systematic literature review. *Ophthal Plast Reconstr Surg.* 2018;34:49–54.

Pemberton JD, Wright H, Fowler BT, et al. Consideration for eliminating conjunctival closure in the enucleation procedure. *Orbit.* 2017;36:322–324.

Sami D, Young S, Petersen R. Perspective on orbital enucleation implants. *Surv Ophthalmol.* 2007;52:244–265.

Wells TS, Harris GJ. Direct fixation of extraocular muscles to a silicone sphere: a cost-sensitive, low-risk enucleation procedure. *Ophthal Plast Reconstr Surg.* 2011;27:364–367.

Wladis EJ, Aakalu VK, Sobel RK, et al. Orbital implants in enucleation surgery: a report by the American Academy of Ophthalmology. *Ophthalmology.* 2018;125:311–317.

真皮脂肪移植术

Aguilar GL, Shannon GM, Flanagan JC. Experience with dermis-fat grafting: an analysis of early postoperative complications and methods of prevention. *Ophthal Surg.* 1982;13:204–209.

Bengoa-González A, Dolores Lago-Llinás M, et al. The use of autologous dermis grafts for the reconstruction of the anophthalmic socket. *Orbit.* 2010;29:183–189.

Hauck MJ, Steele EA. Dermis fat graft implantation after unilateral enucleation for retinoblastoma in pediatric patients. *Ophthal Plast Reconstr Surg.* 2015;31:136–138.

Lee MJ, Khwarg SI, Choung HK, et al. Dermis-fat graft for treatment of exposed porous polyethylene implants in pediatric postenucleation retinoblastoma patients. *Am J Ophthalmol.* 2011;152:244–250.

Lisman RD, Smith BC. Dermis-fat grafting. In: Smith BC, Delia Rocca RC, Nesi FA, Lisman RD, eds. *Ophthalmic Plastic Reconstructive Surgery.* St. Louis, MO: Mosby-Year Book; 1987.

Migliori ME, Putterman AM. The domed dermis-fat graft orbital implant. *Ophthal Plast Reconstr Surg.* 1991;7:23–30.

Nunery WR, Hetzler KJ. Dermal-fat graft as a primary enucleation technique. *Ophthalmology.* 1985;92:1256–1261.

Quaranta-Leoni FM, Sposato S, Raglione P, Mastromaino A. Dermis-fat graft in children as primary and secondary orbital implant. *Ophthal Plast Reconstr Surg.* 2016;32:214–219.

Smith B, Bosniak S, Lisman R. An autogenous kinetic dermis-fat graft for orbital implant: an updated technique. *Ophthalmology.* 1982;89:1067–1071.

Smith B, Bosniak S, Nesi F, Lisman R. Dermis-fat orbital implantation, 118 cases. *Ophthal Surg.* 1983;14:941–943.

眼内容摘除术

Brown SM. Evisceration of blind, painful eyes with occult uveal melanoma not a crime. *Arch Ophthalmol.* 2009;127:1228–1229.

Eagle RC Jr, Grossniklaus HE, Syed N, et al. Inadvertent evisceration of eyes containing uveal melanoma. *Arch Ophthalmol.* 2009;127:141–145.

Elbakary MA. Four petals evisceration for atrophia bulbi. *Middle East Afr J Ophthalmol.* 2015;22:226–229.

Georgescu D, Vagefi MR, Yang CC, et al. Evisceration with equatorial sclerotomy for phthisis bulbi and microphthalmos. *Ophthal Plast Reconstr Surg.* 2010;26:165–167.

Goisis M, Guareschi M, Miglior S, Giannì AB. Evisceration vs. enucleation. *Ophthalmology.* 2007;114:1960.

Green WR, Maumenee AE, Sanders TE, Smith ME. Sympathetic uveitis following evisceration. *Trans Am Acad Ophthalmol Otolaryngol.* 1972;76:625–644.

Huang D, Yu Y, Lu R, et al. A modified evisceration technique with scleral quadrisection and porous polyethylene implantation. *Am J Ophthalmol.* 2009;147:924–928.

Jordan DR, Khouri LM. Evisceration with posterior sclerotomies. *Can J Ophthalmol.* 2001;36:404–407.

Jordan DR, Stoica B. Evisceration with implant placement posterior to posterior sclera. *Ophthal Plast Reconstr Surg.* 2016;32:178–182.

Kostick DA, Linberg JV. Evisceration with hydroxyapatite implant. Surgical technique and review of 31 case reports. *Ophthalmology.* 1995;102:1542–1548.

Massry GG, Holds JB. Evisceration with scleral modification. *Ophthal Plast Reconstr Surg.* 2001;17:42–47.

Park YG, Paik JS, Yang SW. The results of evisceration with primary porous implant placement in patients with endophthalmitis. *Korean J Ophthalmol.* 2010;24:279–283.

Perry JD, Lewis CD, Levine M. Evisceration after complete evaluation; an acceptable option. *Arch Ophthalmol.* 2009;127:1227–1228.

Sales-Sanz M, Sanz-Lopez A. Four-Petal evisceration: an new technique. *Ophthal Plast Reconstr Surg.* 2007;23:389–392.

Soares JP, Franca VP. Evisceration and enucleation. *Semin Ophthalmol.* 2010;25:94–97.

Tawfik HA, Budin H. Evisceration with primary implant placement in patients with endophthalmitis. *Ophthalmology.* 2007;114:1100–1103.

Tawfik HA, Dutton JJ. Primary peg placement in evisceration with the spherical porous polyethylene orbital implant. *Ophthalmology.* 2004;111:1401–1406.

Zheng C, Wu AY. Enucleation versus evisceration in ocular trauma: a retrospective review and study of current literature. *Orbit.* 2013;32:356–361.

眶内容物摘除术

Ben Simon GJ, Schwarcz RM, Douglas R, et al. Orbital exenteration: one size does not fit all. *Am J Ophthalmol.* 2005;139:11–17.

Goldberg RA, Kim JW, Shorr N. Orbital exenteration: results of an individualized approach. *Ophthal Plast Reconstr Surg.* 2003;19:229–236.

Kersting MR, Koerdt S, Rommel N, et al. Classification of orbital exenteration and reconstruction. *J Craniomaxillofac Surg.* 2017;45:467–473.

Kuiper JJ, Zimmerman MB, Pagedar NA, et al. Perception pf patient appearance following various methods of reconstruction after orbital exenteration. *Orbit.* 2016;35:187–192.

Levin PS, Dutton JJ. A 20-year series of orbital exenteration. *Am J Ophthalmol.* 1991;112:496–501.

Mohr C, Esser J. Orbital exenteration: surgical and reconstructive strategies. *Graefes Arch Clin Exp Ophthalmol.* 1997;235:288–295.

Nagendran ST, Lee NG, Fay A, et al. Orbital exenteration: the 10-year Massachusetts Eye and Ear Infirmary experience. *Orbit.* 2016;35:100–206.

Nemet AY, Martin P, Benger R, et al. Orbital exenteration: a 15-year study of 38 cases. *Ophthal Plast Reconstr Surg.* 2007;23:468–472.

Ozgonul C, Diniz Grisolia AB, Demirci H. The use of Integra dermal regeneration template for the orbital exenteration socket: a novel technique. *Ophthal Plast Reconstr Surg.* 2018;34:64–67.

Patel SY, Tamboli DA, Mancini R. Two-stage rapid exenteration reconstruction to allow early radiation therapy for an aggressive orbital cancer. *Int Ophthalmol.* 2018;38:833–836.

Rahman I, Cook AE, Leatherbarrow B. Orbital exenteration: a 13-year Manchester experience. *Br J Ophthalmol.* 2005;89:1335–1340.

Tse DT, Bumsted RM. A two-layer closure of sino-orbital fistula. *Ophthalmology.* 1989;96:1673–1678.

Tyers AG. Orbital exenteration for invasive skin tumours. *Eye.* 2006;20:1165–1170.

Yeatts RP. The esthetics of orbital exenteration. *Am J Ophthalmol.* 2005;139:152–153.

植入物暴露

Custer PL, Trinkaus KM. Porous implant exposure: incidence, management, and morbidity. *Ophthal Plast Reconstr Surg.* 2007;23:1–7.

Kim YD, Goldberg RA, Shorr N, Steinsapir KD. Management of exposed hydroxyapatite orbital implants. *Ophthalmology.* 1994;101:1709–1715.

Lee BJ, Lewis CD, Perry JD. Exposed porous orbital implants treated with simultaneous secondary implant and dermis fat graft. *Ophthal Plast Reconstr Surg.* 2010;26:273–276.

Martin P, Ghabrial R. Repair of exposed hydroxyapatite orbital implant by a tarsoconjunctival pedicle flap. *Ophthalmology.* 1998;105:1694–1697.

Massry GG, Holds JB. Frontal periosteum as an exposed orbital implant cover. *Ophthal Plast Reconstr Surg.* 1999;15:79–82.

Pelletier CR, Jordan DR, Gilberg SM. Use of temporalis fascia for exposed hydroxyapatite orbital implants. *Ophthal Plast Reconstr Surg.* 1998;14:198–203.

Sagoo MS, Rose GE. Mechanisms and treatment of extruding intraconal implants: socket aging and tissue restitution (the "Cactus Syndrome"). *Arch Ophthalmol.* 2007;125:1616–1620.

Soll DB. Donor sclera in enucleation surgery. *Arch Ophthalmol.* 1974;92:494–495.

Soll DB. The use of sclera in surgical management of extruding implants. *Trans Am Acad Ophthalmol Otolaryngol.* 1978;85:863–878.

Tawfik HA, Budin H, Dutton JJ. Repair of exposed porous polyethylene implants utilizing flaps from the implant capsule. *Ophthalmology.* 2005;112:516–523.

Wang JK, Liao SL, Lai PC, Lin LL. Prevention of exposure of porous orbital implants following enucleation. *Am J Ophthalmol.* 2007;143:61–67.

Wu AY, Vagefi MR, Georgescu D, et al. Enduragen patch grafts for exposed orbital implants. *Orbit.* 2011;30:92–95.

第104章

眼球摘除联合植入丙烯酸或硅氧烷植入物

适应证

因慢性疼痛、外伤致眼球破裂、眼内炎、眼内恶性肿瘤或盲眼改善外观等原因摘除眼球。

图104.1　开睑器暴露眼表。在眼表滴入去氧肾上腺素，并等待5分钟待血管收缩。眼表结膜下注射1ml含肾上腺素的麻醉剂，然后用镊子牵拉结膜，在近角膜缘附近剪开

图104.2　剪刀闭合后插入结膜下，沿角膜缘平行插入后展开以钝性分离结膜

图104.3　重新将剪刀单侧刀刃插入结膜下，剪开结膜

图104.4　沿360°角钝性分离结膜并剪开

图104.5　剪刀闭合插入两直肌之间象限，共计4个象限。钝性分离巩膜和筋膜直到赤道区域，注意不要损伤直肌

图104.6　暴露直肌附着点，注意剥离肌间膜或节制韧带不要超过3~4mm

图104.7　非恶性肿瘤眼球摘除时，在内直肌下方插入斜视钩。将双针6-0薇乔缝线缝入肌腱4mm，并在外侧打结锁紧。巩膜侧内直肌预留3mm剪断直肌。把斜视钩插入外直肌下方，缝合肌腱后从附着点根部剪断直肌。如果有眼内肿瘤，不要钩取肌肉或转动眼球，直接将剪刀从附着点插入并剪断直肌

图104.8　将6-0双针固定在距离外眦5mm处的筋膜层，并在结膜表面打结。用同样的方法缝合内直肌和内侧筋膜层

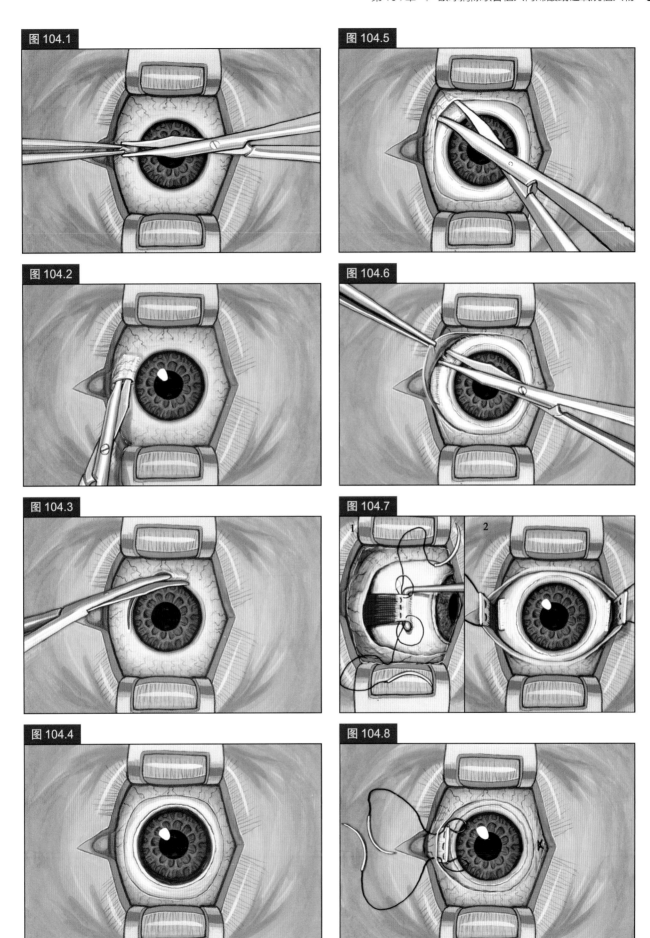

图 104.1

图 104.2

图 104.3

图 104.4

图 104.5

图 104.6

图 104.7

图 104.8

图 104.9　同上，将上直肌和下直肌缝合后剪断，但不用固定在**筋膜层**。如果有眼内肿瘤，不要钩取肌肉，四条直肌均避免牵拉，直接用镊子轻轻提起并剪断

图 104.10　**用有齿镊抓住内直肌预留的残端**。向上拉起眼球使其向外侧旋转。用视神经剪插入内侧结膜下并前后摆动尖端以探查视神经。此时可以感到视神经从角膜中央到球后的反作用力

图 104.11　**视神经剪尖端接近视神经时，张开剪刀包绕视神经，尽量不要连带眶脂肪等组织**。剪刀尖端指向外眦以保证垂直切割视神经，然后向眶深处滑行切除视神经 4～5mm，此时要持续牵拉内直肌以保证视神经一次性切断。如果是视网膜母细胞瘤或眼内黑色素瘤手术，要至少切除 10～15mm 长的视神经

图 104.12　**切断视神经的同时，上提眼球**。切除附着在巩膜的上、下斜肌，并切取出眼球

图 104.13　**迅速在眼眶内填塞浸润混合肾上腺素的局麻药棉纱条，持续加压几分钟**。然后分次取出棉纱并烧灼出血点，可以使用脑压板协助暴露出血点

图 104.14　**眼眶内植入 18～22mm 的丙烯酸或硅氧烷球体**。用不同大小的钢球来确定植入物的尺寸，并且能够无张力闭合筋膜和结膜。使用导引夹把植入物置入眼眶。除非需要植入更大的植入物，后面的筋膜层一般不需要切开

图 104.15　**用 5-0 薇乔缝线间断缝合筋膜层**。针距间不留缝隙，保证伤口无张力对合

图 104.16　**嘱助手用镊子夹住切口两侧边缘，轻轻向外拉伸来明确结膜边缘**。用 6-0 普通肠线连续缝合结膜

图 104.9

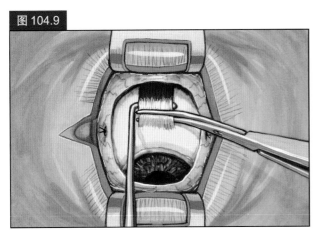

图 104.13

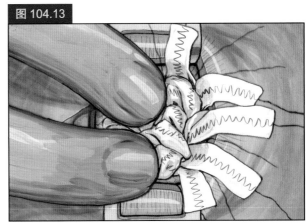

图 104.10

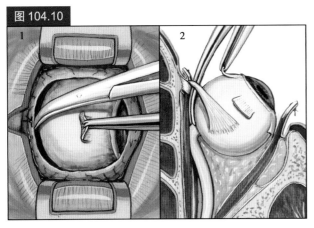

图 104.14

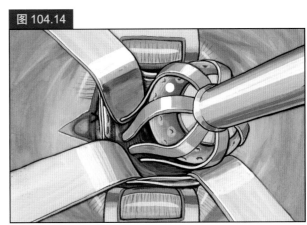

图 104.11

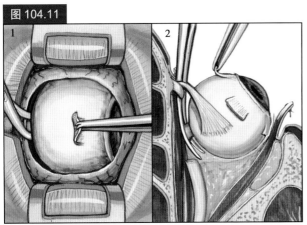

图 104.15

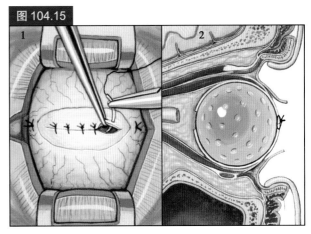

图 104.12

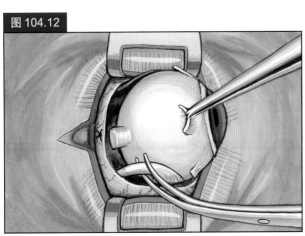

图 104.16

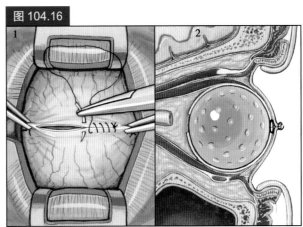

术后护理

放置中号透明眼模片并在结膜表面涂抹抗生素药膏，闭合眼睑后加压包扎 48 小时。打开包扎后，下穹窿涂抹抗生素眼膏，每天 3～4 次，连续 2 周。6 周后安装定制义眼片。

并发症

眼眶出血——眼眶术后出血可能来自视网膜中央动脉、切开的眼外肌或眶脂肪血管，一般会在几周后完全吸收。

植入物移位或脱出——小范围的移位不需要处理，仅需调整义眼片。早期的植入物脱出是因为植入物过大，造成筋膜或结膜高张力，或者伤口愈合不良。如果植入物已经脱出，先让眼窝伤口愈合，再择期二次植入。

上睑下垂——上睑下垂常见于眼球摘除术后或眼眶手术后，通常会在几周内自愈。如果持续超过 3 个月，则考虑行提上睑肌前徙术。

结膜水肿——一定程度的结膜水肿很常见，极个别可以导致义眼片脱出和明显的结膜脱垂。处理时先用器械还纳结膜，然后选择以下三种方式：加压包扎、临时睑缘缝合 7～10 天或使用氰基丙烯酸酯黏合眼睑后待其自行脱落。

结膜囊狭窄——因筋膜层切口闭合时重叠范围过大或者缺乏穹窿固定。修复时用 4-0 铬制肠线双环套多点缝合穹窿，缝合时穿过结膜、眶骨膜缘，并从眼睑皮肤穿出以重建下穹窿。

眶区塌陷——创伤、既往眼眶手术或进行性萎缩造成的眼眶脂肪减少会导致眶区塌陷。轻度可以通过增大义眼片来矫正。严重时需要增加眼眶容积。

（张举，李冬梅）

第 105 章

眼球摘除联合整合性多孔眶内植入物植入术

适应证

摘除眼球并植入直肌固定的多孔眼眶内植入物。

图 105.1 **参照标准眼球摘除手术(第 104 章,图 104.1 ~ 图 104.13)。** 此外,用双针 6-0 薇乔缝线于四直肌止端预置缝线并保留缝针。如果是眼内肿瘤的眼球摘除术,不要钩拉肌肉,仅从巩膜上切除肌肉并摘除眼球,再把肌肉进行复位缝合

图 105.2 **用巩膜包裹植入物时,在巩膜两侧以 180° 角切开以包裹植入物。** 将 20mm 的多孔植入物放入巩膜壳中,以 5-0 薇乔缝线进行连续缝合。最新型号的羟基磷灰石和氧化铝材料,已有预包裹型产品。多孔聚乙烯植入物不需要包裹

图 105.3 **将视神经残端向上放置,在巩膜壳上切开 4 个 2mm×3mm 大小的窗。** 这些窗距离视神经残端中心 4~6mm 并互成 90° 角。可以考虑从 4 个窗和正下方向羟基磷灰石植入物中心钻一个直径为 1mm 的孔,以促进更快的血管化

图 105.4 **用导引夹将植入物植入肌锥腔。** 然后旋转使巩膜窗与直肌对齐。使用预置的 6-0 薇乔缝线

将直肌固定在各窗口的前唇。当用多孔聚乙烯球体时,将缝线穿过预置隧道。用预包裹的氧化铝球时,将缝线穿过薇乔网

图 105.5 **以 5-0 薇乔缝线间断缝合筋膜层,6-0 普通肠线连续缝合结膜**

图 105.6 **如果植入物需要打孔,待 6~12 个月后,植入物完全血管化再进行。** 将植入物的中心进行标记并在结膜下注入 0.1ml 的麻醉剂,在结膜和筋膜的表面开直径为 2~3mm 的口,以便暴露植入物

图 105.7 **用镊子固定植入物。** 选用 4mm 的切割钻或依次使用 18G 到 14G 的钻头逐步扩大钻孔,沿垂直径线向植入物中心钻入 10mm

图 105.8 **将钛栓钉鞘拧入孔中。** 将栓钉头置入钉鞘中。义眼片要进行调整,保证后部预留足够凹陷来匹配钉头

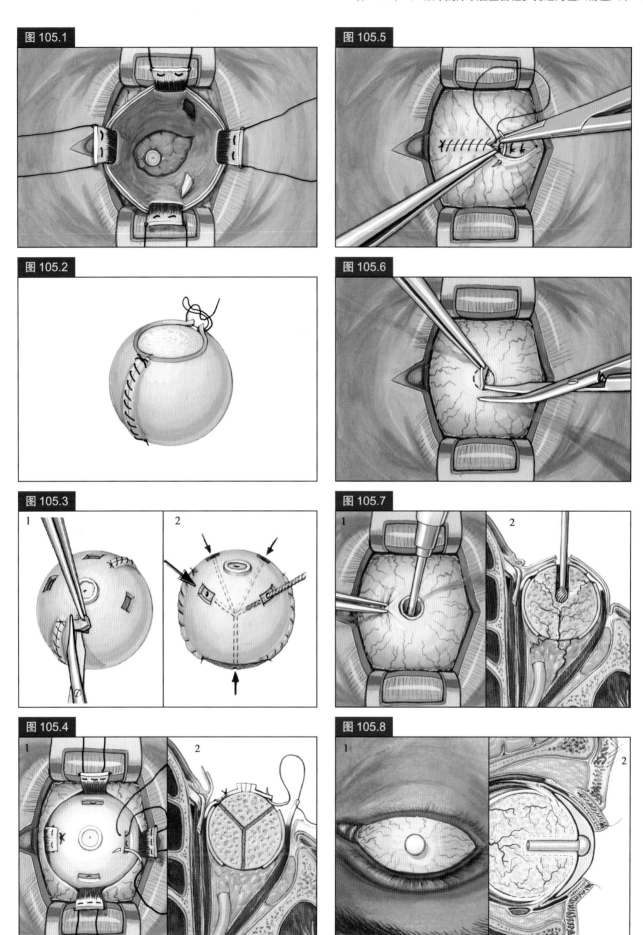

图 105.1

图 105.2

图 105.3

图 105.4

图 105.5

图 105.6

图 105.7

图 105.8

术后护理

结膜表面涂抹抗生素眼膏后放置中号或大号透明义眼片，加压包扎 48 小时。打开包扎后在结膜囊内涂抹抗生素眼膏，每天 3～4 次，连续 2 周。6 周后安装定制义眼片。

并发症

眼眶出血——眼眶术后出血可能来自视网膜中央动脉、切开的眼外肌或眶脂肪血管，一般会在几周后完全吸收。

植入物移位或脱出——小范围的移位不需要处理，仅需调整义眼片。早期的植入物脱出是因为植入物过大，造成筋膜或结膜高张力，或者伤口愈合不良。如果植入物已经脱出，先待眼窝伤口愈合，再择期二次植入。

上睑下垂：上睑下垂常见于眼球摘除术后或眼眶手术后，通常会在几周内自愈。如果持续超过 3 个月，则考虑行提上睑肌前徙术。

结膜水肿——一定程度的结膜水肿很常见，极个别可以导致义眼片脱出和明显的结膜脱垂。处理时先用器械还纳结膜，然后选择以下三种方式：加压包扎、临时睑缘缝合 7～10 天或使用氰基丙烯酸酯黏合眼睑并待其自行脱落。

结膜囊狭窄——因筋膜层切口闭合时重叠范围过大或者缺乏穹窿固定。修复时用 4-0 铬制肠线双环套多点缝合穹窿，缝合时穿过结膜、眶骨膜缘，并从眼睑皮肤穿出以重建下穹窿。

眶区塌陷——由于创伤、既往眼眶手术或进行性萎缩造成的眼眶脂肪减少会导致眶区塌陷。轻度可通过增大义眼片来矫正。严重时需要增加眼眶容积。

孔洞肉芽增生——钉头周围过多的炎症刺激会产生此并发症，可以通过切除或激光削除。局部应用类固醇眼膏也可以延缓发生。

转动受限——常见于二次手术，存在直肌挛缩或者瘢痕形成时。最终转动效果受限于眼外肌的功能，一般水平方向略好于垂直方向。

（张举，李冬梅）

第106章

真皮脂肪眶内植入

适应证

眼球摘除后,特别是儿童的一期植入,也作为结膜、筋膜层缺损患者的二期植入手术的植入物。

图106.1 一期植入参照标准眼球摘除手术(第104章,图104.1~图104.13)。此外,用双针6-0薇乔缝线于四直肌止端预置缝线。后筋膜层大范围切开后暴露肌锥内脂肪(又称球后脂肪垫)

图106.2 如果是二次植入,先打开纤维包膜取出暴露的移植物。然后探查四条直肌,并用6-0薇乔缝线固定。注意避免损伤直肌,直肌与筋膜的纤维粘连对转动影响很大

图106.3 标记臀部或腹部的取材部位。画出直径20mm的圆形取皮区,然后扩展为梭形切口,且梭形长轴要与皮纹相符。用浸有肾上腺素和局部麻醉药的棉纱覆盖缺损区

图106.4 沿标记线切开皮肤。用手术刀或显微剪分离表皮层和真皮层

图106.5 用手术刀环形向下切开真皮层,垂直切开的深度穿透脂肪垫直至肌肉筋膜层前方。注意

不要损伤肌肉或筋膜。用浸有肾上腺素和局部麻醉药的棉纱覆盖缺损区

图106.6 将真皮脂肪植入物置入肌锥。把预置在内直肌的6-0薇乔缝线的双针与内侧真皮边缘进行缝合,穿过真皮后相互打结。然后再用6-0薇乔缝线间断缝合内侧真皮层与筋膜和结膜

图106.7 同上方法缝合上直肌和下直肌,此过程中将边缘的脂肪轻柔推入眼眶。每个直肌缝合时,都用预置的薇乔缝线将肌肉固定到真皮边缘。如果无法辨别直肌,则将真皮脂肪移植物固定在对应的筋膜层。关闭最后象限之前,如果真皮移植物体积过大可以去除部分脂肪组织

图106.8 按照梭形标记线切开,关闭供区。用4-0薇乔缝线间断缝合皮下筋膜层,皮下组织再用4-0薇乔缝线间断缝合,最后,皮肤用4-0聚丙烯不可吸收线行垂直褥式缝合

术后护理

结膜表面涂抹抗生素眼膏后放置透明眼模,并包扎48小时。打开包扎后在真皮移植物上涂抹抗生素眼膏,每天3~4次,直到表面上皮化。预防性全身应用抗生素10天,术后14天拆除臀部或腹部缝线。

并发症

移植失败——完全的移植失败很少见,如果因为放射治疗后或眼窝挛缩而导致眼眶血供不足,可

能出现移植失败。

体积萎缩——常见因脂肪萎缩导致的移植物体积缩小,术中操作损伤和植床的血供不足更容易出现体积萎缩,且二次手术比首次手术更容易出现。

毛发生长和结膜刺激——真皮毛发在结膜下生长或者穿出结膜,导致结膜囊慢性刺激,此时可以进行脱毛处理。移植物取材时,尽量挑选毛发不明显的皮肤。

调整义眼——脂肪萎缩加重时,要对义眼大小进行调整。

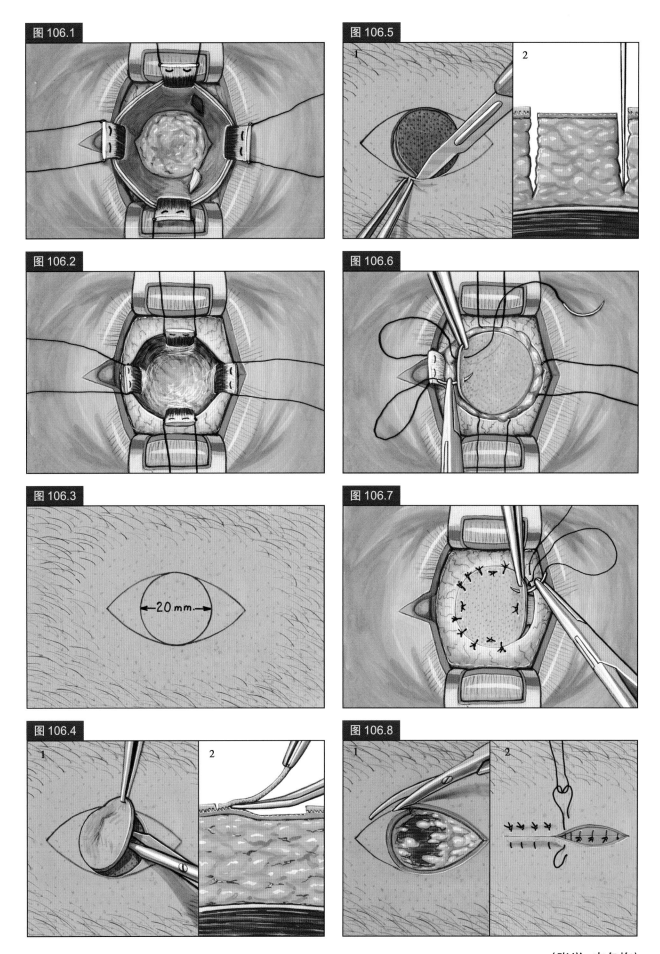

图 106.1

图 106.2

图 106.3

图 106.4

图 106.5

图 106.6

图 106.7

图 106.8

（张举，李冬梅）

第 107 章

植入物暴露修补术

适应证

眼球摘除术或眼内容摘除术后植入物暴露，且没有明显的结膜或筋膜缺损。

图 107.1　放置开睑器，暴露结膜和植入物。 用去氧肾上腺素点眼以收缩血管。将 1ml 局部麻醉药和肾上腺素混着剂注射到结膜下。剪开结膜和筋膜层的内、外侧，直至植入物的纤维包膜

图 107.2　用镊子取出植入物。 有时用脑压板和剥离子更加快捷。非整合型植入物很容易取出，而多孔植入物有明显的纤维增生，要在植入物表面进行锐性分离以分离粘连的眼眶组织

图 107.3　暴露的植入物周围的上皮化不易识别，因此要完整切除植入腔内的纤维膜。 先切除一小条组织，以便在结膜和筋膜层形成一个新鲜的边缘

图 107.4　剪开后部筋膜并前后牵拉以暴露眶内脂肪。 如果前部筋膜范围不足以覆盖新的植入物，应更换为小一点的植入物或上方用真皮脂肪垫覆盖

图 107.5　将新的植入物置入眶内筋膜层的后方。 如果原植入物暴露时间较长，先用 10ml 的抗生素溶液进行冲洗。如果植入物存在明确的感染，要在感染控制数月后，再次植入

图 107.6　用 5-0 薇乔缝线间断缝合筋膜层。 如果张力过大，请取出植入物并更换为略小型号

图 107.7　用 5-0 薇乔缝线缝合筋膜前层。 如果筋膜层菲薄或缺损，可以采用自体的颞肌筋膜或头皮筋膜移植，作为植入物与结膜之间的张力缓冲

图 107.8　用 6-0 普通肠线连续缝合结膜

术后护理

在结膜囊内置入一个透明眼模，加压包扎 24 小时。打开包扎后，每天涂抹抗生素药膏 3～4 次，连续 7 天。6 周后可以定制和配戴义眼片。

并发症

眼眶出血——分离肌锥腔可能会损伤眼眶深部血管。同眼球摘除术一样，止血和术后包扎换药均很重要。如果发生血肿时没有缝线松脱，重新包扎并等待 1～2 周，直至积血自行吸收。如果缝合裂开，需要重新打开伤口、取出血块并且烧灼止血。

结膜囊狭窄——结膜和筋膜的坏死和缺失，导致伤口缝合困难和植入物向上挤压，此时可能会出现结膜囊狭窄，这种情况应该考虑真皮脂肪移植。如果在术后发现结膜囊狭窄，可以行二期黏膜移植。

图 107.1

图 107.2

图 107.3

图 107.4

图 107.5

图 107.6

图 107.7

图 107.8

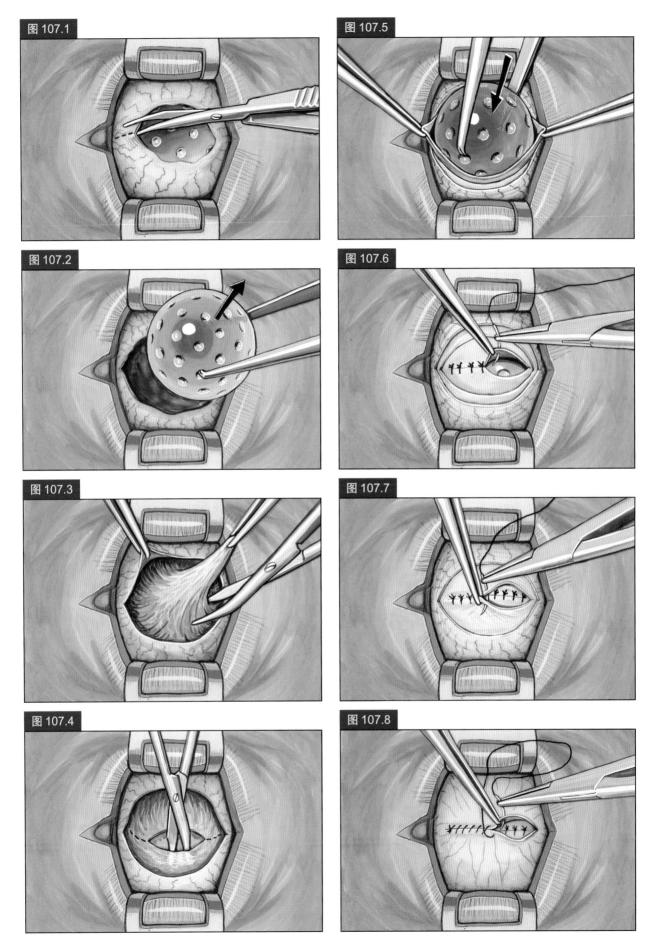

（张举，李冬梅）

第108章

眼内容摘除术

适应证

失明眼伴疼痛，或者眼外伤、终末期眼病和眼内炎等为美容考虑者。

禁忌证

任何可疑的眼内恶性肿瘤。

图108.1　放置开睑器。眼表点入去氧肾上腺素，等待5分钟待血管收缩。以360°角剪开结膜和筋膜层，钝性分离巩膜下方的筋膜以暴露直肌

图108.2　用手术刀在角膜缘后2~3mm处切开巩膜。360°环形扩大切口，深度达脉络膜上腔，但是不要穿入前房或穿透脉络膜

图108.3　用镊子夹住角膜，并用眼内容刮匙分离脉络膜和巩膜。然后继续分离视神经，此时涡静脉会有轻度渗血

图108.4　使用刮匙锋利缘，尽量贴近巩膜切除视神经表面的脉络膜组织，一次性完整地去除眼内容物和角膜

图108.5　对视网膜中央动脉和涡静脉区烧灼止血。用吸引器来保障视野清晰

图108.6　用100%酒精棉签涂抹巩膜壳内部，以去除全部葡萄膜组织。然后用盐水反复冲洗

图108.7　在鼻上和颞下方向切开巩膜1cm。植入16mm的无孔或多孔植入物。牵拉缝合时，巩膜边缘不能有张力，如果在视神经附近把后巩膜切开和松解，可以植入18~20mm的植入物

图108.8　用5-0薇乔缝线间断缝合巩膜。修剪巩膜两侧的狗耳。用5-0薇乔缝线缝合筋膜，然后用6-0普通肠线缝合结膜

术后护理

在结膜囊内置入一个透明眼模，并加压包扎24小时。打开包扎后，每天涂抹抗生素眼膏3~4次，连续7天。6周后可以定制和配戴义眼。

并发症

伤口裂开——和眼球摘除类似，常见的原因是伤口愈合不良或伤口张力过大。如果在术后早期出现，可以更换型号稍小的植入物。

慢性疼痛——在保留角膜的眼内容摘除术后出现。如果治疗效果不佳，可以去除角膜，或者进行眼球完整摘除后重新植入植入物。

交感性眼炎——因眼内容摘除术导致的交感性眼炎发病率未知，但极为罕见，并不多于眼球摘除术。眼内容摘除术的适应证，应该严格限制为眼球穿通伤并且脉络膜暴露者，还要进行详尽的术前告知。交感性眼炎要使用全身性类固醇激素进行治疗。

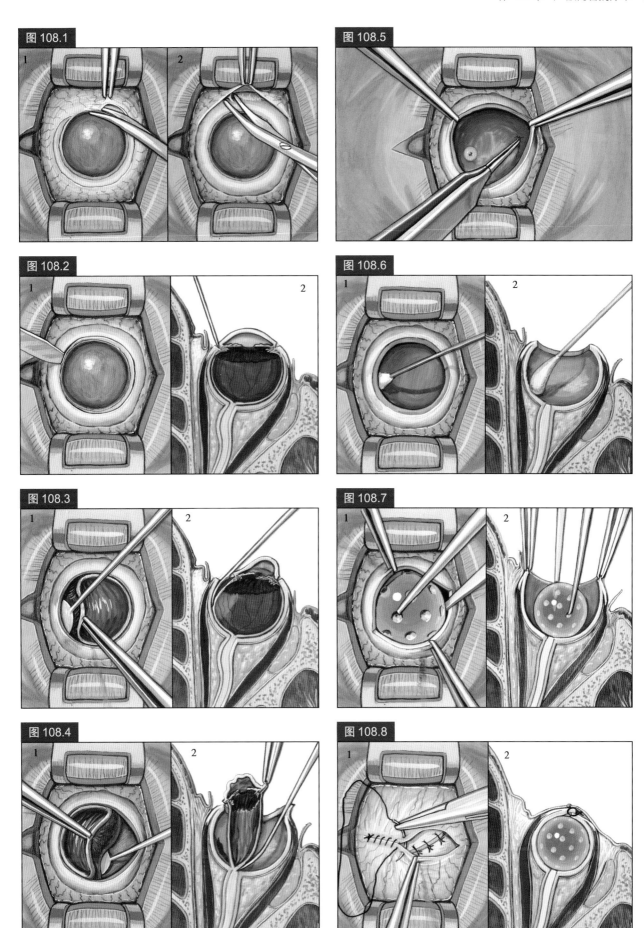

图 108.1

图 108.2

图 108.3

图 108.4

图 108.5

图 108.6

图 108.7

图 108.8

（张举，李冬梅）

第109章

四瓣法眼内容摘除术

适应证

在眼内容摘除术中植入较大的植入物,及小眼球、眼球痨的眼球摘除术中植入较大的植入物。

图 109.1　进行标准眼内容摘除术。参照第 108 章,图 108.1～图 108.6

图 109.2　以每条直肌为中心,使用 Westcott 剪刀或虹膜剪将巩膜壳切分为 4 段。保留巩膜上的肌肉附着点,并将巩膜切口从前端一直延伸至视神经

图 109.3　在视神经边缘游离 4 个巩膜瓣,此时除直肌附着点外,巩膜瓣完全游离

图 109.4　在切开的巩膜壳中植入 20～22mm 的无孔或多孔植入物。前移并调整巩膜瓣后,结膜和筋膜层应该可以轻易闭合

图 109.5　进一步"前"拉垂直方向巩膜瓣,保证中线处重叠 2～3mm。用 6-0 薇乔缝线间断缝合瓣的边缘。以相同的方法"前"拉水平方向巩膜瓣,并在中线上方缝线

图 109.6　用 5-0 薇乔缝线间断缝合筋膜层。按照标准眼内容摘除法,用 6-0 普通肠线连续缝合结膜

术后护理

在结膜囊内置入一个透明眼模,加压包扎 24 小时。打开包扎后,每天涂抹抗生素眼膏 3～4 次,连续 7 天。6 周后可以定制并配戴义眼。

并发症

伤口裂开:可见于伤口愈合不良,或者由于植入过大的植入物或没有完全分离巩膜瓣而致张力过大。术后早期发现的,可以重新缝合伤口或者更换稍小的植入物。

图 109.1

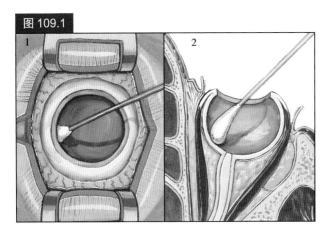

图 109.4

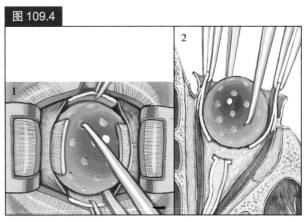

图 109.2

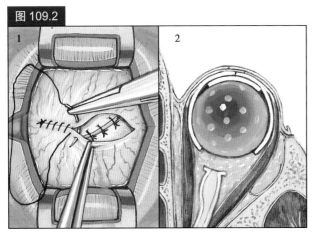

图 109.5

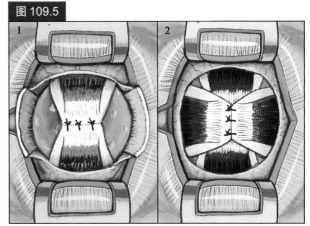

图 109.3

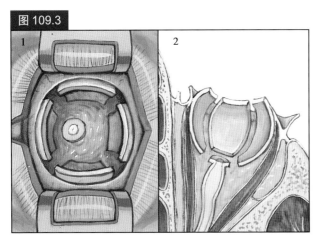

图 109.6

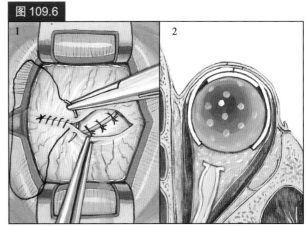

（张举，李冬梅）

第110章

眶内容物摘除术

适应证

眼球和附属器的恶性肿瘤，无法控制的毛霉病眶蜂窝织炎，严重眶挛缩、伴有疼痛的良性浸润性眼眶病变以及先天性畸形。

图110.1 **以眼球为中心在眶缘外侧画一条椭圆形切口线**。如果皮肤肿物已经超出切口线，则需要在界限外扩展标记和切口线，以保证肿瘤的边缘预留5～8mm的正常组织。然后沿标记线用手术刀或射频刀切开皮肤、肌肉组织直至骨膜层，并烧灼止血

图110.2 **从轮匝肌下方分离到眶缘**。在眶缘外侧切开骨膜，并从内、外眦两侧的骨膜附着点游离内、外眦韧带

图110.3 **用骨膜剥离子将眶骨膜与眶骨分离**。眶上裂和眶下裂以及滑车处骨膜的附着比较牢固。当分离至下眶缘内侧的鼻泪管时，则需要切断泪管。如果肿瘤累及泪囊和泪管，要用咬骨钳去除泪管前壁，并在进入鼻腔处切断泪管

图110.4 **从鼻侧插入视神经剪，其尖端尽量深入到眶尖**。切断视神经，切取完整的眶内容物。可以考虑使用绞断钢丝，以保证眶内容物完全分离至眶尖

图110.5 **用浸有肾上腺素的纱条填塞眼眶，加压10分钟**。每次取出一块纱条后，立即烧灼残留的血管，特别是在视神经和眶上裂周围。眶骨的穿支血管用骨蜡封闭

图110.6 **用取皮刀从大腿上部外侧切取刃厚皮片**。将皮片置入眼眶并根据缺损范围修剪皮片边缘。当移植皮片置入眼眶时，如果形状不完全贴合则剪除折叠区域的狗耳

图110.7 **用6-0薇乔缝线沿眶缘连续缝合移植皮片**。眶窝内的水平切口用6-0薇乔缝线间断缝合

图110.8 **准备数条5cm长的油纱，边缘重叠，使其完全覆盖移植皮片和眶缘**。制作包堆棉花团，并滴入庆大霉素盐水溶液。调整棉花团外形以适应眶窝形状，并吸出多余盐水。创面加压包扎

术后护理

用敷料覆盖移植皮片区域，5～7天后取出前半部分的眶内填充棉团，10～14天后取出剩余的填充棉团。然后用1∶1的过氧化氢和灭菌注射用水溶液每天冲洗眼眶，并用镊子清除痂皮。8周后可以安装眶面部假体或配戴黑色眼罩。

并发症

皮片移植失败或者延迟愈合——因止血不到位、轻度感染或者植片与眶骨贴覆不良而导致皮片下出血。如果鼻窦黏膜损伤或者取活检，黏膜可能迁徙至皮片下方而导致手术失败。如果移植皮片发生小范围坏死，需要清创坏死区。如果移植皮片无法存活，则需要取出。然后每天用50%的过氧化氢进行冲洗并涂抹抗生素眼膏直至眶窝自行肉芽愈合。

面部麻木——因额神经和滑车上神经与眶内容物一并被切除，术后出现前额部的麻木。

眶鼻窦瘘——肿瘤侵犯、自发破裂或医源性手术穿孔均可造成筛骨纸板瘘。移植皮片不能放在瘘口上方。鼻窦和眶腔的持续性瘘有时会产生慢性排脓。可以在后期采用黏膜翻转皮瓣或二期复合皮肤黏膜旋转皮瓣来闭合瘘管。

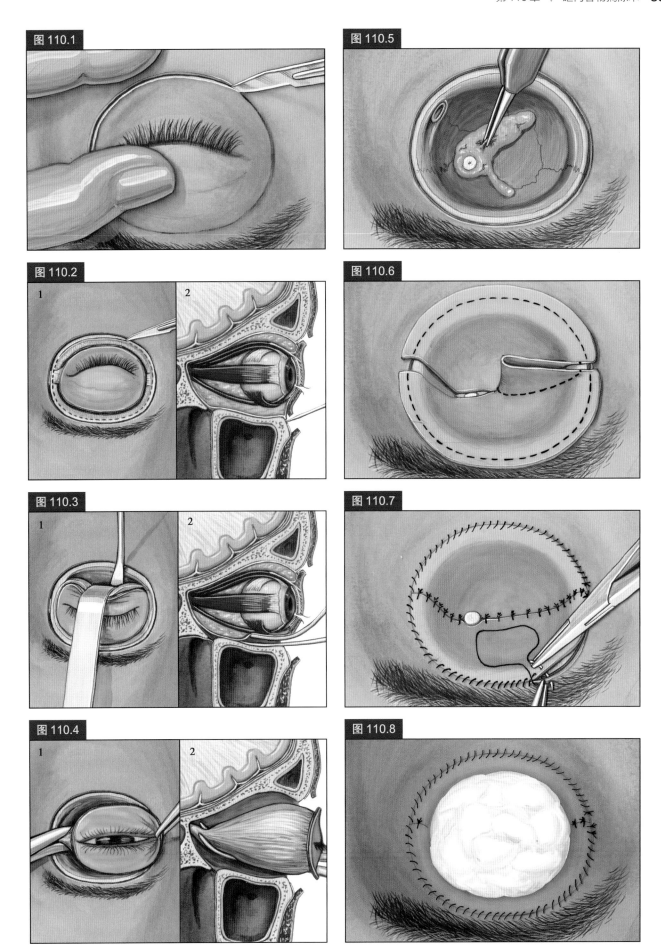

图 110.1

图 110.2

图 110.3

图 110.4

图 110.5

图 110.6

图 110.7

图 110.8

（张举，李冬梅）